U0295771

本著作是以下项目资助成果：

浙江省哲学社会科学规划课题：
"健康中国战略背景下公共健康伦理研究"
课题编号：（19NDJC041Z）

浙江越秀外国语学院出版基金资助出版

健康中国战略背景下公共健康伦理研究

王文科　叶姬◎著

上海三联书店

目　　录

前言 ……………………………………………………………………… 1

第一章　公共健康的伦理维度 ……………………………………… 1
　　一、认识健康与公共健康 ……………………………………… 2
　　二、公共健康的伦理诉求 ……………………………………… 14
　　三、公共健康伦理的使命 ……………………………………… 25

第二章　公共健康伦理的理论基础 ……………………………… 35
　　一、公共健康伦理的学科渊源 ………………………………… 36
　　二、公共健康伦理的理论基础 ………………………………… 42
　　三、公共健康伦理的基本问题 ………………………………… 55

第三章　公共卫生实践与健康战略 ……………………………… 69
　　一、国外公共卫生的产生与发展 ……………………………… 69
　　二、中国公共卫生事业的发展历程 …………………………… 79
　　三、中国公共卫生面临的时代挑战 …………………………… 85
　　四、公共卫生实践的宗旨 ……………………………………… 94

第四章　公共健康的伦理原则 ································· 98

一、公共卫生实践的伦理原则 ························· 98

二、"健康中国"背景下的公共健康伦理原则 ··········· 110

第五章　公共健康的责任伦理 ····························· 132

一、公共健康的责任伦理及其体系 ··················· 133

二、政府在健康治理中的主导责任 ··················· 141

三、社会组织在公共健康中的责任 ··················· 153

四、企业在健康产品供给中的社会责任 ··············· 156

五、公民在公共健康中的道德责任 ··················· 160

第六章　公共卫生资源的配置伦理 ························· 166

一、公共卫生资源和健康产品 ······················· 167

二、卫生资源与健康需求的矛盾 ····················· 177

三、卫生资源配置的价值取向 ······················· 180

四、公共卫生资源配置的伦理选择 ··················· 188

第七章　大健康产业与企业伦理 ··························· 206

一、从健康产业到大健康产业 ······················· 207

二、医疗性健康服务业的发展战略 ··················· 214

三、健康产品制造业的健康道德 ····················· 228

第八章　公共健康政策的伦理分析 ························· 238

一、公共卫生政策的伦理内涵 ······················· 239

二、公共卫生政策的范式转换 ······················· 244

三、遭遇挑战的公共卫生政策 ······················· 251

四、公共卫生政策的伦理原则 …………………………… 256

五、共建共享的大健康政策 ……………………………… 265

第九章　健康治理、促进与教育 …………………… 274

一、公共健康的治理机制 ………………………………… 275

二、健康促进的行动策略 ………………………………… 285

三、健康教育及其功能 …………………………………… 295

四、健康传播及道德规范 ………………………………… 304

第十章　全球健康与命运共同体 …………………… 310

一、全球健康问题与合作意识 …………………………… 311

二、人类健康与命运共同体 ……………………………… 316

三、全球健康的共同体伦理 ……………………………… 326

四、全球健康正义与全球健康责任 ……………………… 337

参考文献 ………………………………………………… 350

前　言

　　"健康中国"是全面建设小康社会,基本实现社会主义现代化的重要基础,是全面提升中华民族健康素质,实现人民健康与经济社会协调发展的国家战略。早在 2016 年 8 月于北京召开的全国卫生与健康大会上,习近平总书记就明确提出要"将健康融入所有政策,人民共建共享",强调"没有全民健康,就没有全面小康。要把人民健康放在优先发展的战略地位"。紧接着,同年 10 月,中共中央、国务院发布《健康中国"2030"规划纲要》。这是新中国成立以来首个中长期健康战略规划。规划提出的目标是力争到 2030 年,实现人人享有全方位、全生命周期的服务。规划还提出"普及健康生活、优化健康服务、完善健康保障、建设健康环境、发展健康产业"五方面的战略任务。2017 年 10 月,党的"十九大"报告将"实施健康中国战略,完善国民健康政策,为人民群众提供全方位全周期健康服务"作为民生发展的重要任务,并指出人民健康是民族昌盛和国家富强的重要标志。

　　实行健康中国战略不仅直接关乎民生福祉,而且影响国家长远发展、社会稳定和经济可持续增长的全局,从政治层面看,它体现了以人民为中心的发展取向、治国理念和目标。从经济角度分析,人其实是社会最大的生产力要素,在"提供全方位、全周期健康服务"的健康中国建设中,健康服务业将培育民生经济新的增长点,有助于推进供给侧结构性改革、优化服务业供给结构、创造就业并拉动经济的可持续增长。从社会意义上说,健康中国建设是回应民生诉求,解决民生问题,化解社会矛盾与经济危机,促进国家认同、社会公正与全面发展,维系社会安定与国家安全的重要途径。

解决公共健康问题需要利用道德手段,健康中国的建设需要公共健康伦理的理论支撑。因为公共健康伦理追求促进公众健康和预防疾病,减少风险和伤害的目标,决定了它必然与党中央提出和实施的"一切以人民健康为中心"的健康中国建设战略,与民众对健康的关切息息相关。

公共健康伦理呼之欲出,然而它自身却是一个初创的理论探索领域。对国内外学界的研究角度进行梳理,可以看出其大致的形成和拓展的脉络。

在西方国家,公共卫生事业的重点开始从治疗向预防转移,西方社会理论界从以解决现实健康问题为出发点的伦理研究开始向功利主义、社群主义、自由主义等深层次的理论研究发展:一是探讨公共健康伦理的范畴与原则问题,如在人口高龄化视野下的医疗资源分配问题上,罗尔斯(Rawls)、丹尼尔斯(Daniels)提出即使在财富分配不均衡的社会中,医疗资源也应得到平等分配的"拯救原则",德沃金(Dworkin)提出"谨慎保险"概念来平衡社会与个人责任的限度。拜尔(Bayer)等人把公共健康伦理研究重点放在监督和改善城市环境与人口健康措施的设计和实施办法上,把生命伦理研究从关注个体健康拓展到公共健康领域。二是就公共健康伦理中存在的现实道德难题展开广泛讨论,如个人权利与公共善、平等主义与自由主义、家长干预主义与个人自主、稀缺资源分配中公平与效率的冲突等。三是尝试性地对公共健康伦理问题研究路径与方法进行实证研究,如格兰邓宁(Glendening)提出城市规划的"精明增长"理论(1997),卡斯(Kass)提出对公共健康伦理六个步骤的分析框架,特别是比彻姆(Beauchamp)和邱卓思(Childress)提出了著名的自主、公正、有利、无伤四原则(1979),恩格尔哈特(Engelhardt)提出允许原则与之争论(1986),这些主要围绕医学伦理学原则问题展开的讨论,为公共健康伦理体系建构提供了重要内容和基础理论。

国内关于公共健康问题的伦理研究,以 1987 年邱仁宗出版《生命伦理学》一书为开端。该书在生命伦理学的理论研究中,诠释了西方社会提出的"公共卫生"概念并对资源分配问题进行了伦理分析。同期也有医学伦理学研究者提出"健康道德"新概念并试图构建健康工程问题,如陈元伦的论文《从健康道德到健康工程与健康伦理学》(1987)提出的健康伦理学观点,侯连远、李恩昌在《健康道德》(1991)一书中阐述的健康道德理论,为公共健康伦理学说的兴起提供了初步的思想认识基础。2003 年爆发的 SARS 危机,客观上要求应用伦理学在解决公共卫生实践难题时发挥指导作用,因此成为我国公共健康伦理研究兴起的起点,进而学界开始倡导"健康强国"思想理念,特别是郭根《中国健康城市建设报告》(2008)关注人群、环境、社会三大主题的研究,引发学界对"健康中国"建设的新思路以及公共健康伦理问题做进一步的深入探讨。如关于公共健康伦理的内涵及学科建设问题,有邱仁宗、肖巍等提出的"伦理问题说",龚群等提出的"分支领域"说,史军等提出的"伦理独立说",喻文德、李伦、张福如等提出的"责任反思"说;关于公共健康伦理研究内容选择问题的讨论,肖巍、史军总结出健康利益的四类伦理冲突,龚群提出个人的自由权利与公共健康的冲突等;关于建构公共健康伦理原则的讨论,邱仁宗、翟晓梅提出公共卫生伦理所坚持的九原则,史军提出公共健康理论指导公共健康实践的五原则,王春水提出五原则,韩跃红提出三原则等;关于公共健康伦理实践路径选择的讨论,史军提出法律、制度与文化三层面说,岳凯辉从战略角度提出六个层面的实践路径等。

综上所述,国内外学者对公共健康伦理进行了广泛探讨,其中也有许多问题仍处于争议之中。

如何构建公共健康伦理是公共健康伦理研究的一个重大理论问题,本书基于对公共健康伦理学之学科性质与特点的理解,从伦理学视角解读"健康中国2030"规划纲要并为实施"健康中国"战略提供伦理辩护,从而拓展了伦理学研究及其发挥作用的学术领域和空间。本书以公共健康的基本问题,即服务供给总体不足与公众健康需求不断增长之间的矛盾和冲突为研究起点,以公共健康环境、医疗卫生系统、政府健康管理、健康社群与个体关系等组成公共健康伦理话语体系的内容,努力建构起具有中国特色的公共健康伦理学科框架。

公共健康伦理本身即是应用伦理学领域研究的新课题。本书提出以人民健康为本、以公共健康的主体需要与资源供给关系为基本问题,对建设健康中国"共建共享、全民健康"的战略主题从伦理角度进行辩护,其基本观点是:第一,提出公共健康伦理的核心价值观,包括提出社群主义的全民共享健康的公共善价值目标;第二,提出决定公共健康领域伦理困境的基本命题,即公众健康需求与社会健康服务供给关系的问题;第三,提出并重新诠释建构公共健康伦理学说的基本概念与原则,如公共健康资源供给主体、公共健康资源需求主体、公共健康边缘人群优先原则等。

本书试图为公共健康伦理学的学科建构,为开拓应用伦理学发展的新空间、丰富和深化伦理研究提供理论借鉴；在公共卫生实践领域对政府落实《"健康中国2030"规划纲要》和"医改"过程中的公共健康管理和制度建设具有价值辨析与方法论意义上的借鉴启示作用，并促进各级政府健康管理过程的公正公平；帮助从事健康产品生产和服务的企业实现改革创新和科学发展，同时在普及公众的健康生活方式和树立正确的健康伦理观，提高人民群众健康水平等方面发挥积极作用。书中提出的一些理论观点和伦理原则可以为以人民为中心的"健康中国2030规划"战略的落实提供伦理规范的指导，并提出有针对性和可操作性的建议，从而促进解决公共健康领域面临的诸多问题，如公共健康资源分配的公正性、流行病防治中的社会医疗体系与制度、公共卫生体制与社会应急系统的建设等实践问题。本书也可以作为高校公共健康专业学科课程教材，在公共健康伦理建设中发挥重要作用。

作为浙江省哲学社会科学规划课程的研究成果，本书借鉴了诸多学者关于公共健康伦理的观点和理论，并得到上海三联书店殷亚平女士及同仁的大力支持，因此能很快出版并与读者见面。在此，谨致谢忱！

本书对亟待拓展的公共健康伦理领域的研究只是做了一些初步的工作。因为是一种尝试，加上落笔仓促，不足之处，请各位专家学者和一些对于公共健康伦理有兴趣的读者批评和指正。

王文科　叶　姬

2020年于浙江越秀外国语学院

第一章 公共健康的伦理维度

公共健康已经成为人类社会发展所面临的一个突出问题,特别是进入 21 世纪以来,艾滋病、非典型性肺炎(SARS)、禽流感等流行性传染病在世界范围内流行和频繁爆发,以生物恐怖主义为代表的公共健康安全危机严重地威胁着社会安全和人民健康。公共健康问题不仅关系到社会生活中每个人的健康发展能否实现,还关系到社会能否和谐、健康和可持续地发展。然而,"人类在应对维系自己生存与发展的公共健康危机时,却很少对其产生的社会根源、公共健康与个人权利和社会正义的关系等伦理问题进行深刻反思。这种伦理反思的匮乏不利于从根本上解决公共健康危机"。①

健康本是与个体联系紧密的问题,但是,许多方面需要深入研究的公共健康伦理内在地包含这样的逻辑:它可以将在一定时期内发生在个体身上的健康事件作为自己研究的线索和案例,但不会将其注意力集中在个体的健康问题的解决上,它要寻找个体事件背后的原因,并由此探寻人与人之间的道德关系出现了什么问题,思考社会该用什么样的道德原则和方法解决与个体健康相联系的公共健康问题,为其提供方向性的指导。我国致力于研究公

---

① 史军.权利与善:公共健康的伦理研究[M].中国社会科学出版社,2010:2.

共健康问题的学者肖巍如是说："随着公共健康事业的发展，面对非典、艾滋病和禽流感等流行病的威胁，我国伦理学研究亟待发展一门新的领域——公共健康伦理学。"①

一、认识健康与公共健康

（一）关于健康的解读

随着生活水平的提高，人们越来越关注生命健康。健康成为人们的最基本需要，甚至成为人一生所追逐的幸福生活的内容。

那么，什么是健康呢？

健康有许多解释，是一个多有歧义，又难以统一意见的概念。

让我们先从个体的健康开始。根据常识，健康被理解为身体的健康，生物学意义上的健康所表示的是人身体上的强壮、结实和完整。这一判断包括两方面的内容：一是主要脏器无疾病，身体形态发育良好，体形均匀，人体各系统具有良好的生理功能，有较强的身体活动能力和劳动能力。人体如果缺乏健康不仅意味着生物学功能产出障碍或损失，还意味着人的一些功能活动能力会受影响。二是对疾病的抵抗能力较强，能够适应环境变化所引发的各种生理刺激以及致病因素对身体的作用。世界卫生组织对健康的定义重点强调的是：健康不仅是人的身体没有缺陷和疾病，而且是一个身体上、精神上和社会适应上的的完好状态，特别体现在具有良好的社会适应能力上。

作为一个在历史文化发展过程中形成的理念，传统上人们直

---

① 肖巍. 关于公共健康伦理的思考[J]. 清华大学学报，2004 (5).

觉理解的健康是"无病即健康",或者说人处在至少没有发现患病的状态,这是人们对健康的最为普通的认识。的确,从生物学角度来认识健康,它是与人的生命乃至疾病最直接发生联系的生命现象,自然界的各种生物无论以何种方式生存,都依赖于自然环境,而与人类所具有的对生命进行价值性判断的健康意识没有直接关系。然而人作为智慧动物,虽然也依赖于自然界而生存,但是更依赖于社会环境而成就自己。在这个地球上,也只有人的生命及其形成的生命意识才与健康观念发生联系。由于健康与人的生命存在方式有着密切关系,以至于人们关注它时,较多的情形是指向个人健康。值得注意的是有许多人在年轻的时候,会因为自己感觉身体状态良好和没有疾病,一般并不特别关注和珍惜个人健康。

在现代社会新医学模式下,随着人们对疾病本质及其规律的认识越来越深刻,开始把人作为一个完整的、受心理和社会因素影响的生命整体来认识。从社会学和生物学结合的意义上去理解人的生命与健康,就不能仅仅将健康理解为没有疾病和不适,如果将健康作为第一状态,疾病作为第二状态的话,其实世界上本没有不存在疾病状态的人,许多人认为自己没病,其实只是自己对身体的一种良好感觉而已,人体实质上经常处在介于二者之间的一种亚健康状态。

如今,世界卫生组织对健康的定义已经将其范围扩大到包括几乎所有人的安康状态,因此健康不再是过去人们理解的一个狭义的概念,而是将作为个体正常的功能活动与社会影响因素结合起来的新概念。如在对人群健康进行实际测量的人(例如流行病学家)那里,他们所关注的重点不是如何治疗某种疾病本身,而是这一流行病是否偏离了人的正常功能活动的状态。基于这样一种意识,如果从价值关系的视角看一个人的"健康,也可以从消极和积极两种意义上来说明。从消极意义上说,健康意味着没有疾病;而从积极意义上说,健康是一种身体、精神和社会幸福的状态"。①

从事物联系普遍性的角度认识健康,人是社会的人,人的健康其实是在认识个体健康交互重合的基础上所形成的公共健康价值观和规范意识,所以一个人的健康问题就不仅仅牵涉到个人的身体状态。在健康的问题上,其实"人并非'自己处在一座孤岛上',一个人的精神状态如何,不仅影响着他(她)个人的存在,而且还影响着他(她)与之相关联的别人。因此道德的要求便扩展到了任何一个人的行为中"。② 人们不会忘记 2003 年 SARS 疫病在我国流行所造成的数百人突然死亡的情形,那时身处其中的每个人都因感受到自己有可能被致命的 SARS 病毒感染而焦虑,会在意识到健康和人体免疫力的重要性的同时,感受到公共环境对生活在其中的每个社会成员的健康所产生的重要影响。每个人都可能成为 SARS 病毒感染的受害者,而感染了病毒的人又可能因为接触而成为导致他人发病的传染源,一个人是健康还是染上病毒,再也不是自己的事,而与接触的人有着重要的关联。

综合以上关于健康的解释,可以认为健康应从生理、精神、社会三个层次统一的角度去理解,其体现是人的身心健康与自然环境和社会环境以及社会生活之间的互动关系。健康说到底"是一个人在生理、精神和社会意义上达到完整和平衡的状态,这种状态使人体的功能性能力得到最大限度的实现"。③

---

① 肖巍. 译序　公共健康伦理:任重而道远[z].[美]斯蒂文·S. 库格林,等. 公共健康伦理学案例研究[M]. 肖巍,译. 人民出版社,2008:3.

② [美]R·T. 诺兰,等. 伦理学与现实生活[M]. 姚新中,译. 华夏出版社,1988:216.

③ 肖巍. 译序　公共健康伦理:任重而道远[z].[美]斯蒂文·S. 库格林,等. 公共健康伦理学案例研究[M]. 肖巍,译. 人民出版社,2008:3.

(二) 公共健康的本质

健康其实是一个社会共同体内的个体健康与群体健康的统一。西方文化语境中的"public health"一词所表达的内涵正是这样，它既有个体健康的意识，也有公众健康的内涵；既可理解成公共卫生，又可说成是公共健康。在我国的文化语境中，如果简单释义，健康也是既可以指个体健康，也可以指由众多人口集合而成的公共健康，如人民健康、民众健康、公众健康，等等。在我国政府制定的《"健康中国2030"规划纲要》中，还特别强调包含公共健康在内的以预防为主的"全民健康"和"人人健康"，甚至提出了与公民健康相关的"大健康产业"新概念。

与"健康"概念一样，"公共健康"同样是一个有争议的概念。研究公共健康问题的不同学者或者学派曾对该概念给出不同的定义并有过争论。如倾向于公共健康即是公共卫生之意的理解，许多学者认为公共卫生具有致力于解决公共健康实践问题的科学理性的内涵，是一种社会应答健康问题的工作措施和社会条件。我国学者在译英文中的"public health"一词时，有人就译成"公共健康"，有人则译成"公共卫生"。以公共卫生来说，世界公共卫生学会联合会就认为："公共卫生是一种艺术和一门科学，也是一个运动，致力于在社群充分参与下公平地改善社群的健康和幸福。"[1]这表明了公共卫生的工具性与健康的目的性之间的关系。美国医学研究院(Institute of Medicine)作为专门研究公共卫生问题的学术组织，对公共卫生的解释是："公共卫生是我们作为一个社会群体采取措施

5

---

[1] World Medical Association World Medical Association (1995). World Medical Association Statement on Health Promotion. , available at：//www. wma. net/e/policy/h7. hum.

以确保人民健康的条件。"①

上述有关解释表明,公共卫生与公共健康是手段与目的的关系,公共卫生主要指维护公共健康的实践活动,从大范围来讲,就是一国政府组织社会共同努力,改善环境卫生条件,预防控制传染病和其他疾病流行,培养良好的卫生习惯和文明生活方式,提供医疗卫生服务,达到预防疾病、促进人民身体健康的目的;从狭义上讲,就是政府的公共卫生部门所开展的包括卫生监督执法、疾病控制与疫情监测,健康教育和健康促进,妇幼保健和计划免疫,计划生育和产期保健等公共卫生服务的行动。

还有许多倾向于公共健康的理解,认为公共健康具有公共体战略目标追求的意蕴,强调作为主体的人对于公共群体健康的伦理指向和主观意愿的反映,甚至认为公共健康"作为一种状态……意指所有社群中的主体都过着较为平衡的、远离流行病和污染困扰的生活;作为一种理想……通过努力追求社群中公众的身体状态得以免于感染传染性疾病、存在于良好的生活环境之中"。②

美国耶鲁大学公共卫生学院的温思罗(Winslow)教授是公共卫生领域公认的领袖人物,他给出的公共卫生定义是被该领域的研究者们引用最多的,这一定义是他在 1920 年描述什么是公共卫生和公共卫生应该怎么做的问题时提出来的,历经近 100 年的时间,一直沿用至今。他说:"公共卫生是通过有组织的社区努力来预防疾病,延长寿命、促进健康和提高效益的科学和艺术。这些努力包括:改善环境卫生、控制传染病、教育人们注意个人卫生,组织

---

① Institute of Medicine. The Future of Public Health, National Academy Press, 1988: 18.

② 那力,何志鹏,王彦志. WTO 与公共健康[M]. 清华大学出版社,2005:11—12.

医护人员提供疾病早期诊断和预防性治疗的服务,以及建立社会机制来保证每个人都达到足以维护健康的生活标准。以这样的形式来组织这些效益的目的,是使每个公民都能实现其与生俱有的健康和长寿权利。"①温思罗的这一公共卫生定义重点概括了公共健康的本质、政府及社会组织从事公共卫生事业的工作范围和维护公共健康的目的,至今仍然具有很强的对公共健康理论研究与公共卫生实践的指导意义。

1988 年,美国医学研究院在其发表的具有里程碑意义的公共卫生研究报告《公共卫生的未来》中明确而简捷地提出公共卫生的定义是:"作为一个社会为保障人人健康的各种条件所采取的集体行动。"

进入 21 世纪,随着社会的不断进步,特别是人类疾病谱系的变化、医学界运用新的科学诊疗方法以及传统的医学模式向现代社会医学模式的转向,使得公共健康的内涵在现代早已超出了传统医学的范畴,促使人们对这一定义从更为广阔的角度加以审视并赋予其新的内涵。美国哈佛大学公共卫生学院的丹尼尔·维克勒(Daniel Wikler)教授是最先进入世界卫生组织研究人口健康问题的"伦理官员",他的观点是:随着世界范围内的公共卫生事业的日益发展,公共健康所涉及的范围正在不断扩大,其所包含的内容已经远比传统的医生和医院丰富得多,像健康教育和临终关怀医院、打击和阻止跨越国境的烟草走私与犯毒行为、反对运动员滥用兴奋剂等药物的公共事务都应包含在公共健康的范畴之内,为此人们应当从更广泛的意义上来理解公共健康。美国的戴维·马修斯(David Mathews)博士曾在福特政府担任过卫生、教育及社会福

① 温思罗的这一定义的英文原文见《美国公共卫生杂志》1957 年第 2 期。

利部部长,他对于公共健康问题有自己的见解,认为可以赋予该问题一个新的视角,从社区居民的健康与其所处社区之间的"民主"关系角度理解"公共"健康,因为"这是一项重要的关系,一个社区的规范影响着居民的行为并且联系着与这些行为紧密相关的疾病。行为转变的成功与否取决于社区进行该项运作的方式。转变行为的方法包括居民用于解决问题的实践,这些问题也包含那些间接导致疾病发生的问题"。① 马修斯提出的关于公共健康所应有的民主实践内容包括:"命名、构建框架、协商决策、确定并投入资源、组织互补行动,以及公共学习。"②

2003 年,我国在没有丝毫准备的情况下经历了一场烈性传染病 SARS 的冲击,这一重度传染病给人民群众的健康和生命安全带来了极大的威胁,也在人们的健康意识深处产生了强烈的思想震动。在 SARS 危机面前,全社会的公共健康问题得到了空前重视。处在深刻感受疾病威胁之难的情境之中,人们痛定思痛,意识到由流行病引发的公共健康问题不仅与医疗卫生、疾病防疫专业人员发生直接联系,而且与各行各业、社会中的每一个成员都有干系,特别是与各级政府部门的关系尤其密切。也就是在这一年,在卫生部门召开的全国卫生工作会议上,当时的国务院副总理兼卫生部部长吴仪对当时讨论的"公共卫生"概念做了明确阐述:"公共卫生就是组织社会共同努力,改善环境卫生条件,预防控制传染病和其他疾病流行,培养好卫生习惯和文明生活方式,提供医疗服务,达到预防疾病,促进人民身体健康的目的。因此,公共卫生建

---

① 〔美〕詹姆斯·郝圣格. 当代美国公共卫生:原理、实践与政策[M]. 赵莉,石超明,译. 社会科学文献出版社,2015:119—120.

② 〔美〕詹姆斯·郝圣格. 当代美国公共卫生:原理、实践与政策[M]. 赵莉,石超明,译. 社会科学文献出版社,2015:124.

设需要政府、社会团体和民众的广泛参与,共同努力。"①吴仪从公共行政管理的角度对公共健康内涵的理解虽然具有功能性和操作性的工具理性意蕴,但是就其从政府管理和民众共同参与广泛的角度来定义公共健康来说,我国学界普遍认同她的这一公共卫生(健康)定义,这一说法也与美国学者温思罗所提出的公共健康定义比较接近。

2013 年,中国公共卫生编撰委员会在其《中国公共卫生》一书中给出公共卫生的定义是:"以保障和促进公众健康为宗旨的公共事业。通过国家和社会共同努力,预防控制疾病与伤残,改善与健康相关的自然和社会环境,提供预防保健与必要的医疗服务,培养公众健康素养,创建人人享有健康的社会。"②这一定义不但明确指出公共卫生是一项公共事业,为国家和全体国民所有共享,也意味着推进公共卫生事业需要国家和社会的共同努力。该定义还指出了公共卫生的宗旨就是保障和促进公众健康(公共健康),而不是通常所说的预防疾病,保障健康已把预防疾病包括在内,但比只是预防疾病更有积极主动之意。

认真思考"Public Health"一词,公共健康与公共卫生的内涵基本是一致的,但也不能说没有任何的差异。那么,将这一词语定义为公共健康还是公共卫生,哪一个更合适? 它的哪种叫法更能反映当今时代的人文科学精神和对人加以重点关注的内涵? 对此,研究公共健康伦理的史军教授认为:"英文中的 Public Health一词一直被约定俗成地译作'公共卫生',但这一译法已经不适应

① 吴仪.加强公共卫生建设 开创我国卫生工作新局面,2003 年 7 月 28 日在全国卫生工作会议上的讲话[N].健康报,2003 - 08 - 20.
② 曾光,黄建始,张胜年主编.中国公共卫生(理论卷)[M]. 中国协和医科大学出版社,2013:5.

时代发展的需要,因为'公共卫生'一词更多地让人联想到环境卫生,而忽略了作为主体的人的存在。如果译为'公共健康'则更接近英文的原意,也更容易让人理解它所研究的问题,凸显其公共性和人的主体性。"①

对公共健康颇有研究的史军博士的观点不无道理。我们以为,中国文化语境下的"医疗"和"卫生环境"联系紧密,通常表现为一项政府及其职能部门为保护群体健康所开展的基本公共卫生服务项目和促进行动。而"健康"更多地体现对人理想的身心状态的主观评估和目标追求。基于这样一种习惯性认识,日常生活中才有"打扫卫生"和"搞好卫生环境"的说法,其实隐含的意思正是将公共卫生作为保障和维护人们"健康"的一种手段、行动或条件来对待,它仅仅具有工具性和手段性的道德价值,而"健康"才是具有终极性意义的目标追求。这也就是说,"医疗"与"卫生"的结果是一种可以追求的健康;而它们自身则是实现健康的目标或者结果的手段。

较之上述一些学者的看法,重点从伦理学视角研究公共健康问题的肖巍教授的定义简单而明确:"公共健康,也就是通常所说的'公共卫生'……尽管存在着这些争议,我们还是可以给出一个更具有涵盖性的定义,即公共健康就是指公众的健康……这一定义包括丰富的内涵,凡是与公众健康相关的问题都可以理解为公共健康问题,如社会卫生体制与应急系统、医院与医生、卫生医疗和保健资源的分配、劳动保护、卫生状况、环境保护、流行病、健康教育、交通以及一些个人行为,如性行为和吸烟等。"②

① 史军. 权利与善:公共健康的伦理研究[M]. 中国社会科学出版社,2010:37—38.
② 肖巍. 译序 公共健康伦理:任重而道远[z]. [美]斯蒂文·S. 库格林,等. 公共健康伦理学案例研究[M]. 肖巍,译. 人民出版社,2008:3—4.

在理解公共健康定义的问题上,如果说"公共健康就是指公众的健康",那么为什么我们不在一些场合使用公众健康而是公共健康呢? 其实,"公共"的意思是"属于社会的;公有公用的"。"公众"的意思是"社会上大多数人的",而且"公众"只是用来指人的,"公共"的意思则不仅指人,而且还包括与人相关的其他事物,比如周围环境。如公共交通,公共基础设施,就难以说成是公众交通,公众基础设施。公共健康与公众健康虽然具有同样的内涵,都可以表示和环境有一定的联系(事实上人们在日常生活中使用这一词组时,也经常搭配在一起来用),但从严格的意义上说,"公共"一词包含的范围比"公众"要广,几乎可用于各个场合,并且可以将"公众"包括在内。如此说来,"公共"一词更显正式,语域更高,范围更广。

分析"公共健康"这一概念的内涵,可以看出它有四个重要特点:

第一,重视"公共的"本质属性。公共健康的重点关注对象是"公众"和人群的健康而不是个人的健康。"公共"一词,本意就是与个体的、私人的相对应的公众的、社会的概念。然而在生命健康领域,由于人的生命存在是个体性与公共性的统一,由此决定生命个体所面临的健康问题不仅是个人的,也是公众的,公共健康问题等于是个人问题的放大和集合,由此决定了研究公共健康问题不可能一点儿也不关注个体的生命健康,只不过更多的是从服从于公众人口健康样态环境的角度来关注个体健康。如对于一个高血压病患,医生为了寻找一个人发病的原因,通常提出的问题是:"为什么这位患者在这一时候患了这种疾病?"(指向个人健康)而从公共健康视角出发的研究者,会从如何把疾病导致的公共健康风险和伤害降到最低的角度提出"为什么这些人口会患高血压? 而这种疾病在另一些人口中却很少见?"(指向群体健康)的疑问。当高速公路发生交通事故,急救中心、交通管理、保险部门的工作人员在救治伤员、解释与研究这起交通事故时,会将注意力集中在处置当事人的问题状态及产生这种状态的原因上,然而,公共健康安全问题的研究者会重视此一地段发生类似事故数量的数据分析及研究这一公路的驾驶风险的条件变化,以便采取措施预防和尽量减少类似事故的发生。显而易见,公共健康研究重点关注的是目标人群的公共性问题。

第二,体现为一种具有社会性的公共产品。公共健康是代表社会上所有人的利益的一项公益性资源,它属于公共产品,在生产和消费领域具有非竞争性、非排他性属性。它与私人产品的不同之处在于,私人产品服从于市场规律,与个人利益紧密相联,因此能够受到人们的密切关注。相对于私人物品,公共健康这一公共物品则更需要政府来组织并通过集体合作来产生,以保证惠及到每一社会成员。"一个国家的公民为了所有人的福利共同生产了某种公共物品……公民生产的公共物品包括学校、医院、甚至国家本身。如今,公民共同协作的产品——他们的公民工作,包含了从将酒驾司机驱逐出公路到邻里相互照看以使社区更加安全的行动。"①公共健康产品的社会属性,决定了它的促进行动必然是一种群体性行为,必须通过社会力量的积极参与来实现。

第三,涵盖的内容丰富广泛。"公共健康的涵义比医生和医院丰富得多,健康教育、阻止边界的烟草走私与投资建医院和培养医

---

① [美]詹姆斯·郝圣格.当代美国公共卫生:原理、实践与政策[M].赵莉,石超明,译.社会科学文献出版社,2015:121.

生具有同样的意义。"①也可以说，凡是与公众健康相关的问题都可以纳入公共健康的领域，包括战争、暴力、贫穷、社会经济发展，人口过剩和不足、社会医疗体系、卫生结构与应急系统、医院与医生、卫生医疗和保健资源的分配、劳动保护、卫生状况、环境保护、流行病、健康教育、交通灾难以及一些个人行为，如性行为、吸烟吸毒、精神疾病等，都是与公众健康相关的问题。因为这类健康问题会对所有社会成员或团体产生或为公害或为公益的影响，公共健康问题的存在与恶化即是公害，公共健康问题的解决与维护即是公益。无论是公害和公益，都是全体社会成员关注而又必须予以解决的公共问题。公共健康的广泛与丰富性不仅体现在内容上，还体现在参与主体的广泛性上，医务与公共卫生人员、维护健康的自愿者、政府及其健康管理人员，还有社会全体成员，都是公共健康的参与者并在公共健康中起着作用。

　　第四，内中含有政府的管理干预之意。公共健康作为一种社会公共产品，相关行动的实施是一种群体性行为，因而必须通过政府的管理行为和社会力量的整合来实现。公共健康中的"公共"作为与"私人"相对应的概念，正是指社会主体的共有、共享、共利、共需之意，反映出来的是从属于一个众人活动的事务领域的问题，由此公共可以理解为像孙中山先生所说的"就是众人之事"。像流行性传染病这些给人的生命健康带来伤害的问题有时发生在特定的个人或部分群体身上，但其存在与解决方式却又超越于个人特定的环境和范围，对社会能够产生广泛影响，甚至涉及社会生活的方方面面和众多的社会成员，这类公共健康问题是公民个人解决不

---

① 肖巍. 从"非典"看公共健康的意义——访丹尼尔·维克勒教授[J]. 哲学动态,2003
　(7).

了的,需要某些公共组织如政府出面,动用社会公共资源,进行广泛的社会合作,规范社会关系,展开调节社会矛盾的公共行政管理活动。以此意义理解公共健康,可以看出它就是对公众的健康管理,只不过这种管理更突出其公共性,由此决定了公平、正义和公共伦理道德不可避免地要被纳入政府管理的视野。

第五,突出防重于治的价值取向。公共健康强调针对"社会"而不是"个人"的疾病预防和健康促进,因为这样选择可以做到最大限度地减少社会医疗资源的消费,降低全社会的医疗成本,由此成为一种有效的统计学意义上的挽救人类生命和减少患病率的方法,如重点解决健康教育问题、免疫和隔离、预防交通事故等问题,以求实现最大的投入产出比,"以一盎司的预防换取一磅的治疗",①从而达成节约公共卫生资源的有效性。在医学领域,对人的生命健康产生威胁的主要力量是疾病,但是对疾病的克服是预防重于治疗。特别是对流行性传染病,控制和解决哪怕是一例病患,意味着此病发生在他人身上发生的可能性就会降低。显而易见,重视对公共健康问题的研究必然关注社会群体对于疾病的预防,而不是将公共健康的重点集中在对每一个患病者的治疗和康复上。

二、公共健康的伦理诉求

如果从系统的角度关注公众健康,一个社会或政府组织能够在公共健康领域做些什么努力来改善人群健康,并对公共卫生资源进行公正和有效率的分配呢? 公共健康是一个国家或政府需要

---

① Michael Boylan. Public Health Policy and Ethics. Kluwer Academic Publishers, 2004: 3.

制定政策和对公共事务采取行动的问题吗？如果社会有必要在公共健康上投资,那么什么样的成本或代价是可以接受的？这些成本或代价应由社会中的哪部分人承担更为合理和公平？当这些问题存在争议时,我们要向什么样的健康治理原则寻求帮助,如何进行管理决策和采取行动？在社会出现公共健康安全问题甚至引起社会动荡的危机时,政府如何进行干预？譬如面对 SARS、禽流感、艾滋病等传染病,为保护公众健康,政府往往会采取强制措施限制少数患者的个人自主性。那么,怎样做到既能保护公众健康又不妨碍患者自由,制定何种准则更符合伦理？如此等等。公共健康领域存在的种种问题可谓繁多复杂,而且关系到人的尊严和生存权利,并与社会发展中的核心价值观休戚相关。从这一意义上说,公共健康需要进行伦理分析、选择和辩护,即需要公共健康伦理学这门道德哲学的支持。

(一)"公共健康伦理"概念的内涵

何谓"公共健康伦理"？对这一问题感兴趣的研究者普遍接受公共健康伦理是应用伦理学分支的观点,但是在具体研究什么的问题上,不同的研究者却有不尽相同的回答。如我国重点研究这一领域的学者肖巍认为:"宽泛地说,公共健康伦理旨在研究与公共健康相关的所有伦理问题以及解决这些问题所应奉行的伦理原则和道德规范。"[①]这一概念反映出现代社会的人们普遍倾向于把所有影响健康的社会因素都包含在"公共健康"这一概念之中,甚至包括战争、暴力、财富、经济发展、收入分配、人们的生活方式、社

---

① [美]斯蒂文·S.库格林,等.公共健康伦理学案例研究[M].肖巍,译.人民出版社,2008:14.

会的基础医疗服务设施,等等。还有一些研究者认为公共健康伦理是对公共健康领域存在的问题进行价值判断的责任伦理,或者说是对公共健康实践的伦理反思,因为这种反思决定了个人、社会组织及政府对公共健康所应承担的道德责任,责任问题由此成为应用伦理学的核心范畴:"公共健康伦理是指个人、团体、国家对公共健康应该承担的道德责任,或者说是个人、团体、国家在对待公共健康时应该遵守的行为准则和规范。"①"公共健康伦理以对人口健康的社会责任为归宿、以道德自律为主导、以防范健康风险为策略,充分体现了责任伦理的特征,两者具有内在一致性。因此,公共健康伦理实质上是一种责任伦理。"②

对公共健康伦理的内涵可以通过以下几个方面进行深入理解。

第一,目标指向明确。公共健康涉及的公共领域虽然广泛,但是它所指向的范围不是共同体公共生活的全部,只是限定在公共健康领域的问题。在这一目标范围内,公共健康伦理把自己奉行的伦理准则运用到公共健康的实践运行和伦理冲突的解决中,力求为促进公众健康,预防疾病,减少风险和伤害提供伦理支持。当人们面临由患病所造成的身体上的和社会上的无序或处在混乱状态时,公共健康伦理的目标就是寻求和建立一种新的秩序;在各种威胁人口健康的疾病到来之前利用道德手段"防患于未然";在健康保健资源有限和分配不公的情况下,促使社会建立更为公平的公共健康体制和出台更有效、更可行的公共健康政策,使公共健康服务能够平等地落实到每一个公民身上,从而创造一个更为健康

---

① 张福如. 关于建立公共健康伦理的思考[J]. 江西社会科学,2004 (12).
② 喻文德. 公共健康伦理研究[M]. 湖南大学出版社,2015:39.

和幸福的社会。

第二,主体构成复杂而广泛。公共健康伦理规范的行为主体或者说责任主体是多元的,包括政府及公共健康职能部门和公共事务管理人员、医疗卫生行业从事职业活动的医务工作者、维护公共健康的专业人员和自愿者;生活在社区中的每个公民,包括妇女儿童、老年人、残疾人、流动人口、低收入人群,甚至是社会上的流行病感染者、艾滋病人群、吸毒者人群、精神病人群等特殊群体;还包括社会各类组织、甚至超越于国家范围的国际性组织,如欧共体、世界卫生组织、联合国等。

第三,社会责任重大。公共健康关系到所有社会成员的共生共存,特别是当发生公共卫生危机,如爆发重大传染病危机将威胁到公众的健康安全时,所有组织和个人都不能置身事外,必须为公共健康承担相应的责任。公共健康的风险与危机还是国际社会所面临的一个突出问题。公共健康伦理关注一个社会的医疗保障制度与体系建设和管理问题、公共卫生管理的公共卫生政策与应急系统建设和处置问题、医疗公共卫生和保健资源的分配体制选择问题、面向社会公众进行健康教育与促进社会健康等问题,其宗旨是强调人类共同体、社会机构和个人应当在公共健康领域承担维护健康的使命,还担负建构与传播公共社会伦理秩序的公共伦理精神的社会责任。

第四,学科性质明显。在理论研究方面,任何一门学科研究都有自己所关注和重点研究的领域,公共健康伦理的研究也是如此,只不过与其他应用伦理学科不同,它重点关注的是公共健康伦理冲突的协调与解决。正是公共健康实践领域的广阔和多样性,决定了对其进行伦理研究的领域的广阔和多样性,也决定了对其产生的伦理冲突进行分析和评价、乃至于批判和辩护的冲突模糊性和多重选择性。同时，"作为一门文理渗透、各学科交融的新兴学科，公共健康伦理与社会政治和经济发展、文化与法律建设、社会医疗保健制度和公共政策密切相关，需要以公共健康学、流行病学、医学生物学、哲学伦理学、宗教与文化传统、经济管理学和环境科学等学科领域联手的方式进行研究"。①

（二）公共健康伦理研究的领域

伦理学本质上是一门关于道德问题的科学，是道德思想观点的系统化、理论化。或者说，伦理学是以人类社会生活中存在的道德问题作为自己研究对象的哲学知识范畴。而道德问题从来就是一种社会文化现象，体现在社会实践领域的教育、习俗、公约之中，伦理学作为道德哲学的使命，就是探讨和论证、概括和总结这些社会现存规范的合理性和可行性，以解决人们在社会生活实践中应当怎样合乎理性地展开行动的问题。就此而言，既然公共健康领域存在的问题需要伦理分析，那么也就有了建构公共健康伦理学说体系的必要。

公共健康既有道德实践困境，也有道德冲突的难题。以此而论，公共健康伦理学可以划分为公共健康理论研究和公共卫生道德实践两个领域。

1. 理论研究领域

公共健康伦理学是伦理学对公共健康问题的关照。公共健康问题是一个涉及范围极其广阔而复杂的实践领域，所以决定了以伦理学视野所涉及的并且要解决的议题也多，大的方面包括在全社会范围内的人群中减少疾病和促进健康的事业，小的方面包括

---

① 肖巍.公共健康伦理：一个有待开拓的研究领域[J].河北学刊,2010 (1).

在母亲和儿童保健中食物添加剂维生素和矿物质的使用量、烟标上是否应当注明"吸烟有害健康"的警示语,以及目标人群的健康优先性、花费的有效性及评估,等等,这些都属于公共健康伦理研究的范围。

公共健康伦理在学科性质上属于一门应用伦理学。而伦理学作为古老的学科主要是对人类行动中应该做什么和如何做的社会规范进行系统性研究的价值理论,它以人们的道德关系问题作为自己的研究对象。特别是 20 世纪下半叶出现的应用伦理学,更明显地表现出自己是一门专门研究如何运用道德原则去分析解决现实生活中具体的、有争议的道德问题的学问。无论是生命伦理、生态伦理、经济伦理,还是消费伦理、企业伦理、网络伦理、教育伦理,无不关注社会现实和人生,体现出极强的与时俱进的学科品质。由此决定了伦理学对于当今社会存在的日益突出的公共健康问题不会无动于衷和袖手旁观。伦理学与公共健康的相互联结自然形成了公共健康伦理。

如果说公共健康实践领域存在的主要问题是公众对健康需求的无限性与公共卫生资源供给有限性之间的矛盾问题,那么对公共健康实践领域的主要问题进行伦理分析的公共健康伦理的基本问题也必然在此问题上产生,理论与实践之间的逻辑联系决定了公共健康伦理所要解决的基本问题是"权利与善"的关系问题。

公共健康伦理涉及的伦理学基本问题是个人与整体的伦理冲突问题,即公共健康伦理的主题——个体权利与公共善何者优先的问题,这是公共健康伦理研究必须回答的问题,它构成了贯穿公共健康领域所有伦理问题的主线或主要矛盾,"公共健康领域中所有伦理问题也都是围绕着二者的关系展开的……要洞悉公共健康的伦理意蕴,最便捷的途径就是紧紧围绕着'权利与善'(个人权利与公共善)这一伦理主题展开研究"。①

权利与善的冲突在公共健康领域无处不在,面对这一冲突,站在不同立场的伦理学者因为对其给出的答案不同,会形成诸如自由主义的、社群主义的、家长主义的等派别,如在公共健康与个人健康之间,涉及个人权利与政府的干涉之间的关系,个人的生命健康作为个人与生俱来的权利,具有不可转让、不可剥夺的特性,但是个人健康与公共健康涉及自愿行为与家长主义的干涉,以及在公共善的前提下对个人权利的干预问题。

公共健康伦理研究的学科基础是流行病学、生物医学、政策分析学、经济学以及其他具有统计意义的和包括哲学方法论在内的宏观性人文社会科学理论。在绵延几千年的人类文化思想史上,总是有许多关注人类生命健康的思想家和学者,从不同的认识角度对其进行理论思考,形成了丰富的理论研究资源和话语体系,其中不乏对促进生命健康,预防与治疗疾病,实现幸福目标追求有益的智慧见解和共识,并在此基础上形成了一些解决冲突的道德原则。

公共健康伦理研究的内容与近代社会兴起的环境伦理研究所关注的视阈有相似之处,这既表现在研究价值取向上,它们都特别重视"人类"的整体价值存在方面,也表现在理论渊源上,它们都是在传统伦理学概念和规范的基础上做移植和延伸工作。特别是就理论产生的背景而言,它们都来源于解决现实生态问题的需要和人们团结一致共同对付生态危机的决心。但是,公共健康伦理与环境伦理也存在差别,因为它仍属于人际道德关系的范畴,比起从只关注人与人之间的关系拓展到重点关注人与自然关系范围的环

---

① 史军.权利与善:公共健康的伦理研究[M]. 中国社会科学出版社,2010:16.

境伦理学,它并没有走得那么远,即使公共健康伦理同样强调环境对人的健康影响巨大,为此有必要解决人与环境之间的伦理冲突,也会把环境中的自然环境与社会环境区别开来,从社会环境的角度为自己确立的伦理原则提供论据和支持。

基于公共健康伦理的重点是对人的健康权利加以认识和维护,公共健康伦理研究重要而独特的使命就是"研究如何把相关的伦理原则和价值观运用到作出公共健康决定中去,即首先要识别和澄清在公共健康研究与实践中所遇到的伦理困境;然后根据可选择的行为过程及其结果来分析这种困境;进而通过决定哪一种行为过程能够最佳地与所奉行的伦理原则与价值观相结合、相平衡走出困境"。[①]

2. 实践、规范与政策领域

公共健康伦理研究还针对公共健康实践提出的问题给予解答。公共健康领域所产生的问题繁多,范围广泛,如艾滋病人的隐私权与保守秘密问题,医学实验中的实验者知情同意以及随机对照试验中的伦理问题, 公共健康资源分配和健康保健合理性的制度安排的合伦理性问题(即政府在制定公共健康政策过程中,在如何把风险降到最低限度的同时,找出使利益最大化的最佳途径?……)。如何评价这其中的利益和风险? 公共卫生与健康伦理研究的主要方法是"客观地描述公共健康研究与实践提出的伦理学问题,然后对公共健康从业人员提出主观方面的伦理素质和职业道德要求"。[②]

---

① [美]斯蒂文·S. 库格林,等. 公共健康伦理学案例研究[M]. 肖巍,译. 人民出版社, 2008:18—19.

② [美]斯蒂文·S. 库格林,等. 公共健康伦理学案例研究[M]. 肖巍,译. 人民出版社, 2008:19.

从上述内容可知,将致力于价值研究的伦理学落实到公共健康领域,意味着它既是当代公共健康实践中发展起来的应用伦理学,当代公共健康实践领域的困惑有多大,公共健康伦理的思考就有多深;它还是应用伦理学在公共健康领域的新疆域,正所谓:"公共健康伦理在地图上,在过去的一些年里,生命伦理学家和公共健康专业人士已经开始极度关注这一复杂而尚未展开的新课题。它的大部分疆域尚待开拓。"①

(三) 公共健康伦理的功能

公共健康所以需要伦理分析,盖由公共健康伦理的本质属性所决定。

1. 公共健康伦理具有人的德性伦理的秉赋

人是社会性的动物,人生过程即是人的社会化过程,是人的社会性属性决定了任何人都处于与他人的相互联系之中,孤立的个人是不存在的。因此,一个人的健康也必然与他人及社会有关,人若保持健康的身体状态,就必须能够正确处理人与人、人与自然、人与社会之间的关系,使之适应人类健康的需要,而这就需要生活在社会里的现代人有健康道德意识。从这点上说,公共健康问题既是一个社会问题、法律问题,也是一个伦理学研究不可回避的问题。公共健康的观念意识其实体现着人的德性情感的认识水平,社会中的每个人都应当在公共生活中把关注健康问题的道德意识看成社会意识的一种形式,是依靠社会舆论、内心信念、传统习惯的力量来调整社会经济发展与健康环境之间关系的行为规范的总

---

① Douglas L. Weed and Robert E. McKeown. Science and Social Responsibility in Public Health, Environmental Health Perspectives, Volume 111, Number 14, 2003: 1804.

和。而人们在思想上具有维护健康的观念和行为认识,只有达到一定的健康道德境界,形成一定的道德意志,才能自觉自愿地遵循健康的行为规范,抵制不利于人类健康的有害行为,人类健康利益才能得到保护。特别是在进入 21 世纪后,人类健康遭遇复杂而严重的生态危机环境挑战和威胁的时候,更需要从道德关怀的角度对人类的健康状况与生存质量给予更为深层的关注。

2. 公共健康伦理成为政治正当性的证明

在传统的公共行政管理研究领域,政府存在的政治合法性通常被理解为政府在被民众认可的基础上实施统治的正统性或正当性。简而言之就是"人民同意",即政府实施统治在多大程度上被公民视为合理的和符合道义的伦理问题。当大多数民众认为政府实施统治(包括使用强制性干预手段)是正当的,也就是政府具有合法性的时候,民众对政府的统治会自觉加以服从,即使出现抵触,也不会动摇其根本统治。在现代社会,公众是否关注和参与共同体公共健康的事务管理,或者说能否形成"人民同意"的行为表示,则是衡量一个国家及国民政治意识、政治制度及政治文明程度的重要标准,而公共健康管理在政府管理的公共事务当中属于最为基础的民生事务,特别是当一个国家的政治格局发生变化时,公众的总体健康状况也会随之发生变化。例如生命健康权本是公民权利的基本体现,人们在什么时候(例如在瘟疫流行的公共健康危机时期)得到什么样的和什么程度的由政府供给的健康安全保健,以及如何获得食物、住所、水和卫生设施、清洁的环境、可预防和治疗的医学干预等公共健康资源,其实关系到社会、政治稳定和国家的安全。基于此,从政府的公共管理层面来说,尽管公共健康伦理问题表面看起来只属于卫生部门的工作,与政治无关,但实质上却构成了需要全社会成员广泛参与才能解决的民主政治行为,构成了评价一个国家政治文明的工具理性。

3. 公共健康伦理关系到人与人、人与社会的伦理关系

在公共健康领域,疾病和健康的对立关系常常作为一种知识媒介把人群之间的相互帮助关系紧密地联系起来,而且也使人们之间的伦理关系因此而发生变化。疾病,特别是流行性传染病直接关系到公共利益和公共关系问题,也涉及到个人与公众权利之间的伦理冲突,比如一个人因患传染病而被隔离或许违背了他的自由意愿和权利,在这种情况下,就需要以伦理道德来平衡个人应有的受宪法保护的权利与社会维护公共利益之间的冲突问题。从公共健康角度思考伦理问题与传统的医学伦理学视角也有不同,前者着眼于人口而不是个人的健康,着眼于群体的利益而不是个体病人的利益。这就需要医生和社会来平衡它们之间的冲突,例如,当一个人患上艾滋病时,按照传统医学伦理学视角,医生应当对患者负责,保护他的隐私权,但从公共健康着眼,医生也必须对他人和社会的健康负责,这种责任要求他必须及时向有关人员和卫生部门告知患者的病情。传统的医患关系强调患者的知情同意,尊重病人的自主性和主体性。但从公共健康角度,在严重传染病,诸如"非典"肆虐时,首先应当维护的是公众的知情权。因此,在公共健康领域,这种通过对于疾病的防治和共同健康的维护所发生的人与人之间的关系必须由伦理道德来协调。

4. 公共健康伦理是公共制度和政策制定的基础

当代社会,政府组织作为公共健康机构的代表,对公共健康问题及其相关事项所做出的处理与决定事关千家万户的生活状态和人民群众的切身利益,政府如何分配有限的公共健康资源,如通过制定政策,对全社会的公共健康状况进行监督、检查、检测,维护公共健康秩序的管理和服务,在公共健康产品的提供方面,规定有关

部门在什么情况下必须对治疗癌症的药物降价,以使病患家庭能承受得住经济压力,制药企业又能从中获得收益,等等,这些涉及公共健康资金向哪里投放以及如何投放等问题,有关这些公共卫生政策的制定,都应当经受严格的科学论证和广泛的群众参与讨论并得到认同才行。特别是公共健康伦理通过对公共健康政策涉及的公平、正义、权利、责任和义务等问题进行反思,可以给政府提供一个合道德性的评判框架和伦理要求,从而发挥重要的共建和促进作用。这即是说,在一个价值多元的社会里,政府制定的"公共健康制度与政策不但需要以科学为基础,同样也需要以伦理价值观、法律规范和政治视野为基础。制度建设与政策出台都是由人来掌控的,都体现出制定者的伦理价值观,当这种伦理价值观以规范性的、相对稳定的面目出现时便形成一种'制度逻辑',尽管我们不能武断地把伦理价值观说成是'制度逻辑'的全部内容,但至少可以说它是构成后者的基础与核心"。①

三、公共健康伦理的使命

公共健康走进伦理领域是因为它不仅关系到对于社会中疾病出现的解释,也关系到这一状况的改善。除了工具目的之外,公共健康也涉及到社会发展进步的整体性目标,表达了全体人民精诚团结面对死亡和疾病的承诺。公共健康伦理的根本目标与公共健康的目标就是公众的健康。重点追求的是使人类生活在其中的自然环境和社会环境更有利于人群的生存和发展,具体包括:增进人

---

① [美]斯蒂文·S.库格林,等.公共健康伦理学案例研究[M].肖巍,译.人民出版社,2008:7.

口健康的利益;避免、预防和消除伤害;在伤害和其他代价之间取得最佳的利益平衡,公正地分配利益和负担(分配公正),保证公众参与,包括有关各方的参与(程序公正);尊重社会成员的自主选择和行为自由;保护个人的隐私权;履行承诺和责任。

(一) 公共健康的伦理责任

公共健康伦理的主要使命是为促进公众健康、预防疾病、减少风险和伤害提供伦理支持,为公共健康提供伦理价值观指导。具体说来,公共健康的伦理责任包括五个方面:

1. 为公共卫生实践提供价值观指导

公共卫生实践领域总是充满困惑和难以找到解决问题的答案,公共健康伦理就像一张图,生活在公共卫生实践中的人们可以藉此知道自己在哪里并遇到了什么样的问题,如果知道了自己在哪里迷路,就会通过这一张图找到走出迷津、解决问题的方向。它可能无法做到给予任何处在不同伦理困境的人们准确无误的答案,却能够起到一个方向指示器的作用,为其提供分析问题所需要的理论框架和解决问题的价值选择。比如在任何社会和文化背景下,不仅公共健康目标能否实现是社会公正的重要标志,而且公共健康资源的分配也始终是社会伦理价值观的反映。现实生活中的大部分人对健康并不是那么直接依赖于获得社会的医疗保健服务,而是在一定程度上更依赖于人们对于公共卫生资源分配是否公正公平的心理感受和形成什么样的健康观念。其实在这个世界上,公共健康领域充满着各种必须做出选择的价值问题,从这个意义上说,一个社会有什么样的健康伦理价值观,就会给予社会成员什么样的健康教育,从而有了什么样的公共健康状况。在任何社会和文化背景下,公共健康伦理的核心任务都是为公共健康的实践提供伦理价值观的指导。

2. 为健康政策的落实提供伦理依据

伦理学是社会公共健康体制建立和政府政策制定的基础。通常说来，从一个社会是否关注健康和公共健康具体到它的每一项相关的政策决定，都包含着各种伦理价值的选择与冲突，如限制政府使用强制手段，以及行使这一权力时应当平等地对待所有公民的责任等问题。公共健康干预势必受到科学本身所具有的复杂性和不确定性的影响，当从生物学、流行病学和临床科学中总结数据的方法被用于疾病原因的解释和预防有效性的证据时，并不必然保证能够给相关方带来利益，这就需要以公共健康伦理来开展宣传和教育，让公众和政府一道承担风险。同时，许多疾病，特别是如同 SARS 和艾滋病一类的传染性疾病对现有的伦理道德关系产生冲击，需要有伦理原则来规范和帮助人们做出正确的道德选择。此外，公共健康研究主题的选择，公共健康资金往哪里投放，以及如何投放等都需要有伦理论证。许多公共健康实践领域存在的利益冲突也都需要伦理途径来协调和解决。这意味着公共健康伦理研究、辨析和指导职能一方面可以保证共同体健康的制度性安排和政策落实的准确方向，使得该制度性安排能代表公众的健康利益。另一方面也有利于增强公共健康政策的说服力，从而促进政府科学决策在公共健康实践领域发挥作用。

伦理学还为政府制定相关公共健康政策提供具有一定参考价值的伦理原则，并为公共健康组织、公共健康专业人员以及社会个体的健康实践给予一定的行为指导。公共健康事业是一项系统的伦理工程，涉及到社会的诸多方面。完成公众健康的目标需要政府、公共健康组织、公共健康从业人员以及个人的积极参与，不同社会角色需要承担相应的健康伦理责任，遵循相应的道德规范，在突发公共健康事件时,政府需要及时披露相关信息,避免引起公众恐慌,并采取应对措施;公共健康从业人员需要爱岗敬业,尊重、体贴、保障患者隐私权;患者应当真实提供病史信息,自觉接受治疗,杜绝传染;公众应自觉维护公共健康,爱护健康环境。同时,公共健康从业人员要遵守相应的职业道德规范,在突发公共健康危机时,能够及时有效地进行健康风险的识别与评估,并对公众进行引导和教育,使社会损失降到最低。

3. 为解决健康利益冲突提供伦理途径

健康是人们幸福与否的重要指标之一,获取健康是人人应有的权利。但在公共健康资源因为有限从而无法满足社会成员日益增长的健康需要的情况下,其资源分配领域往往存在许多利益冲突。比如在公共健康干预方面,当某种传染病流行时,政府组织需要在一定程度上限制某些被认为是危险人群的自由,或者实施强迫隔离、治疗的手段以防止传染病的蔓延,必然会对现有的伦理道德关系造成冲击。这时就需要有相关的伦理原则与规范帮助处在特殊处境的人进行正确的道德选择,而公共健康伦理可以为缓解公共健康领域的伦理冲突提供一定的参考。

4. 为公共卫生组织及健康专业人员确立伦理规范

为了促进公共健康事业的发展,无论对于社会、政府还是公共健康机构以及从业人员而言,都需要一套必须奉行的伦理规范。公共健康伦理首先应当探讨下列问题:政府部门在公共健康发展中应履行的道德责任是什么?如何从伦理角度论证和分析社会对于公共健康的投入问题?病后盈利性治疗与病前非盈利性预防之间的道德责任有何差异?最基础的公共健康设施应当如何建立?最有效的、最可行的公共健康政策是什么?如何使公共健康服务普及到每一个公民?等等。公共健康机构和从业人员也应奉行一系列职业道德规范,例如在处理公共健康突发事件时,它们有义务为决策者和公众提供诚实的信息,与公众和专业人员一道识别、理解和评估各种突发事件对于公共健康的威胁,以及风险程度。同时,公共健康专业人员应有一种特殊的道德能力,懂得在公共健康危机中如何灵活地应用一般道德原则,在关键时刻如何宣传和教育公众,指挥受影响者把损失降到最低限度,迅速地度过难关。这种道德能力并不是一朝一夕培养起来的,需要公共健康知识素养和长期的职业训练。

5. 为健康促进活动和健康教育提供服务

公共健康关系到人与人之间,以及人与社会组织之间的伦理关系。从全社会的角度来说,疾病和健康作为一种媒介不仅把人们紧密地联系起来,而且也使人们之间的伦理关系时刻都在发生变化。流行病的消除从根本上说并不是靠发明相应的疫苗和药物,而是靠源头的切断。疾病,如流行病关系到基本的公共利益问题,包含着个人与公众权利之间的冲突,一个人因患传染病而被隔离或许违背了他的意愿和权利,在这种情况下,就需要以伦理道德来平衡个人的基本宪法权利与公共利益之间的冲突。在这些方面,社会组织必须承担起对于公民的道德教育任务。不仅教育公民培养健康的生活方式,也要教育公民通过预防疾病的传播和蔓延把公共健康的风险减少到最低程度,使每一个公民都能以公正和关爱之心把自己对于健康生活的选择传递给他人。

(二) 公共健康伦理的建构路径

提及我国的健康与公共健康问题,不能离开 2015 年党的十八届五中全会明确提出的"推进健康中国建设"的战略构想,以及2016 年中央政治局审议通过的《"健康中国 2030"规划纲要》。"健康中国"中的"健康"其实就是一个包含公共健康内在属性的"全民大健康"概念。在《"健康中国2030"规划纲要》中,特别明确"共建共享,全民健康"是建设"健康中国"的战略主题,认为这是一项"人人参与、人人尽力、人人享有"的强调所有与公民健康相关问题的宏大工程,这一健康发展战略从健康活动、健康教育、健康行为、身体素质等方面规范了公民的健康标准,从公共卫生服务、医疗服务、健康保障等方面提出了对公共健康职能部门的要求,强调全社会力量的参与。

根据"健康中国"的发展战略构想,公共健康伦理应当关注公共健康问题。由于公共健康受多种复杂因素的影响,而且这些因素又处于不断的变化之中,所以建构公共健康伦理首先需要从宏观上开辟新的思路,对公共健康实践进行理论上的指导。

1. 确立公共健康伦理价值观

价值观是人们对客观事物的意义、本质、作用等总的评价和看法,是评价人的行为以及从各种可能的目标中选择自己合意目标的准则。价值观往往通过人们的行为方式及对事物的态度、评价体现出来,是世界观的核心,也是人们采取某种行为的内部动力机制。公共健康的价值观就是人们在公共健康领域内所坚持的行为观、道德观,是指导公共健康理论研究和实践活动的价值标准。它所追求的目标是在全社会范围内树立起正确的公共健康伦理观,确保用以人为本、人人健康的思想指导公共卫生健康工作的开展。

在一个价值取向多元的社会里,树立"健康中国"这种公共健康伦理价值观,意味着必须将公共健康利益寓于社会经济、政治和文化的发展之中,需要全社会的理解与支持,这是建构公共健康伦理的首要任务,也是公共健康伦理的发展路径之一,具体包括:第一,健康促进价值观。公共健康事业是一项需要全民参与的大工程,民众公共健康意识的增强是实现公共健康最关键的因素。为了在民众中促成健康心理和健康行为,公共健康伦理必须要倡导健康促进的价值观,以指导人们改善健康状况和提高生活质量。第二,文明生态价值观。在人类健康问题上,自然环境对健康的影响毋庸置疑,人的健康实现在很大程度上取决于对自然资源的合理开发与利用,取决于人与自然的和谐相处。而在人与自然的关系中,人的文明生态价值观往往决定了与自然的相处方式。文明生态价值观和近代工业技术时期形成的认为人类是自然界主宰者的生态价值观不同,是一种人与自然和谐共生、协同进化的科学价值观,是人类理性地看待自然与人的关系的表现,对于共同体的公共健康实践具有重要的指导意义。

2. 建构公共健康伦理的制度体系

公共健康的制度体系建设需要以公共健康伦理价值观为基础。

公共健康是一项体现社会公益的事业,需要以社会制度保证它能够落实到每个公民身上,如果这种制度的建立与行动体现和反映了人人健康的要求,那么这种制度就是合道德的制度。公共健康伦理追求对健康资源分配的伦理正当性,同时,公共健康的实现也需要公正合理的制度安排。特别需要重视以下两个方面的制度建设:一是保障公共财政投入的制度,这个公共健康财政制度意味着公共健康应当是面向全民而不是个别病人的,因此不能将它全部地交给市场,而是由各级政府进行投资,政府投资公共健康的受益要远远高于公共健康风险下的损失,因而也是相对有效的。二是关注社会弱势群体的救助制度,人人享有健康保健的权利,这是公平正义原则在公共健康伦理中的具体体现,只有关注对社会边缘人群和弱势群体的社会救助才可以保障其健康权利,从而有利于全社会公共健康的实现。

3. 践行公共健康的伦理行为

公共健康的实现不但涉及人的价值观和社会制度安排,还涉及每个公民的具体参与行动,只有把科学的公共健康价值观、合理的公共健康制度安排落实到具体的公共健康实践中,才可以真正推动公共健康事业的发展。

公共健康实践中的伦理包括:一是帮助公民树立正确的健康观,对自我的健康负责。要教育公民珍惜个人健康,养成良好的生活习惯。从公共健康的角度看,个人的健康绝非只是个人的私事,而是公众健康的一部分,所以每个人对自身健康负责,即是公共健康得以实现的基础。二是培育健康的公德意识,对他人的健康负责。公共健康伦理是一种诉诸公共观念、公共理性并努力在多元价值体系中寻求核心价值的伦理,所以培育公德意识也是公共健康伦理的要求。公共健康伦理在某种意义上就是人们在公共交往中所形成的公共健康理性,个人生活离不开公共生活环境,需要人们之间的相互理解、关心和承担责任。美国的雷蒙德·埃居(Raymond S. Edge)、约翰·兰德尔·格罗夫斯(John Randall Groves)博士在他们合著的《卫生保健伦理学》一书中,就特别强调公共卫生保健伦理在公共生活中的重要性,他们把卫生保健行为比喻成一个社区公共用地,所有的医务人员都使用这块地,都对其维系负有责任。"把这块卫生保健用地看作是某些医务人员的责任是不可想像,也是不明智的。提供合乎伦理的保健服务,不断提高服务质量。提供社区服务的义务不是少数人的,而是多数人的。在这块社区公共地上劳动是我们的特权,维护这块用地以使我们可以下次再来是我们的义务。当我们最终离开这块土地时,让这块土地保持肥沃,因此后来者可以代替我们继续在这上面劳动。

没有什么比不合乎伦理的行为对这块公用地的损害更大了。"①

改善健康是社会成员的共识,是公共健康治理的合作力量。对于社会中的每个人来说,都有追求健康的身体与生活的愿望,化解个体健康风险、改善个体健康、增加个体健康资本是每个社会成员的共同诉求,而个体健康资本聚集而成的社会健康资本成为社会重要的人力资本,从而影响到高质量的社会生产。因此,对公共健康改善的需求能够成为一种凝聚社会共识进而实现公共健康合体治理的团结力量。

全体社会成员共建共创健康环境、健康生活,提高个人的健康素养,自觉保护公共健康的社会环境,是实现公共健康治理的重要路径。公共健康作为一种人人需求的公共产品,其涉及群体与范围的广泛性和公共性要求社会成员共同参与健康环境与健康生活建设与创造,以减小"公地悲剧"的发生。同时,每个人改善自我生活方式,建设良好健康环境既是维护个人健康的权利,也是改善共同生活的义务。因此,公共健康治理一方面强调个体对健康的负责,另一方面也强调全社会的共同参与、共同创建,即全社会通过制度政策、技术工具等媒介治理公共健康问题,进行公共健康的预防、治疗、康复与提升,实现对健康风险的消除、国民健康需求的满足和健康资本的保值增值,直至公共健康目标达成。即将健康融入所有政策,引导全人群、全社会共同参与公共健康的保护和治理行动。

公共健康治理的最终目标是"人人享有健康"的健康促进。个体健康依托于群体健康,依赖于健康生活环境,个体和社会的改变

---

① [美]雷蒙德·埃居,约翰·兰德尔·格罗夫斯.卫生保健健康伦理学:临床实践指南 [N].应向华,译.北京大学医学出版社,2005:5.

需要与卫生服务改善和健康政策齐头并进。健康促进是社会经济增长的正能量,劳动者健康的工作方式以及全体社会成员健康的生活方式是经济社会可持续发展的稳定来源。因此,通过共创健康治理,人们可以达成社会公众共享健康促进的公共健康治理结果与目标。

《"健康中国 2030"规划纲要》指出共建共享是健康中国的战略主题。"共生—共创—共识别—共享"的"共创共享"型合作逻辑以及"健康风险—健康需求—健康治理—健康促进"的健康发生过程,共同构成了公共健康合作治理机制,是一种基于全社会的"健康风险共生—健康需求共识—健康治理共创—健康促进共享"的合作治理。

第二章　公共健康伦理的理论基础

　　公共健康伦理就是关于公共健康的伦理学研究,以公众健康为追求目标的公共健康本身具有伦理本质,这不仅因为它关注疾病给人类生存与命运造成影响的原因,也因为它表达了全体人民精诚团结,面对疾病与解脱公共健康实践所带来的种种困境的努力,并力求建构社会公众所应奉行的伦理原则和道德规范,因此需要从理论、制度、政策和宣传教育等层面进行深入研究,探讨以什么样的伦理理论为基础和依据来实现这一目标。

　　公共健康伦理学是应用伦理学的一个分支,但它依然归属于伦理学基础理论支持下的道德哲学范畴之中,因而,古今中外一切关于公共健康的伦理思想与道德价值观念,理所当然地构成了公共健康伦理的理论资源,尤其是进入"新健康伦理"和"大健康"时代,人类在健康方面对健康权利的关注及对社群主义"共同善"的价值观选择,即在权利与善基本问题基础上而产生的新认识和新思想,可以成为公共健康伦理的重要理论资源。

一、公共健康伦理的学科渊源

（一）从生命伦理到公共健康伦理

自 21 世纪初兴起的公共健康伦理学是在生命伦理学的羽翼下孵化而来的新兴学科。诞生于 20 世纪 50—60 年代的生命伦理学渊源于传统的医学伦理学在医学职业领域的应用。从历史角度看，传统医学发展到医学伦理学，再从生命伦理学发展到公共健康伦理研究，它们之间存在着相接继起，一脉发展的"直系血缘"关系。

人类历史上存在的医学目的是治疗疾病，解除由病灾引起的人的生理不适和身心痛苦。经历漫长的实践发展过程，现代医学已逐渐摆脱了古代医学的猜测看病、运用巫术和迷信神灵的医治病痛方式，跨越了实验科学时代，在发现更多新的疾病的同时，也治愈了过去医学不曾治愈的一些疾病，使人均寿命得以延长。但是，随着时代与人类生存环境的迅速变化，疾病谱系也在发生变化，对于许多疑难杂症和由于不良的生活方式所引起的新疾病，虽然运用现代医疗手段可以使其得以缓解和减少痛苦，却不能有效地延迟人的衰老过程和克服新疾病所带来的死亡风险，这无疑会使传统的医学模式在人们心目中的地位有所动摇。

传统医学实践中产生的医学伦理学与医疗工作中医患关系的特殊性质有直接关系。如病人求医时一般要依赖医务人员的专业知识和技能，并常常不能判断医疗效果，因而需要把自己的一些隐私告诉医务人员，配合医务人员进行诊治，这意味着病人只有信任医务人员才能实现医疗疾病的目的。于是，病人的信任期待给医务人员带来一种特殊的道德义务,即医生的服务必须以治病为中心,把病人的健康利益放在首位,为此而采取相应的行动使自己值得和保持住病人的信任。基于此,传统的医学伦理是以对医务人员与病人之间的关系(医患关系)、医务人员之间的关系(同行关系)的职业伦理研究作为自己的首要任务,为此而提出关于医学伦理的基本原则和规范的道德理论。

进入 20 世纪中叶以后,由于受到工业和科技革命发展浪潮的冲击,新兴生物医学技术得到突飞猛进的发展并被广泛地应用于医疗实践,特别是一些重大新生物技术的突破,包括试管婴儿、基因技术、器官移植、生物医学技术和行为研究、精神卫生和行为问题分析、性和性别、死亡和死亡过程等,开始引发出越来越多的涉及病人、医务人员与社会价值之间的交叉冲突的新伦理学难题。例如古代中西医学的传统不允许堕胎,但新时代的妇女却在新医学技术不断创新和挑战过去的"不可能"的情况下,在结不结婚和生不生育、何时生育、如何生育等生育权利上,产生极为强烈的自主要求,于是,这些带有新技术时代特点的生命健康伦理价值观就会对传统价值观提出挑战。面对现实存在的由生物医学技术发展带来的伦理难题和人们追求健康的需要,人们开始把注意力从原来只是解决医疗层面的医患关系的医学伦理学转移到探究患者的医疗权利与自主性等伦理选择问题的伦理研究上来,这样,生命伦理学开始走向医疗领域的前台。

从医学伦理发展到生命伦理,是生命伦理理论和实践的一大进步。生命伦理学突破了医学伦理学只关注医疗层面的医患关系的局限,扩展和延伸了医学伦理学的研究范围,将伦理学应用于解决生物、医学及其相关新技术引起的难题和挑战,以寻求公民自由和个人自主,捍卫和维护人的生命尊严作为自己研究和讨论的逻辑起点和价值取向,从多重角度在医疗实践领域提出了用于协调伦理困境的伦理原则并在应用伦理学领域为自己赢得了一席之地。

就其研究问题的方法论来说,如果进行溯源,生命伦理学最早是在分析哲学的基础上发展起来的。分析哲学与现代科学联系密切并广泛应用于不同领域,其所形成的哲学分析方法不仅只有语言、概念的分析,也发展出来事实(案例)分析、价值分析以及推理、论证的分析。生命伦理学在研究由科技革命引起的多元价值和多元文化之间的矛盾与冲突问题时,即接受并应用了哲学的分析方法,特别是以问题为指向,广泛应用案例分析方法来研究人的行动规范,应该做什么和如何拒绝做,不应该做什么和如何拒绝做,而不是匆忙地致力于建构体系,从而使这一研究方法在一定程度上收到了良好的效果。

然而,生命伦理学从诞生之初就有不足,由于它将注意力主要集中于由技术应用所带来的医生治疗、医学实验研究与患者之间的道德关系问题上,因此而将自己的任务定位于反映社会对医学的需求、医学的发展导向、为符合道德的医学行为进行辩护上。这意味着从其生成理论的天然禀赋来说,生命伦理学所建构的基础是自由主义的价值观,其实"是一种把个人主义推向极致的理论,它要最大限度地保障个人自由"。① 进而言之,"在过去的几十年中,生命伦理学家突出地强调个人权利和利益之于集体利益的优先性。例如,生命伦理学的核心话语——自主、隐私与自由的观念都暗示个人有权利免受政府的干预。生命伦理学对个人权利的推

---

① 韩立新.环境伦理学是应用伦理学吗? [J].河北学刊,2005 (1).

崇与当代政治哲学对自由的珍视是分不开的"。^① 基于此,偏重于维护个人权利,而不是关注人口与社会价值取向上的监督和改善人口健康,增进社会福利和社会公正的共同善的规范设计与实施,也就无法真正为公共健康的伦理研究提供伦理分析方法和伦理价值原则,生命伦理学的发展和成长自然受到了自身原初框定的任务目标的限制,甚至成为注重人口与公共健康的公共健康伦理学脱颖而出和发展前行的一个障碍。

随着公共健康实践的发展,人们发现生命伦理学所要面对的是自己难以应对的一个广泛而复杂的领域,特别是面对 HIV/AIDS 公共健康危机时,囿于自身价值取向个体性的缺陷,"生命伦理学除了陷入争吵之外,对提出适当的公共健康对策毫无帮助"。^②迫于为公共健康提供伦理辩护的需要,生命伦理学开始了演变成公共健康伦理学的新的革命。"尽管在生命伦理学产生的最初几十年中,很少运用到公共健康的语言。然而,在此期间,特别是以下三个领域——健康促进伦理、资源分配、HIV/AIDS 流行时产生的公共健康问题与公民自由——的探讨中,生命伦理学对公共健康伦理学作出了特别的贡献。"^③

(二) 公共健康伦理的研究特点

总结生命伦理与公共健康伦理的关系,它们之间存在着明显的差异:生命伦理突出了个体利益和个人自主,在健康问题上,它

---

① 史军. 权利与善:公共健康的伦理研究[M]. 中国社会科学出版社,2010:27.
② Nancy E. Kass. Public Health Ethics: From Foundations and Frameworks to Justice and Global Public Health. Journal of Law, Medicine &. Ethics, 2004. 32 (2): 234.
③ Nancy E. Kass. Public Health Ethics: From Foundations and Frameworks to Justice and Global Public Health. Journal of Law, Medicine &. Ethics, 2004. 32 (2): 233.

是以个体的健康为直接对象,要求实现的是个体的健康利益;公共健康伦理由其目的性所决定,面对的是整个共同体的人口而不是单独的个体,是从整体的层面来关注生命伦理领域里所有与公共健康有关的问题。或者说,公共健康伦理研究的目的之一是"当人们面临由患病所造成的身体上的和社会上的无序时,能够寻求到和建立起一种新的秩序……必须通过伦理秩序把由疾病和灾难导致的公共健康风险和伤害减至最低程度"。① 哈佛大学公共健康学院教授丹尼尔·维克勒就持这种观点,认为生命伦理依然属于扩大了的医疗层面的伦理学研究,而公共健康伦理则是侧重于人口层面伦理问题的研究。前者重在讨论保健,核心价值观关系到医德与病人权利问题;后者重在研究健康,核心价值观涉及福利增进和社会公正问题。或者依肖巍教授的说法:"公共健康伦理应当属于生命伦理研究范围之内。"② 可以认为公共健康伦理是从生命伦理脱胎而来,生命伦理是公共健康伦理理论资源的母本和源泉,公共健康伦理研究的成果不过是生命伦理的理论成果在新时代的发展。就此而言,"作为生命伦理研究的新方向,公共健康伦理极大地拓展了传统生命伦理的思维空间"。③

公共健康伦理从诞生时起,在关注人口整体健康样态的视角影响下,试图突破传统的医学伦理和后起的生命伦理对人际伦理的包容与覆盖,力求在更为广阔的公共健康层面,如制定与实施对人口健康加以监测与增进措施、制定公共政策促进或抑制健康社

---

① [美]斯蒂文·S.库格林,等.公共健康伦理学案例研究[M].肖巍,译.人民出版社,2008:15.

② [美]斯蒂文·S.库格林,等.公共健康伦理学案例研究[M].肖巍,译.人民出版社,2008:7.

③ 肖巍.公共健康伦理:一个有待开拓的研究领域[J].河北学刊,2010(1).

会发展的结构等方面,建设和确证解决这些伦理冲突所应奉行的伦理原则和道德规范。由此可知,"公共健康伦理并非一个简单的问题,反映出健康保健专业人士、普通公民、代表他们的社群、以及自称公共健康伦理学家的人们在公共健康领域本身发现的多重维度和不同的相互联结"。①

公共健康伦理在21世纪形成,极大地拓展了生命伦理的学术视角和伦理研究的思维空间,必然在新的时代接受如流行病、家长式干预、免疫、隐私、限制自由等公共健康伦理中的新任务,将在促进和维护公共健康的活动中产生并用以约束与调节政府、公共健康专业人员和公众、个体行为及其相互关系的道德原则和规范,推向人际道德关系评估和塑造的新舞台。

基于上述内容可知,从医学伦理、生命伦理到公共健康伦理,虽然研究范畴在代际间不断地延续和扩展,其产生的社会背景不同,研究的理论样态也在不断地发生变化。但是,就其内在的本质与基本价值观而言,依然有着创造与发展、继承与发扬的相互照应的联系。

应当指出,伦理学界对此观点并非意见一致,如史军就指出:"公共健康伦理与生命伦理在产生的历史背景、目标、方法、原则与理论基础上都是背道而驰的,这注定了生命不能作为公共健康伦理的起点,公共健康伦理必须形成自己独立的理论体系,以应对公共健康中不断出现的伦理问题。"②

41

① Douglas L. Weed and Robert E. McKeown. Science and Social Responsibility in Public Health, Environmental Health Perspectives, Volume 111, Number 14, 2003: 1804.
② 史军. 生命伦理与公共健康伦理的冲突[J]. 湖北大学学报,2007 (1).

二、公共健康伦理的理论基础

公共健康伦理的基础理论来源最先出自人类思想史上功利论（效益论、后果论）与义务论（道义论、动机论）的对立与争论，后来这一争论又演变成自由主义与社群主义的激烈交锋。正是这一争论与激烈交锋的理论成果，最终成为公共健康伦理的重要理论资源。

（一）功利论与义务论

在人类伦理道德思想史上，最为传统的伦理冲突就是长达 200 多年的功利论与义务论两种不同道德认识的争论。这两种价值取向不同的观念经过人类思想史发展过程中的激烈交锋，在不断地适应时代、更新和注入新的理念后，带着新问题和新矛盾走进 21 世纪。因为解决伦理困境的需要，自然也使它依然存在着思想的生机和活力。如果将其联系到公共健康伦理领域，也必然影响人们在公共卫生资源供给与公众对健康无限需求冲突中的价值选择与判断，以及政府如何遵循伦理原则以制定公共卫生政策等重大问题。

何谓功利论？功利论也称效益论，是一种以实际功效或利益作为道德标准的伦理学说，即社会应该通过结果来判断一种决策或制度的好坏，而选择正确的行为是那些带来最大产出的行为。功利论分行为功利与规则功利。所谓行为功利，是说不依据规则，而是根据当下的情境做出行为，只要它所带来的结果是好的就是道德的，规则功利则依据规则能够带来好的结果就判定规则是道德的。美国道德哲学家弗兰克给功利论下的定义是："功利原则十分严格地指出，我们做一件事情所寻求的，总的说来，就是善（或利)超过恶(或害)的可能最大余额(或者恶超过善的最小差额)。"①
英国哲学家边沁和密尔作为功利论的两个主要代表,他们的伦理
学在追求快乐与幸福的功利原则上,强调尊重个体时个人利益和
幸福的追求,并且认为这种追求是天性使然。但是这种理论因为
具有普遍的个人主义和明显的利己主义色彩而受到批判。

何谓义务论？义务论的基本思想与功利论相反,它在人的行
为是否道德的判断上,主要强调不是取决于当事人所处的情况或
行动的结果,而是取决于人行动的内在性质、行为本身或行为依据
的原则,即行为动机正确与否。义务论的主要代表人物是德国的
哲学家康德和美国的罗尔斯,他们的基本观点是:看一个人的行为
是否道德,"除了行为或规则的效果的善恶之外,还有其它可以使
一个行为或规则成为正当的或应该遵循的理由,这就是行为本身
的某些特征,而不是它所实现的价值"。②

义务论分为行为义务论和规则义务论。所谓行为义务论是说
不一定有什么规则,做事情不一定遵循什么规则,只要行为本身是
合乎道德的,这个行为就是正当的。康德的义务论认为道德源自
人的理性而不是经验,义务不是来自人性或所处环境,而是来自纯
粹推理,这一推理适用于所有人、所有时代和所有情况,因此是"绝
对命令"。如果将康德的这一命题用于公共健康领域的公理原则,
那就是"我们必须总是把他人当作目的来对待,而不仅仅是手段"。
因此,康德强调人的生命尊严,反对对个人权利的任何形式的侵
犯,因为人是目的,而不仅仅是实现他人目的的手段。罗尔斯的义
务论观点则表现为强调社会公正的规则义务论。在罗尔斯看来,

43

---

① [美]弗兰克纳. 善的求索[M]. 黄伟合,译. 辽宁人民出版社,1987：73.
② [美]弗兰克纳. 善的求索[M]. 黄伟合,译. 辽宁人民出版社,1987：31.

公正才是社会的首要价值,是决定其他一切的伦理前提。无论如何,人们的行为所遵循的规则必须是合乎道德的,否则便不是道德的行为。

功利论和义务论都源于社会的物质利益关系,前者是从个人利益出发,涉及他人跟社会利益;后者是从社会整体利益出发,包含个人利益。两者都服务于建立良好的社会秩序和提升人性,只不过,功利论主张的更多地与人们所追求的物质需要、物质生产相关,而义务论强调的重点与人们内心世界所追求的心理需要、精神生活相关。如果评价人们的道德生活在其伦理学中处于何种地位,可以认为它们作为规范伦理学具有同等的价值,同等的意义。而从建构道德规范的途径看,功利论的选择更多是以外显的效益成果作为进路,而道义论选择更多是以人内心世界的正义成长为进路,它们各自有着合理的一面,又构成难以调合的矛盾。

功利论与道义论冲突的理论成果对于公共健康伦理有着重要的积极或消极影响,如功利论的代表人物密尔在他的《论自由》中评述道义论所强调的不伤害原则时说:"任何人的行为,只有涉及他人的那部分才须对社会负责,在仅涉及本人的那部分,他的独立性在权利上则是绝对的。"①密尔强调的这一原则从功利论的角度看,等于说政府对个人运用其强制权力时必须要有一个合法的限度,只有"涉他行为"才属于政府的干预领域,而在涉己行为的范围内严禁政府权力的介入。但是从现代医学治疗实践中存在的伦理冲突看,医疗过程中经常存在的问题恰恰是不可避免的风险和伤害,如输血后的并发症,器官移植后的人体免疫排斥反应,用药过程中药物的负作用,对流行性传染病的干预所需要的对部分人行

---

① [英]约翰·密尔. 论自由[M]. 许宝骙,译. 商务印书馆,2008:10—11.

动自由的限制等,要想做到完全没有伤害是不可能的。如何解决这一矛盾?伦理学的基本原则不仅要求我们不伤害人,而且要求我们使他们可能遭受的伤害和风险最小化。

功利论与义务论冲突的影响还反映在国家的健康管理领域,如在政府制定公共卫生政策时,通常会把义务论所强调的维护人的尊严和保障个体健康权利作为前提来考虑。但是,公共卫生政策有明显的为公众健康福利服务的特点,公共健康的伦理目的是体现出社会的公共利益,是服务于公众的公共产品,因此在伦理价值选择上,必然关注功利论所强调的维护大多数人的健康与幸福的价值追求。像公共卫生政策的几个目标,譬如保证基本的卫生服务的获得性与均等化,防止流行性传染病的传播与健康促进,应对灾难并协助社会的恢复等,无一不是将增进公众健康福利、提高全社会的健康效益水平作为目标来追求。

认真考察义务论和功利论,其实这两种理论都没有也不可能为政府的公共卫生决策提供一种能够在所有情况下都适用的、被人们所接受的伦理原则,如在挽救人的生命的问题上,如果政府只是强调义务论的伦理原则,那么现代医学技术就必须尽所有努力把病人从死亡线上挽救过来,而不管期间花掉多少费用,或者病人家属忍受多少痛苦。如果强调功利论的伦理原则,那么就会出现这样的问题,即对某些生命质量低下的人采取放任的态度而无所作为。而在公共卫生实践中,人们总需要寻求一种可操作性的政策去解决公共卫生与健康领域存在的实际问题,很少出现不考虑后果就出台公共卫生政策的政府,也鲜有不参考任何伦理原则就做出鲁莽行动的政府决策。

（二）自由主义与社群主义

在当代政治哲学中,再也没有比自由主义与社群主义影响更大的学术论争了。自由主义的出发点是个人的自由和权利,而社群主义的价值本原在于社会整体和群体的关系。它们二者从相互对立的立场阐明对当代社会生活具有重要意义的观点,但各自的理论缺陷使之难以战胜对方,同时又出现了多种观点在阵营内部与外部的重组现象,并且把这一政治哲学问题演化成各门人文社会学科都必须深入其中进行讨论的广义课题。

1. 自由主义的思想体系

在当代社会西方各种主义、思潮中,没有一种学派或思想体系能够像自由主义一样广受支持、研究与批判。那么西方文化背景下的自由主义究竟是一种什么样的思想体系呢?

自由主义思潮是近代资本主义兴起与发展的产物,伴随着欧洲社会现代化的进程,其内涵不断丰富,既有自由主义,又有政治的、经济的新自由主义,还有社会的或是伦理的社会自由主义和哲学自由主义。早期的自由主义者,包括大卫·休谟和亚当·斯密,以及德国的伊曼努尔·康德等哲学家在探讨个人与他人、个人与共同体的关系问题时,会坚持个人价值与权利的重要性,强调个人由于其天赋潜能而应得到最高的尊重。他们中的绝大部分人主张个人是唯一的主体,个人行为完全由私人动机(自私的或仁爱的)支配,个人的利益是第一位的,社会被放在第二位;社会是由众多个人组成的,但是人们组成社会的目的是为了更好地获得私人利益。也有些极端的自由主义者甚至把个人理解为可以不受家庭、宗教、传统和环境的约束,能够毫无牵挂地对自己的行为做出决定的能力和权利主体。

尊重个人权利是近代社会西方社会主流的和基本的价值观，特别是作为代表人物，像罗尔斯、诺齐克、德沃尔金、麦恩等一些新自由主义思想家们，尽管内部意见纷呈，但基本的价值取向和主张还是一致的，其基本的核心观点是个人的权利至上和具有维护的优先性。他们认为一个公正的社会不能为了普遍利益而牺牲个人利益。如果政府为了公共利益而与个人权利发生冲突时，那么不是个人权利让位于公共利益，而是给个人权利以优先地位，这种依据个人权利来规定国家目的和权限的价值理念，基于一种自主性的道德观，它规定政府管理的内容和管理的权力，其观点可以概括为"权利优先于善"。正如当代美国哲学家诺齐克在自己所著的《无政府、国家和乌托邦》一书中所断言的："在我们中间不可能发生任何道德平衡行动，不存在任何为了导向一种较大的总体社会性善而把人的价值看得比我们生活中的某一个人的价值更重。不存在任何为他人而牺牲我们中的一些人的正当牺牲。这是一个根本性的观念，即不同的个人有着相互分离的生活，所以任何人都不可能为他人而遭受牺牲，这一根本性观念奠定了道德方面约束之存在的基础，而且我以为它也导向了一种自由主义方面的约束，即禁止侵犯他人。"[1]新自由主义的代表人物约翰·罗尔斯更是十分明确地表示："每个人都享有一种建立在正义基础之上的不可侵犯性，即使是作为整体的社会福利也不能压倒这种不可侵犯性。"[2]

强调政府的中立性也是新自由主义思想体系的一个鲜明特征，新自由主义主张人们所拥有的各种各样的善观念具有合理性。虽然新自由主义者承认个人所追求的美好生活理想本身是有价值

---

[1] 万俊人. 现代西方伦理学史：下卷[M]. 北京大学出版社，1992：736.

[2] John Rawls. A Theory of Justice [M]. Cambridge, Mass：Harvard University Press, 1971：3.

的,但是他们认为促进和实现这些美好生活的理想却不是国家和政府的分内之事。国家和政府必须是中立的,必须在各种道德观念之间保持一种张力和平衡,既不促进也不阻碍人们追求自己的美好生活,国家不能迫使公民从事国家所认为的善业,国家也不得迫使公民接受国家所界定的各种价值观念,不能把自己的理想强加于公民。比如丹尼尔·贝尔强调的观点就是"国家应避免告诉公民什么是有价值的生活"。[①] 对于公民来说,只要他的行为没有侵犯他人的权利,纵使其行为违背了绝大多数人的愿望,国家也不得干预。美国另一强调自由主义思想的雷兹在其所著的《自由的道德》一书中,就把自由主义的国家中立原则分成两个论题:一是排除理想的选择,即政府不能对个人的生活方式的价值观做出评判,说某人的生活方式比他人的生活方式更有价值或没有价值;二是立场中立,即在涉及影响人们追求其不同的善的理想观念时,政府的立场必须保持中立。[②] 自由主义的这种态度表明,国家和政府只能以维护个人的自由为目的,而无权干涉个人的自由,它要求国家在不同的善观念之间保持中立,不能提倡用一种善来反对另一种善,国家只是为各种利益追求者提供一个舞台,而不是用一种善观念去干涉他人的自由。

自由主义的思想在历史上曾有一段辉煌的占据统治地位的时期,特别是在集大成者约翰·罗尔斯于 1971 年出版了《正义论》后,在 20 世纪 70 年代达到顶峰。罗尔斯应当说是一个站在自由主义立场上坚持权利(Right)优先于善(Good)的义务论伦理观的政

① Daniel Bell. Communitarianism and its Critics [M]. New York: Oxford University Press, 1993: 8.
② 俞可平. 政府:不应当做什么,应当做什么——自由主义与社群主义的最新争论[J]. 政治学研究,1998 (1): 73.

治哲学家、伦理学家，其理论的核心观点是"公正（正义）是社会的首要价值"，作为共同体的使命就是确立公民的基本权利和义务、划分由社会合作产生的利益和负担。罗尔斯强调，他要探索并为社会基本结构的设计确立一个合理的标准和原则，即正义原则，目的是希望人与人之间达到一种事实上的平等，而且为了实现这种事实上的平等，还要打破形式的平等，即对先天不利者和先天有利者使用形式上不同等的尺度。

罗尔斯认为正义是秩序良好的社会基础，现代社会作为一个合作体系，它的正当性与稳定性就体现在制度的正义性之中。他在《正义论》开篇就强调"正义是社会制度的首要价值"，而且"每个人都具有一种建立在正义基础之上的不可侵犯性，即使是作为整体的社会福利也不能压倒这种不可侵犯性"。①

罗尔斯从社会合作的理念出发，坚持认为公共政策制定必须合乎正义的原则：第一原则是每个人对与其他人所拥有的最广泛的基本自由体系相容的类似自由体系都应有一种平等的权利，第二原则是社会的经济的不平等应当这样安排，使它们被合理地期望适合于每一个人的利益，并且依系于地位和职务向所有人开放。两个正义原则是平等公民在"无知之幕"之中，通过正义的程序所获得的，即规则的参与者事先对自己参与游戏的身份与地位是无知的，以在利益上的中立身份对规则进行设定，即所有人在自身利益中立的状况下进行规则的制定与参与。而这正是因为价值上有了公平、正义取向的结果，因此而具有了伦理上的合理性，可以作为政府进行公共决策的基本价值准则。

---

① John Rawls. A Theory of Justice [M]. Cambridge, Mass: Harvard University Press, 1971.

罗尔斯的这种"公平正义论"在伦理学界已被公认为是新自由主义最著名的正义理论。然而这一具有理想化特点的理论并不是无懈可击。事实上，自《正义论》问世后，就受到了来自内部的一些自由主义者的批评与外部各家学派的挑战。特别值得说明的是，正是因为有了对自由主义的集中攻击目标，才使得这些思想家们尽管出发点各异，从事批判的角度不同，理论取向也不一样，最终都倾向于站在与自由主义对立的"社群主义"（communitarianism）的阵营内，并就此而形成新的建立在"共同体"基础上的理论体系。

2. 来自社群主义的挑战

自 20 世纪 80 年代以来，自由主义与社群主义之间的争论便成为哲学领域的主轴，而逐渐成为主流意识形态的则是社群主义。

社群主义作为对新自由主义特别是罗尔斯《正义论》的批判性回应，是 20 世纪 80 年代后产生的当代最有影响的政治哲学和伦理学思潮之一。主要代表人物有阿拉斯戴尔·麦金太尔（A. MacIntyre）、查尔斯·泰勒（C. Taylor）、迈克·沃尔泽（M. Walzer）、迈克尔·J·桑德尔（Michael J. Sandel）、丹尼尔·贝尔、埃齐欧尼（Amitai Etzioni）等。社群主义研究的理论范围十分广泛，而且不同的社群主义者对于社群有各自的定义。总体上说，社群主义具有的理论特征是：社群是为了达到最大和最高的善而组成的人类团体或人类关系。社群不仅是以利益为纽带的联合，而且还包括了完整的生活方式，较关注公共利益的善，关心好的公民与好的社群之间的关系，在价值观上重视共同体权利的优先性。特别是 90 年代以后的新生代社群主义者，他们对已往抽象的哲学理论已不感兴趣，主要关注对象是社会存在的各种难以解决的现实问题，如婚姻家庭分裂、社区治安与校园暴力、环境污染与生态危机、毒品泛滥与公共健康安全等。

社群主义是以新自由主义挑战者的面貌出现在当代政治哲学舞台上的,它主要针对新自由主义的过度原子化的个人主义思潮及其对人类社会的销蚀作用展开批判,认为有必要重新探讨"公民人文主义或公民共和主义"①的自由价值理念是否正确,并试图通过恢复西方社会古老的共同体传统来克服新自由主义所倡导的个人主义倾向和道德利己主义。社群主义对自由主义在西方社会的权威地位构成了挑战,同时也推动了社群主义思想的传播和发展。社群主义的代表人物之一桑德尔曾说过:"80 年代末,许多政治哲学家都从这样一个问题开始研究:这就是正义是否与善的考量分离出来。在阿拉斯戴尔·麦金太尔、查尔斯·泰勒、迈克·沃尔泽和我自己的著作中,对当代权利取向的自由主义提出了挑战,这种挑战有时被描述为社群主义对自由主义的批判。"②

3. 社群主义与自由主义争论的焦点

社群主义与自由主义的争论涉及的范围很广,综合他们的观点,主要集中在普遍主义、个人主义、政府中立性、正义优先于善等方面。

第一,在普遍与具体的关系上,自由主义是普遍主义的正义理念的坚持者,始终以普遍的态度和抽象的方式谈论自由、平等、权利和自由民主制度,似乎它们属于适合于所有社会、所有历史和所有文化的普世主义价值和制度。然而,社群主义者(如麦金太尔)并不认同这一价值观,因此而以历史主义的视角来反对自由主义的普遍主义,认为普遍的正义从来就不存在,正义总是与某种特殊的社群相联系,所以普遍的正义不是只有一种普遍的正义,而是存

---

① 应奇.从自由主义到后自由主义[N].生活·读书·新知三联书店,2003:11.

② Michael Sandel. Liberalism and the Limits of Justice [M]. Cambridge:Cambridge University Press,1982:186.

在着各种各样冲突着的普遍正义,而且这些正义之间的冲突无法得到合理的解决。社群主义强调传统和思想的特殊性、历史性和社会性,并以历史的观点看待政治价值和政治制度,认为任何的社会正义都是具有历史性的正义,它存在于共同体的生活实践之中而不是抽象之中,所以古希腊的正义不可能等同于中世纪基督教的正义,基督教的正义不可能等同于现代自由主义的正义。自由主义把自己打扮成普遍主义的,这仅仅表明自由主义目前具有文化霸权和政治霸权,因而推翻普遍主义与颠覆自由主义的霸权是同一回事。还有一些社群主义者(如沃尔泽)以特殊性来反对自由主义的普遍主义,他们认为自由主义的正义理论和达成理论的方法都是抽象的,脱离了具体的社会历史和文化环境。正义是分配善的方式,然而任何一个社会分配善的方式都不具有普遍性,因为存在着各种各样的善,而不是只有一种善,善与善的不同,决定了对善的理解也应有所不同,每一种文化对善和分配善的方式都有自己独特的看法。

第二,在"个人与社群"的关系上,自由主义本质上是一种个人主义,它主张个人是唯一的自我,人们只是为了更好地实现自我的利益才从事合作,并组成共同体。对此,社群主义批评自由主义以个人主义为理论基础是错误的。社群主义主张不是独立的个人首先存在,然后出于私人动机结合成为社群,而是每个人都出生于社群之中,是社群给予个人以共同的目的和价值,因此,个人的利益势必与社群的利益结合在一起。这种观点用麦金太尔的话来说,作为个人的我的善与社群中其他成员的善是同一的,我追求我的利益绝不会与他追求他的利益相冲突。因为我们追求的是共同的善,它不是私人财产,不为你或我所特有,而是我们共同拥有。桑德尔的观点是强调自己关于"自我"的概念是"构成性的自我"或

"社群自我",不是自主选择善的个体,而是以实现公共的善为目的的个体,它是由各种先验的价值构成的。这种自我在实现公共利益要求的同时,也实现了自我的价值和意义。社群主义的另一代表人物泰勒则对自由主义的个人主义"原子论"展开批判,在泰勒看来,社群是一种共同文化,这种共同文化包含着特定的道德信仰关系,个人的自我认同、理性能力、自主性等正是在这种共同的社群中形成的。这意味着个人不仅不能脱离社会文化环境而存在,相反,却要始终生活在社会文化环境中并依赖社会文化环境来成就自我。其结果,正是新自由主义过度重视个人主义导致了道德生活的堕落,个人主义的泛滥使人们对他人和社会漠不关心,这会极大地危害社群的整体利益,对个人自由的过分追求带来的不是民主而是专制。

第三,在国家能否保持道德中立的问题上,自由主义认为国家在重要的道德问题上最好保持中立。对此,社群主义认为在现实的社会生活中,寻求国家的中立是不现实的。这是因为任何一种理论都以某些历史条件和社会条件为前提,这些条件为该理论提供了背景,也对该理论进行了限制,决定了它必然持有一种党派性的立场,任何理论都无法摆脱这些历史和社会条件的限制。如果一种理论摆脱不了其历史和社会条件,那么它就不可能是中立的。社群主义认为国家中立原则还有害于民主政治的合法性,由于过分强调保护个人权利,每个人的自由选择常常独立于社会的共同生活方式,国家对此采取不干预政策,从而使个人日益缺乏对公共利益的认同,公民不愿意承担应该承担的义务,这正是西方的民主制度经历合法性危机的原因。社群主义的代表人物之一桑德尔就认为,政府不能在任何议题上都保持道德中立,特别是在一些重大的争议性道德问题上,如当政府认为妇女在任何情况下都有权利选择堕胎时,这个看法已假定了反对堕胎的道德观点不是对的。

第四,在对正义是优先于善还是独立于善的论证上,站在自由主义立场的罗尔斯在《正义论》中强调正义是社会制度首要价值。正义是所有价值中的最高价值,在满足其他价值提出的要求之前,正义的价值必须首先加以满足。从基础意义来看,正义的首要性不仅在于它表达了一种道德上的优先性,而且也在于它提供了一种优越的证明形式。就此而言,自由主义者大都赞同罗尔斯所说的"正义优先于善"。但是,社群主义者反对这个命题。一种观点如桑德尔从认识论角度指出正义的首要性有道德意义和基础意义两种理解,那么罗尔斯所说的正义首要性是指哪一种? 从表面(契约论)看,罗尔斯似乎是在道德意义上主张正义的首要性,即正义优先于善,但实质上他是在基础意义上主张正义的首要性,即正义独立于善,这不过是表达了一种证明的形式,在这种证明中,其首要原则不依赖于任何人类目的或善观念。如果是这样,正义也就是无意义的或者说无法成立的对善的优先定位。在社群主义者看来,正义之首要性的这两种含义是紧密联系在一起的,而且正义之所以优先于善,是因为它独立于善。

另一种观点来自美国哈佛大学的哲学教授诺齐克。诺齐克对政策之应然的理解建立在"权利"这一理念之上。他认为正义只是对资格而言,只要有资格拥有,哪怕是社会财富不平等程度最大,也是合乎正义要求的。从个人与政府的关系看,公共政策也只有限制在国家权力使用可以得到合理性辩护的地方,而不得越雷池半步,否则就没有任何合理性与合法性。因此,公共政策的伦理标准只可以是持有正义而不可以是罗尔斯式的分配正义。诺齐克的正义三原则是:其一,转移原则,即任何通过正义途径所获得之物都可以自由地转移;其二,正义的初始获得原则,人们最初如何获得那些原则,可以为因第一原则而转移的事物提供解释;其三,对非正义的矫正原则。公正的社会应当避免自然的博彩,不能因为有些公民基于自然的劣势而生活不幸,因此,社会经济利益的分配应当在保证机会均等的条件下,对那些在合作体系中最不利者给予一定的补偿。

对"正义优先于善"命题的反对还有另一种观点:一般说来,作为主体所选择的正义行为都是正当的,但是它也不是绝对、无条件地是正当的,如果是为了获得更大的福利或者免除更大痛苦,正义原则是可以在某些情况下被违背的,如假设政府的制度设计中为求正义而通过平均化分配公共健康资源而减少了社会经济的不平等,但其结果却出现了平均主义带来的劳动效率低和生产力下降的情形,以至于使更多的社会机构如医院、运动场馆无法正常运转,从而使所有人的健康状况都变差了,那么这种情况就是不可接受的。

三、公共健康伦理的基本问题

上面讨论的伦理冲突及相关理论观点的争论,一定程度上反映出国际社会现代性道德世界观破碎的事实,各种有关共同体的理论纷纷从维护各自利益集团的角度出发,选取抽用可以起到辩护作用的某些道德理论片断,将其引进公共健康伦理领域,结果不仅无法形成伦理共识,而且还出现了如同恩格尔哈特博士所说的伦理学领域长期存在的"文化战争"现象,这种理论逻辑上的混乱不堪也反映出在公共健康领域的价值观分野与疏离的现实问题。

如何解决这一问题? 为此人类是否能在理论上建设一个关注人口健康、甚至是人类命运共同体健康的公共健康伦理学科? 如果建设这样一个以研究伦理冲突为特点的伦理学科,那么又应当以什么伦理冲突关系作为这一学科的基本问题并在此基础上搭建公共健康伦理的框架?

根据伦理学科体系建设的经验,形成公共健康伦理体系的框架搭建应当注重以下四个环节:一是从伦理的角度发现公共卫生实践中遭遇到的难题;二是基于发现的现实问题,进行伦理反思并提出相关的理论和用于指导实践的伦理原则;三是将伦理研究成果转化为实施健康管理的组织战略和公共卫生政策;四是实现公共健康伦理的价值目标并为此而开展建构伦理体系的行动。在上述诸环节中,公共卫生实践中所呈现的公共健康伦理价值观的诉求,应当既不能脱离传统价值观的理论资源支持,又应围绕共同关注的基本问题而寻找出有效答案。

公共健康伦理需要有思想资源作为自已话语体系架构的理论基础。那么什么样的思想资源能成为伦理范畴并对公共健康伦理产生重要影响? 如果对这一问题做了肯定回应,那就应当把"权利与善"的关系问题看作公共健康伦理的重要范畴,或者说公共健康伦理必然将其选择作为基本的伦理问题。

(一)"权利与善"关系是公共健康伦理的基本问题

1. "权利与善"关系问题在公共健康伦理研究中无法回避

在公共健康实践领域,存在的问题与冲突无论多么复杂多样,无法回避的是公共卫生资源有限与人们对健康需求无限的关系问题。由此决定现实生活中健康领域存在的所有问题都与公共健康资源供给的有限与公众对健康需求的无限这一基本问题有关。而把这一健康实践产生的基本问题反映到解决问题的伦理研究层面,由于共同善成为公共健康利益的理论表达,个人权利代表的是对个人利益的维护,必然在伦理上表现为协调"共同善"与个人权利之间的矛盾和冲突,而且这种矛盾与冲突关系在公共健康领域无处不在,甚至可以认为公共健康中所有伦理问题都是围绕这二者之间的关系展开的。

坚持公共健康伦理基本问题是"权利与善"观点的史军断言:"公共健康领域的所有伦理问题都是围绕着'权利与善'的关系这一主题展开的……国外学者在公共健康的伦理研究中越来越重视对个人权利与共同善的解读,他们已经注意到'权利与善'的关系在公共健康的伦理研究中是无法绕开的问题。"①喻文德与李伦在谈及国外的公共健康伦理研究时也持这样的观点,他们指出:"在公共健康领域,个人权利与公共善的冲突是普遍存在的。譬如,强制隔离与个人自由的冲突,公开健康信息与保护个人隐私的冲突,强制免疫与个人健康的冲突、强制检测与个人自主的冲突,等等。"②

"权利与善"的关系问题之所以无法回避,原因在于公共健康伦理研究领域本身是一个内容繁杂而广泛的领域,它涉及现代人类社会中一切有关人的健康生活的问题,由此引起人们对存在于其中的冲突关系的注意,甚至在政治、法律、医学、管理等一些非公共健康领域的许多学者都注意到权利与善的紧张关系,如著名的劳伦斯·郭斯汀(Lawrence O. Gostin)从法律与制度的层面对权利与善的研究,乔纳森·曼恩(Jonathan Mann)从人权的视角呼吁公共健康与人权的对话,南茜·凯茜(Nancy E. Kass)对公共健康程序、干预和政策合理性的分析工具的研究,阿玛蒂亚·森

---

① 史军.权利与善之公共健康伦理研究综述[J].学术论坛,2008 (4).
② 喻文德,李伦.国外的公共健康伦理研究[J].河北学刊,2001(1).

（Amartya Sen）以经济学家的视野论述公共政策对人的自由与能力的保护和提升的作用，等等。伦理学要通过对这些问题的研究并化解冲突，首先需要在杂乱无章的问题堆中抓住主线和找出主要矛盾，将之作为开展伦理分析的重点对象和解决问题的主题，才能理出头绪、破解困局并建构起自己的思想体系。

2. "权利与善"的关系在公共健康伦理中的重要地位

权利与善的关系之所以成为公共健康伦理的基本问题，还因为对这一关系的不同评价和观点会成为区分不同伦理思想派别的标尺和分水岭。在现代西方的思想文化领域，不同的理论研究者因为对"权利与善"这一关系范畴存有不同的哲学认识和价值观评价，无论自己是否认同，都会被归于自由主义和社群主义的不同派别之列。而自由主义与社群主义围绕着"权利与善"关系问题展开激烈争论、相互批判的根本原因，又在于这个议题的确是触及西方政治文化核心价值观的重大课题。它牵涉到自由主义倡导个体权利至上与社群主义主张共同体价值的根本对立，也关系到在承认人有平等权利的同时去追求有差别的社会正义的价值目标走向问题。如在生命伦理与公共健康伦理的冲突中，以自由主义为理论基础的生命伦理学在面对个人权利与公共健康的冲突时，必然强调对个体权利与人的尊严的维护，反对对个人权利任何形式的侵害。而以社群主义为理论基础的公共健康伦理必然重点关注整个社会的人口健康状况并寻求提高健康水平的策略。

（二）基本问题中"权利与善"关系的辩护

在讨论"权利与善"是否成为公共健康伦理的基本问题上，首先需要理清"权利"、"共同体"等概念并加以界定。特别是弄清围绕这一主题所形成的诸多伦理范畴，这显得尤为重要。

1. 自由主义视角："权利优先于善"中的个体权利

在权利与共同善的关系上,如果对自由主义的命题做些分析,会发现"自由主义作为一种思想体系,依据个人权利来规定国家的目的和权限,基于一种自主性价值的道德观来规定政治的内容,这种以个人权利规定国家和政治的观点就是'权利优先于善'……自由主义把善限于私人领域,实际上就是只承认个体善而否认客观的、绝对的共同善"。①

关于"权利"一词,本是一个广泛应用于政治,经济、社会、道德的复杂的法律、政治与道德哲学的概念。人们站在不同的学科立场,从不同的角度出发,会有不同的解释。

通常,人们将权利作为法律用语对待时,是指公民依法应享有的权力和利益,或者法律关系主体在法律规定的范围内,为满足其特定的利益而自主享有的权能和利益,表现为享有权利的公民有权做出一定的行为和要求他人做出相应的行为。法定权利是权利的制度化,或者说是权利存在的实在形态。在政治领域,权利往往指的是由国家政权和相应法律予以普遍而平等的承认和保障的、由公民自由行动发挥个人体力和脑力且自由拥有和支配其成果的一种"资格"。在现代的法制国家里,由于人们的政治生活逐渐从属于法治生活,此时政治权利的实质已相等于法定权利,这一术语或者描述为一种制度安排,或者表达为一种政治上合法的正当合理要求,或者体现为这个要求的一种特定的正当理由,诸如平等、自主或道德等基本的个人价值的重要意义。

如果说道德"权利实质上就是一定社会角色所具有的,与义务相匹配的可行使权力和可享受的利益,是人们能够获得价值、实现

59

① 史军.权利与善:公共健康的伦理研究[M].中国社会科学出版社,2010:60—61.

自我的机会"。① 那么可以认为道德权利就是指人们能获取某种价值的机会,一个人获得了权利,也就意味着能够行使权力和享受利益,而且这种个体的权利与个体利益不可分割,甚至可以认为个体权利是受到保护的利益,是为道德所确证的利益。个人本身就具有作为人类一员所享有的不可剥夺的、不可转让的权利,如生命权、健康权、平等权等。因为一个人失去了这一权利,就失去了做人的资格,就不再具有作为人的属性。就此意义而言,自由主义者们每当把权利与个人紧密联系在一起时,就会坚持把人的"个体权利"看作人固有的不可被剥夺的"天赋人权"、"道德权利"、"自然权利",决定了它对于个人以外的一切,都具有了排他性。

权利也可以是体现为人的消极自由的一种权利,即个人在一定界限内不受外在干预,亦即在一定范围内自我做主和任意行事。这正如强调人权思想的洛克所认为的那样:"人类天生都是自由、平等和独立的,如不得本人的同意,不能把任何人置于这种状态之外,使受制于另一个人的政治权力"。② 于是"权利优先于善的命题"在自由义主义者那里得以成立。罗尔斯亦主张权利优先于善,也就是首先应该满足权利的要求,再满足善的要求,在追求善的时候还应该接受权利的约束,他认为每一位成员都具有基于正义的不可侵犯性,且不能被任何他人的福利所压倒,同时应该在权利的约束下追求自己的利益,这样一种权利的优先性就体现了自由的优先性。

自由主义重视和强调个人权利,而且把权利看作与个体密切联系的道德需求,在反对自由主义者的观点看来,这并不是完善的

---

① 江畅. 理论伦理学[M]. 湖北人民出版社,2000:178—179.

② [英]洛克. 政府论,下篇[M]. 叶启芳,瞿菊农,译. 商务印书馆,1964:59.

伦理价值观。他们认为就当下人们对权利的理解和认识而言,"权利"可说是已经被滥用了的一个概念范畴,各个领域、各家学派对其进行的诠释和界定各说各样,答案从不统一,也让人在伦理实践上难以适从。实际上,如果把权利看作一种利益,或者说一项权利必须体现为一种利益,那么这一体现权利的利益既可能是个人的,也可能是群体的、社会的;既可能是物质的,也可能是精神的;既可能是权利主体自己的,也可能是与权利主体相关的他人的。这即是说,道德权利并不是归属于个人的专利,它仍然具有普遍性的品格,"如果一个人拥有道德权利,那么,所有相似的个体也拥有同样的权利,而不管他们处在什么历史时段或者在那具国家的法律体系之下"。① 由此也就有了除个人权利以外的他人权利,或者说个人权利以外的社会共同体成员的权利。如果个人权利与他人或共同体的权利发生冲突时,那么,个体权利有何种理由来证实自己一定处于优先于共同善的地位呢?"即使像生命权这种看上去非常根本性的权利,其能否得到保证也必须考虑到他人同样的生命权利。例如,在公共健康实践中,当一些被普遍接受的个人权利,如知情同意权、隐私权和自主权与整体人口的公共健康发生冲突时,可能也必须放弃。"②

2. 社群主义视角:"善对权利的优先"中的"共同善"

在自由主义与社群主义的论战中,社群主义者手中的重型武器即是共同善(common good)或者公共善(public good)。在社群主义语境下,共同善本质上是指公共利益,它是"特指体现在共同生活方式中的或体现在对善(the good)的共同理解和实践中的共

---

① 史军. 权利与善:公共健康的伦理研究[M]. 中国社会科学出版社,2010:52.
② 史军. 权利与善:公共健康的伦理研究[M]. 中国社会科学出版社,2010:51—52.

同利益"。① 在与自由主义的论战过程中,社群主义正是围绕共同善的理念讨论公共利益和个人利益的关系,提出了公共利益优先于个人权利,即"共同善优先于权利"的主张。

什么是公共利益呢? 如果我们通常认为利益就是指对人们生活有好处的一切东西,那么公共利益即是指对全体公民的生活都有好处的一切东西。而就其公共利益字面之意,可以分解为"公共"和"利益"两部分,其中"公共"是用来修饰"利益"的。"公共"主要是指利益的"受益对象",而"利益"才是真正的内容,公共利益可称之为公共的利益。应当指出的是,我们过去经常把集体利益与公共利益划等号,认为二者是一个意思,其实集体利益并不完全等同于公共利益,相对于集体中的少数人来说,集体中的大多数人的利益就是公共利益,但是相对于集体所从属的更大的共同体中的大多数人来说,集体的利益又是个别利益。所以,集体利益与公共利益并不能简单地划等号,而是要针对不同的对象具体分析。对于作为公共利益的集体利益而言,集体利益仍然从属于公共利益,是公共利益的下位概念。

公共利益并不是现代社会社群主义者的发明,但用与其意思相同的"共同善"来替代公共利益的说法则是社群主义的专门用语,社群主义者认为"共同善"即是社会共同体的善,即共同体之所有成为共同体成员共同追求的目的。原因在于这种意义上的"共同善"不是个人的善的总和,也不能由个人的善所构成,它们不仅是通过集体活动和共享的理解而得到的,而且更重要的在于它们是由集体活动和共享的理解所构成的。所以,共同体的善成为社群主义者更为重视的道德意识。

---

① 史军.权利与善:公共健康的伦理研究[M]. 中国社会科学出版社,2010:55.

在一个共同体或社群内,人们对共同利益或共同善的追求,为人的道德实践提供了基本的社会条件,同时也为人们理解道德作为他们的社会生活意义提供了内在根据,并将共同善作为实践的主要内容来看待。追求共同善是人的道德的本质性要求,也是个人在共同体生活中最应具备的美德。而共同善的意义在于:首先,个人生活在社群中,他从社群中获得个人生活的目的和价值,并在参与共同活动的过程中形成心理上的共生共存感;其次,共同善是个人利益与群体利益的有机结合,它倡导了一种由互相信任、合作和利他原则支配着的道德价值观;再次,共同善也是一种规范个人偏好的标准,它规定了社群的生活方式,引导公众的偏好趋向于共同善;最后,共同善也是国家和社会集体责任的确认,它赋予公民个人对福利的要求权,为社会福利的实施提供了法律和道德的依据。

共同善通过物化的和非物化的形式表现出来,物化形式的共同善主要以公共利益的形式表现出来,它具体分为非物品形式的公共利益和物品形式的公共利益,非物品形式的公共利益具有如下特征:首先,它们是共享的,当它们提供给社群的某些成员时,其他人也同时享受了这些物品带来的福利,即它不是特定的、属于部分人的福利;其次,这些利益与每一成员的利益都是相关的,它等同于"共同受益性";最后,非物品形式的公共利益还表现出强烈的道德性质,它涉及一些基本的人际关系原则,如平等、利他、诚实、互动精神和为社会奉献等,确保的是社会发展的成果能够最大化地实现。公共利益的这种道德性质,决定了社会成员在使用这部分物品时不能做占有性的对待,即排斥他人对此类物品的使用。至于物品形式的公共利益,则是指公共机构提供给公众或个人的那些利益,即国家或社会提供给个人的福利,如以货币和实物的形式提供教育、医疗和住房等物品,以及向穷人和遭遇意外的人提供救助等。

在个人权利与共同善何者具有重要的排序优先性的问题上,与自由主义强调个体权利优先于共同善不同,社群主义宣称公共利益优先于权利。他们认为权利以及界定权利的正义原则都必须建立在社群共同善之上,因此,善优先于权利和正义,这是社群主义者从社群优先于自我和个人这一立场出发得出的第一个重要结论。社群主义者所说的普遍的善,在现实的社会生活中的物化形式便是公共利益,或简称公益,于是善优先于权利的社群主义命题便引伸出第二个重要结论,即公共利益优先于个人权利,这是一个具有核心意义的结论,在社群主义者看来,个人生活在社群之中,社群给予个人以共同的目的和价值,因此,个人的利益势必与社群的利益结合在一起。用麦金太尔的话来说就是,作为个人的我的善与社群中其他成员的善是同一的,我追求我的利益绝不会与他追求的利益相冲突。因为我们追求的是共同的善,它不是私人财产,不为你或我所特有,而是我们共同拥有。

3. 基本问题的社群主义价值取向

社群主义因为对自由主义的批判而成立,或可说是在自由主义伦理的基础上建立起来的,对自由主义与社群主义之间关系的再认识,也就是对权利与善何者优先这一讨论主题的认识,事实上构成了公共健康伦理重要的理论基础资源。公共健康伦理在解决公共健康实践领域存在的各种伦理冲突时,特别是个体健康权利和共同体共同利益所发生的冲突时,不可能不考虑自由主义对个体权利维护之论,也不可能完全背离社群主义维护共同利益时所强调的共同善的优先性。

社群主义的公共利益优先于个人权利的核心价值观为公共健

康伦理提供了主导的价值取向。

第一,社群主义对公共健康干预的伦理辩护。

社群主义为公共健康伦理提供了丰富的理论资源。社群主义认为,社群构成性地决定自我,并决定了个人总是过着社群的生活,善就是公共利益并且优先于权利,公共利益的实现绝不像自由主义主张的那样是在个人充分实现其个人价值后自然实现的。正好相反,只有在公共的利益和群体的价值实现之后,个人的价值才能得以真正实现。从社群优先于自我和个人这一立场出发,社群主义提出目的和价值优先于自我并规定自我,个人的认同由对善的感知而构成,因此,善优先于正义,正义原则是用以规范个人平等选择权利的,属于权利范畴,权利以及界定权利的正义原则都必须建立在社群的普遍善之上,权利是一种由法律规定的人与人之间的社会关系,是一种保护个人正当利益的制度安排,离开一定的社会规则,个人的正当行为就无法转化为不受他人干涉的权利。为了公共的、群体的利益,只要群体认为值得,就需要个体权利服从于群体利益,这就是健康伦理的善。"健康伦理学最基本的价值判断是促进健康为善,伤害健康为恶,这一价值判断是绝大多数人基于理性思考而得出的共同结论……公共理性是健康伦理的基本逻辑,它借助经验和科学研究把人类行为区分为两类。凡是有利促于健康、预防和控制疾病的行为即为'健康行为',反之则为'不健康行为'。"①因此,代表公共健康利益的政府有理由站在公共善的价值高地上对任何个体的任何权利进行干预,甚至要求个体做出必要的付出。"确实有这样一个领域,在这一领域中个人可以宣称自己意愿的优先性并可挑战政府权威。但同样明确的是,在任

① 韩跃红.健康伦理视域中的人性弱点与人性尊严[M].伦理学研究,2012 (6).

何一个负有保障成员安全的秩序良好的社会中,个人关于自身自由的权利,在处于公共危机状态时,需要从属于限制,这种限制是通过干预的形式来行使的。"①例如隐私权是自然人享有的对其个人的与公共利益无关的个人信息、私人活动和私有领域进行支配的一种人格权利,这一权利依法受到保护,不被他人非法侵扰、知悉、搜集和利用。然而在公共场所,个人的隐私权会与公共利益发生冲突,出于维护公共秩序和公共安全和防止权利滥用的需要,基于利益权衡的对比,当公共利益的合理性大于个人隐私利益时,就会产生对个人隐私权限制的必要性。就此而言,社群主义的核心价值观为公共健康干预提供了坚实的道德基础。

第二,社群主义为政府承担公共健康责任提供了伦理依据。

西方主流的政治哲学认为,个人权利可以分为积极权利和消极权利。消极权利是指公民通过个人自主行为而无需政府直接参与而实现的个人权利,如个人的居住、迁徙、言论、信仰、通讯、出版等自由权利。积极权利是指个人要求政府采取积极行动才能实现的个人权利。这类权利主要是指各种社会福利权利或各种受益权利,比如公民的受教育权、工作权、保健权、休假权、社会救济权等,政府对于这些权利的实现负有不可推卸的责任,应该采取积极的态度并有所作为。新自由主义的立足点是消极权利,认为过度强调积极权利可能忍耐他人的消极权利。社群主义则认为积极权利比消极权利更加重要,因为社会的政治、经济、文化条件是实现个人权利的前提,那些制约个人自由选择的社会条件只有通过社群的积极努力才能实现。社群主义的这种强调社会权利实现条件的

---

① Lawrence O. Gostin. "Jacobson v. Massachusetts at 100 Years: Police Power and Civil Liberties in Tension", American Journal of Public Health 2005(95): 576.

观点,意味着包括政府在内的各种政治社群在保护和促进公共利益方面必须有所作为,这一主张沟通了公共健康与政府责任之间的内在联系。

显而易见,公共健康是一项积极权利,在社群主义看来:"政府作为社群的被选代表,从其角色出发,必须采取积极的行动保护人口健康,即是它不能以公共善的名义过度地侵犯个人权利。"①

第三,社群主义为公民参与公共健康决策提供了道义支持。

社群主义积极倡导公民参与国家的政治生活,认为公民积极参与是实现公民美德的基本途径。在他们看来,国家是最重要的政治社群,国家的政治关系到最大多数人的利益,是最重要的公共活动,公民对国家政治利益的奉献是最崇高的美德。而且,公民积极的政治参与也是争取和扩大个人权利的最有效的途径。在社群主义看来,最基本的个人权利不是别的,正是个人的成员资格和公民资格,没有积极的政治参与这种成员资格,公民资格就不能真正实现,个人也就无法享受到充分的权利,这是因为没有成员资格的陌生人"被排除在共同体的安全和福利之外,即便那些集体性分配的安全和福利,如公共卫生,对于没有成员资格的人也没有保障的位置,总是易于被驱逐"。②

社群主义认为,人们对政治生活的冷淡为专制独裁创造了基本条件,专制独裁往往在人们远离政治,对政治漠不关心的情况下发生。因此,没有公民的积极参与,就不是真正的民主政治。比如政府在进行公共卫生资源配置时,是主要用于公众的卫生保健,还

① L. O. Gostin. Public Health Law: Power, Duty, Restraint. New York: University of Califomia Press,2000: 20.
② [美]沃尔泽.正义诸领域:为多元主义与平等一辩[M].褚松燕,译.译林出版社,2002: 39.

是优先照顾或服务于少数富人的利益？公民参与决策机构的决策过程实际上决定了不同利益阶层相互博弈的结果，公民通过参与公共健康的决策来表达自己的利益诉求，会促进社会的健康公平。

总而言之，探讨"权利与善"能否成为公共健康伦理的基本问题以及如何确定这一基本问题的主导取向，应当认同个人健康"权利"的维护是重要的，但是唯有确认共同的"善"的优先存在，才能真正维护个人的权利。从这个意义上说，社群主义的思路或许更好地反映和代表了这样一种思想和价值观念。而且，这一基本问题的认识路线可以为解决公共健康伦理中存在的繁杂多重的伦理困惑提供合适而有效的线索。

第三章　公共卫生实践与健康战略

公共卫生是关系到一国或一个地区人民大众健康的公共事业,是政府及各级组织为从事卫生服务和预防疾病、实现公共健康目标所采取的管理策略和大规模行动。随着社会的发展和人们健康意识水平的提高,公共卫生的内涵伴随着实践的发展进程,其服务内容不断发生变化,变得愈加丰富,从强调有关组织预防控制疾病的发生和传播,促进健康行为和文明生活方式,到对突发公共卫生事件做出反应,保证卫生服务的可及性和服务质量,其自身不断成长为一门延长人的寿命和促进公共健康的"科学与艺术"。

公共卫生实践的历史发展过程漫长而曲折,公共健康伦理则以人类工业与城市文明时期产生的现代公共卫生实践作为反思的"样本"。它力求解决公共卫生事业的运动与实践中提出的问题,提出并积极建构伦理价值观念与体系,使其发挥指导公共卫生实践、解决公共健康领域存在的伦理困惑的作用。

一、国外公共卫生的产生与发展

人类历史上的公共卫生行动起源于以防控疾病为起点的健康需求,产生于人类对农业革命副作用的应急反应。现代公共卫生要求政府为公共健康提供必要的相关服务和培养群体的健康素养,产生于人类对科学革命和工业革命副作用的应对策略。随着历史和社会经济的发展,人类逐渐认识到处理群体的健康问题不是简单的个人行动,从而开始探讨医学目的、内外环境以及社会活动对人类健康和疾病的影响问题。比如,健康是由什么决定的?糟糕的公共卫生环境是否对人体健康伤害更大?如不合理的饮食结构、不良的生活方式和不健康行为引发的慢性非传染疾病的普遍出现,空气、水源、噪声、化学污染等环境危害引发的健康问题,等等。人们因此产生了通过公共卫生治理而促进民众健康的诉求。有学者认为"要保护群体健康,必须通盘考虑,综合解决诸如预防和控制传染病,控制和改善与生活有关的自然环境(如垃圾和废物处理等),保障食物和饮用水的安全和数量,治疗和照料老弱病残等与群体健康有关的一系列问题。因为综合治理这些影响群体健康的问题涉及面广,个体不可能单枪匹马去完成,所以需要整个社区参与,有组织有计划地去解决"。[①] 所有这些努力的目的是创造和维护有利于人类身心健康的最佳劳动和生活条件,保护劳动力以及增进人类健康。

由上述分析,可知,现代公共卫生其实在本质上是有组织的广泛的社会公共事业,是和人类健康相关的科学和实践活动。这一实践活动的目的是组织社会共同努力,预防疾病和促进健康。而领导和管理公共卫生行动的不是医疗组织机构而是政府,政府是公共卫生行动的有限责任承担者,包括制定政策法规、实施监督检查、组织社会力量、提供财政支持、促进健康文明和培训相关人

---

① 曾光,黄建始,张胜年. 中国公共卫生(理论卷)[M]. 中国协和医科大学出版社,2013:31—32.

才等。

公共卫生从传统走到现代,经历了从关注医学到关注社会的发展过程,最终走向制定国家健康战略的治理之路。

(一) 原始农耕时代,公共卫生的萌芽

人类历史上对健康、特别是公共卫生环境的需求是和人类生存发展的不同阶段与过程密切相关的。人类社会处于游牧时代时,由于流动的生活方式和简单的生存状态以及认识水平所限,不会注意公共卫生对人的健康的影响问题。随着进入农耕时代出现群体定居生活方式和群居规模的不断扩大,人类开始意识到固定居所带来的各种各样的影响健康的问题,如牲畜粪便和垃圾的大量堆积,经蚊子、苍蝇、老鼠等传播的传染病和食物源性及水源性疾病在人群中流行等。为了建设良好的公共卫生环境以保护人体健康,共同体组织必须通盘考虑,综合解决诸如预防和控制传染病,控制和改善与生活有关的自然环境,保障食物和饮用水的安全和数量,治疗和照料老弱病残等与群体健康有关的一系列问题。因为综合解决这些影响群体健康的问题涉及面广,个体不可能单枪匹马去完成,所以需要整个社区参与,有组织有计划地去解决,才能使整个群体得以生存和发展。公共卫生的观念就在这样的背景下产生了。

人类早期的公共卫生概念与理论主要是从改善环境卫生与对传染病预防的公共卫生实践开始的。在古希腊和后来的古罗马时期,西方一些城市已有公共厕所、公共澡堂、排水系统和从事公共卫生服务的职业。中世纪黑死病大流行,曾导致当时欧洲三分之一的人口死亡,社会普遍瘫痪。这些公共卫生危机在一定程度上摧毁了中世纪的封建制度,引发了农业技术革新,使人们认识到公

共卫生的重要性,政府所主导的现代公共卫生制度开始萌芽。如威尼斯于 1485 年首先建立了国境卫生检疫制度,规定来自鼠疫流行地区的船只在进港之前必须在港口外停泊 40 天,待没有发现问题后才可进港。在俄国,有文献记载 11 世纪时僧侣医院已经开始为病人和濒死的人提供慈善和缓解痛苦的护理服务。

(二) 工业革命时代,现代公共卫生的产生

现代公共卫生起源于英国,因为英国是第一个走上资本主义道路并发生工业革命的国家,而工业革命促进了人口的增长和向城市集中,带来商业与航海贸易的发展,而这些因素都是现代公共卫生得以产生的重要条件。

从 18 世纪后半叶开始,欧洲三大革命(科学革命,工业革命,政治革命)带来史无前例的生产力水平的提高,城镇人口以惊人的速度高密度地集中,同时也带来了威胁人类健康的新环境,其中非常突出的就是城市公共卫生问题。由于城市规划没有跟上快速发展的城市化步伐,导致欧美一些大城市的居民健康状况并没有随着物质生活水平的提高而改善,相反,因为存在工业化和都市化带来的垃圾、下水道、供水以及居住环境恶劣等问题,工人阶级的生活与健康环境和公共卫生状况进一步恶化,死亡率维持在较高的水平上,甚至在霍乱、伤寒等传染病大规模爆发时会出现急剧上升的情况。不仅如此,职业病也成为社会下层的常见病,威胁着人们的健康。据有关材料统计,美国人口平均死亡率是 20%,纽约一些大城市甚至超过 25%,其中的贫民区,通常会达到 30%—40%,5 岁以下的儿童死亡率高达 13.5%。[①] 英国的情况更是糟糕,欧洲最

---

① 牛文光.美国社会保障制度的发展[M].中国劳动社会保障出版社,2004:89.

早的黑烟城市便出现在英国,产生的污染物比美国更多。以伦敦为例,"1858 年和 1959 年夏天,泰晤士河水污染严重,持续发出臭气,相关报导在数月里占据了报纸的头条"。①传染性疾病大流行,"据估算,有 1/10 的人死于天花,超过一半的工人寿命不足 50 岁"。②

恶化的公共卫生状况和大规模传染病、流行病的爆发,引起了社会各界的关注,尤其是霍乱、伤寒瘟疫的爆发,给整个社会带来恐慌,引发人们对于疾病与公共卫生的争论。1831 年,一名利兹的外科医生特纳·撒切尔在其著作《论行业、贸易和职业、以及居民的习惯和状态对健康和寿命的影响》中,明确指出利兹城工人恶劣的工作和生活条件是其患病率和死亡率皆高于周边乡村地区的重要原因。③当时以欧文、圣西门等为代表的乌托邦主义者也将人道主义思想带进卫生领域,认为工业革命使生活方式与健康之间的关系变迁非常明显。为此,他们呼吁人类需要未被污染的食物、空气、水和清洁的生活环境。

埃德温·查德威克(Edwin Chadwick)是 19 世纪英国公共卫生史上具有影响力的一名负责管理公共卫生的官员,他在 1842 年出版的《大不列颠劳动人口卫生状况调查报告》中提出如下建议:"重要的预防措施,如排污、街道和房屋的清洁、水供应、污水处理的改进、特别是引进更便宜和更有效的方式消除城镇所有有害垃圾,是需要土木工程科学家而非医生来完成的行动。医生的工作

73

① C. E. A. Winslow. The Evolution and Significance of the Modern Public Health Campaign [M]. New Haven: Yale University Press, 1923: 9.
② Institute of Medicine. The Future of Public Health [M]. Washington, D. C: National Academy Press, 1988: 58.
③ George Posen. A History of Public Health. New York: Johns Hopkins University, 1958: 183.

是指出疾病的原因并减轻病人的疼痛,而不是指出合适的行政管理措施。"①英国政府采纳了查德威克报告里的公共卫生观点,开始了公共卫生立法和改革活动,通过了英国也是人类历史上第一部现代公共卫生法,即《1848年公共卫生法案》(又称《查德威克法案》)。"1875年,英国又通过了一部影响深远的《公共卫生法案》,法案以加强立法的形式巩固了公共卫生的地方管理机制,地方卫生部门获得了更多的权力,也被赋予了更广泛的工作责任,包括排污、食品监察、垃圾集中处理、传染性疾病防治、医院、街道的清洁卫生、社区住房管理等所有公共卫生领域。"②

和英国相似,美国现代公共卫生事业始于地方政府对工业化带来的高死亡率和传染病流行的反应。1845年,马萨诸塞州议员沙特克以自己对波士顿地区进行人口普查的统计数据为基础,发表了《波士顿人口统计》报告,揭示该地区人口,尤其是婴儿和母亲的死亡率偏高的事实,从而引起了当地政府的关注,也开创了美国人口和卫生统计工作的先例。"美国内战掀起了又一轮改革的浪潮……近25万盟军士兵死于因军营恶劣的卫生条件而导致的传染病。卫生改革派说服林肯总统创建卫生委员会调查盟军面临的环境威胁。委员会调查的结果迫使民间和军队当局改善卫生状况,传授官员和士兵关于预防传染性疾病传播以及对个人和公共的卫生保健需求的观念。"③

1872年,美国公共卫生协会成立,这是美国现代公共卫生时代

① Kenneth Calman. The 1848 Public Health Act and Its Relevance to Improving Health in England Now. British Medical Journal, August 29,1998.

② 田明孝. 19世纪英国的公共卫生观念[J]. 浙江学刊,2017(6).

③ [美]詹姆斯·郝圣格. 当代美国公共卫生:原理、实践与政策[M]. 赵莉,石超明,译. 社会科学文献出版社,2015:4.

开端的标志。这一协会作为一个全国性的民间公共卫生专业教育和游说团体，成功地促进了联邦、州和地方政府采取必要的卫生行动，至19世纪末，已有40个州拥有独立的卫生机构，[1]这在一定程度上改善了美国的公共卫生状况。

　　19世纪中叶以后，西方工业国家的一些公共卫生工作者和改革者开始将注意力转向工人阶段的生活条件。他们认为是不良的工作条件影响了工人的健康状况，致使他们过早地死亡和减损了劳动能力，进而影响和降低了劳动效率。他们给出的建设性结论是政府应当增加资金投入来改善公共卫生环境和提升公共卫生水平，这样就可以做到减少国家为社会上过多的孤儿寡母提供救济。他们认为，正是工人阶级与移民团体自身成为公共卫生问题存在的根源。他们的居所环境成为他们感染疾病的温床，以至于他们的存在又威胁到社会上其他比较干净生活的人群。因此，公共卫生官员的责任就是对人类从个人清洁到政治层面的所有活动都施加影响，从而文明化穷人和工人阶级，保证他们的物质生活和精神修养得到提高。

　　这一时期，以1976年美国国会通过《健康资讯和健康促进法案》为标志，西方社会的公共卫生事业重点开始从治疗向预防的方向转移，在预防和克服传染病的威胁方面，西方公共卫生开始接受疾病传播的细菌理论，医学家和科学家们从战胜天花、霍乱、鼠疫、白喉等烈性传染病的经验中，意识到仅从个体层面预防疾病的效益不高，必须以群体为对象进行预防，其方法除个人养生外，还需采用免疫接种、隔离消毒、检疫监测、消灭病媒动物、垃圾粪便处

① Institute of Medicine. The Future of Public Health [M]. Washington, D. C: National Academy Press, 1988: 6.

理、食物和用水安全等社会性预防措施,以防治传染病和寄生虫病为主要目标,从个体预防向群体预防发展,这是公共卫生与公共健康史上的一次促进革命。

(三)进入 21 世纪,公共卫生成为国家发展战略

从 20 世纪后期走到现代,全球化浪潮给世界各国公共卫生事业发展带来了严重影响。全球化为改善人类健康提供了新的能源、渠道和手段,为跨国药企在全球进行投资和生产提供了条件,同时也因不断增长的全球贸易和人口迁移,使得跨国界健康风险剧增,引起新发和再发传染病,与有害产品消费和不良生活方式相关的疾病在全球扩散,健康的社会决定因素越来越全球化,健康不公平所导致的健康差距持续扩大。比如说发展中国家有 10 亿人得不到基本的卫生服务,70 多个国家人均期望寿命在 55 岁以下,50 多个国家婴儿死亡率在 100‰以上,大多数国家卫生资源集中在发达地区和城市,乡村的基本卫生服务资源却明显不足。人口老龄化、城市化、工业化导致环境污染、气候急剧变化引发全球气候异常和自然灾害频发。

面对 21 世纪公共卫生出现的新问题和公共卫生安全危机所带来的挑战,世界卫生组织总结世界各国,尤其是发达国家的健康治理经验,提出公共卫生的发展战略。

为了应对全球化浪潮给公共卫生带来的影响,出于健康利益考虑和为了实现健康公平与疾病控制目标,包括英国、美国、日本、挪威、法国、德国、瑞士在内的经合组织成员国纷纷根据本国的实际情况,开始制定并实施公共卫生的全球战略。如瑞士出台的《卫生外交政策》,英国发布的《卫生是全球的——英国政府战略2008—2013》,日本出台的《日本全球卫生政策 2011—2015》战略,

等等。包括中国、巴西、印度、墨西哥、泰国、南非等中等低收入国家的众多世界新兴经济体,也通过不同的平台和机制开展公共卫生活动。

在制定和实施国家健康战略的诸多国家中,美国的国家发展战略规划值得关注。2003 年,小布什总统推出总统防治艾滋病紧急援助计划,2011 年卫生部启动《全球卫生战略 2011—2015》等。特别是政府主导的公共卫生行动中的"健康公民"计划以 1980 年为起始点,每隔十年为一个周期,推出一个"战略计划",到 2020 年时已做到第四代。这个健康计划随着健康指标不断地细化和增加,内容也在不断地丰富和完善。比如说在总体目标上,《健康公民 1990》提出:通过健康预防行为提高不同年龄段人群的健康水平,提高生活质量;《健康公民 2000》提出:增加健康生命年限,减少因种族、性别、年龄等不利因素造成的健康差异,加强公民预防性保健服务供给;《健康公民 2010》提出:帮助各年龄段的公民提高生活质量,延长健康寿命,消除不同层次人群健康差异;《健康公民 2020》提出:满足高质量的生活方式,疾病预防,降低死亡率,改善各年龄段健康行为,消除层次差异,实现健康公平,构建全民健康的社会物质环境。涉及的健康领域由第一代的 15 个增加到第四代的 42 个,具体的健康目标由第一代的 226 个增加到第四代的近 600 个。

美国在制定国家健康战略时注重国家不同部门和组织间的统筹与协作,卫生和公共服务部把健康战略目标、健康指标分解给政府各个部门,要求其结合具体职能制定具体的行动计划。政府成立联邦机构工作组,负责对各个部门加以指导、协调和监督。政府还注重发挥社区组织和非卫生组织部门的作用,如通过社区医院管理国民健康,通过居住环境立法来改善和保障国民健康权利以及获得健康资助的机会。其内容注重社会健康,强调健康公平,注重健康战略目标执行的有效性和评估的科学性。在健康领域、健康目标、健康指标、策略标准方面都以具体数值作为目标的评价标准。如健康公民计划的评估,主要通过以下渠道进行:获取基线数据,建立健康评价体系,包括对目标制定适宜的基线、测量方法和最后的目标;收集各州计划和评估数据信息;利用各州居民的健康数据建立科学的评价体系,结合基线调查数据,定期追踪评价健康战略实施的效果。[①]

总结上述世界卫生组织和西方一些国家的公共健康治理经验,可知因为公共卫生的基本对象是"人口"健康状况,而非个体公民的健康,决定了现代公共卫生进入国家治理体系,成为政府行政配置前提的必然性。在现代意义的国家谱系上,公共卫生对于人口健康的意义本身是现代民族国家保全自身的必要条件。而公共卫生在西方社会管理过程中的实践,也逐渐成为各国为解决国家发展问题而创设的一项政府职能,成为人为对抗疾病、维护健康的制度。它们或者选择英美模式,将公共卫生事务视作纯粹的医学事务,选择专业医生来掌控和垄断整个社会的公共卫生资源;或者选择法、德国家的医学管理模式,将公共卫生放在国家政治领域内。两种模式可以说是殊途同归,这需要各国站在国家战略的高度,以国家主义方式,即行政管理的方式对相关问题加以协调和解决,才符合时代发展的要求。

就本质来说,各国全球公共卫生战略的首要目的还是为了维护和促进本国人民的健康。在全球化背景下,一国的健康离不开其他国家健康状况和条件改善。基于这样一个共识,参与全球化

① J. T. Butler . Principles of Health Education and Health Promotion [M]. Belmont, CA: Wadaworth/Thomson Learning, 2001: 195 - 198.

进程的国家在改善本国国民健康的同时,也致力于将本国的公共卫生改革和发展公共健康的政策理念、经验、技术专长应用于其他国家的公共卫生实践,以此巩固和提高自身在全球卫生事务中的地位。

二、中国公共卫生事业的发展历程

(一) 公共卫生的起点

中国历史上就有关于保护水源、清洁人口居住环境卫生的行动,《左传》曾记载,生存在夏商时期的人已经学会凿井而饮并在住宅附近挖掘排泄积水的水沟以保持环境卫生,秦汉时期在都城里已有下水道、“都厕”(公共厕所)、洒水车等城市公共卫生设施。《汉书·平帝记》还有利用空官邸收治病人(类似隔离医院)的记载。《周礼》中有关于流行性疾病和季节关系的表述,《黄帝内经》在其《素问·四季调神大论》中则明确提出“治未病”的理念。

客观地说,真正意义的公共卫生出现必须以城市化的人口集中和工业化的科学技术发展为条件。中国的封建社会历史漫长,城市化和工业化的进程滞后于西方,这就造成了从春秋战国直到1840年鸦片战争,中国公共卫生一直停滞不前。值得一提的是“明清期间中医养生学有了长足进步,养生知识涵盖了现代公共卫生饮食平衡和环境卫生的概念。面对大量的传染病流行,政府做的主要还是被动的医药救济、赈灾防疫和疫后收埋尸体。因此,有组织的民间力量开始在救疫中发生作用”。[1] 清末,随着“新政所进行

---

[1] 曾光,黄建始,张胜年. 中国公共卫生(理论卷)[M]. 中国协和医科大学出版社,2013: 37.

的官制改革,建立起模仿西方国家职能的新式行政机构。正是在
这一过程中,公共卫生成为新建警察制度的职能之一。从日本学
习而来的警察卫生行政建制,一直延续至北洋时期"。① 当然,这也
只是政府的行政管理架构中的存在,近代中国是一个半殖民地半
封建社会,在帝国主义列强分割控制的政治环境之下,政府作为摆
设建立起来的公共卫生机构,还谈不上在现实社会生活中真正发
挥作用,又解决问题。相比之下,倒是"帝国主义势力散布各地,影
响着公共卫生的地方实践状态。为保护外国人免受疫情威胁,列
强在租界凭借治外法权开办殖民地模式的公共卫生,在开放口岸
通过中外交涉迫使地方政府采纳公共卫生措施"。②

公共卫生的存在与引起广泛关注和社会认同,很大程度上取
决于社会上发生的有重要影响的公共卫生事件和在处理这一事件
时,作为共同体组织预防疾病时所采取的策略和民众的参与程度。
现代公共卫生在中国的真正出现应当以 1910 年为救东北三省的
鼠疫之灾,清政府组织的卫生防疫行动为标志。那年所发生的流
行性鼠疫曾夺走 6 万余人的性命。为扑灭鼠疫之灾,时任天津陆
军军医学堂副校长的伍连德以政府瘟疫调查员的身份前赴鼠疫重
灾区,一周内就查明病因,找到瘟疫真凶是由旱獭传给人的鼠疫杆
菌,为此向清政府提出防疫手段是阻断病菌在人与人之间的传播,
其中,隔离和保护是主要措施。特别是在清政府任命他为东三省
防疫总指挥后,他就迅速地应用现代公共卫生的理论和方法来解
决中国的公共卫生问题,四个月内成功扑灭了数百年不遇的大瘟

① 杜丽红. 世界现代公共卫生史的兴起与近代中国相关问题的研究[N]. 河南大学学报,2017(6).
② 曾先,黄建始,张胜年. 中国公共卫生(理论卷)[M]. 北京:中国协和医科大学出版社,2013:37.

疫,成为人类历史上第一次成功控制大规模传染病爆发的典范,显示了现代医学和公共卫生的威力并为其在中国的发展打下了坚实的基础。

(二) 民国时期的公共卫生运动

清政府被推翻后,民国政府的城市管理也需要解决公共卫生问题,政府比较重视公共卫生管理和疾病防治工作,如在组织建设上曾设有中央实验处,实验处下设防疫检验、寄生虫学、化学药物、妇婴卫生、卫生教育、卫生工程及环境卫生、生命统计、社会医事、工业卫生九个部门,负责调查、防治各地重要传染病,开展妇幼卫生,卫生教育和学校卫生工作。民国政府还成立健康教育委员会,对文化落后贫穷的省、市、县,在人才、经费和材料上给予实质补助。政府还制定公共卫生运动实施计划:"公共卫生者,乃防病延寿并促进公民之健康与能率之谓也。欲达此目的,须实行下列各事,(一)促进社会共同改良卫生。(二)管理传染病症。(三)组织医事及看护机关,施行一切疾病之早期诊断及预防治疗。引导社会服务机关,使人人皆能达到适当生活标准,足以维持健康。"[①]

民国时期习惯开展公共卫生运动,这种运动通常通过政府以行政力量动员全社会参加的方式来进行。政府管理公共卫生还用立法定规方式开展行动,如 1928 年南京政府通过法规《污物扫除条例》,规定每年的 5 月 15 日和 12 月 25 日是城市的大扫除日,同时对公共卫生运动的内容和方式提出要求并作为各地政府开展公共卫生运动的依据。从当时民国各城市报纸,如《武汉日报》《申报》《西京日报》《北平晨报》和《中央日报》每年都介绍当地开展卫

---

① 陆干臣. 卫生运动实施计划[M]. 青年协会书报部,1928: 86.

生运动的情况看,这样的活动年年进行,也收到了一些实效。为了减少传染病的发生,政府积极向苍蝇宣战,各地城市都有组织灭蝇的大型活动,卫生主管部门组织名医和学者向群众宣传解释灭蝇的科学依据与必要性,吁请民众一起合力灭蝇,或者在城市重要地方贴挂宣传标语、图画和旗帜,以唤起市民对于灭蝇运动的注意。

民国政府开展的公共卫生运动,对于促进公共卫生观念在民众中的传播,改变旧中国城市卫生面貌,进而推动城市公共卫生的发展与进步起过一定作用。但是因为国家处于战乱的特殊时代,近代公共卫生在中国事实上处于举步艰难的境地,不可能从根本上改变几千年来统治阶级的医疗卫生系统为少数人服务的局面,无法在保护、改善促进中国人民整体健康方面做出系统性贡献。

(三) 新中国成立后的公共卫生运动

现代中国公共卫生是在中华人民共和国成立的基础上,直接由政府主导,在应对公共卫生问题的进程中发展起来的。

1949 年,刚建立的中华人民共和国面临经济凋敝,文化荒芜,疾病流行,缺医少药的严峻局面。连年战乱以后,经济社会发展水平十分落后,公共卫生状况极差,全国人口平均预期寿命还达不到35 岁,严重危害生命健康的流行性疾病十分严重。中国还是世界鲜见的"鸦片之国"。20 世纪初期,估计中国有 2500 万人吸食鸦片,相当于当时全国总人口(43714 万人)的 5.7%。到建国之初,吸食鸦片的烟民全国约有 2000 万人,占当时总人口的 4.4%。[1] 毛泽东曾描述过新中国成立之初极端落后的国民状态:"过去说中国是'老大帝国','东亚病夫',经济落后,文化也落后,又不讲卫生,

---

[1] 庞松.毛泽东时代的中国(1949—1976)[M]. 中共党史出版社,2003:147—153.

打球也不行,游水也不行,女人是小脚,男人留辫子,还有太监。"[1]

面对公共卫生的困难局面和这样的初始条件,新成立的中央人民政府卫生部做出战略决策:全面开展增强人民体质的爱国卫生运动。

1952 年,美国军队连续在朝鲜和我国东北和青岛等地投掷各种带有鼠疫、霍乱、脑膜炎、副伤寒、回归热等多种病原体的昆虫,企图使朝鲜和我国的瘟疫流行,达到引起恐慌和削弱中朝两国战斗力的目的。为了反细菌战以粉碎敌对国的阴谋,中央成立了中央防疫委员会,领导和组织全国人民开展以消灭病媒虫害为主的卫生运动。通过这场卫生运动,向民众普及了卫生知识,改变了全国人民过去存在的许多不卫生的生活习惯,有效地降低了传染病的发病率和死亡率。后来中央政府做出决定,把爱国卫生运动作为我国卫生事业的重要组成部分,并将各级防疫委员会改为爱国卫生运动委员会,直接由各级政府领导。"爱卫会"的成立是现代公共卫生在中国发展的一个里程碑,为我国的现代公共卫生事业奠定了坚实的组织基础。

(三) 改革开放后的公共卫生发展战略

从 1978 年开始,我国进入了改革开放时期。爱国卫生运动也进入恢复重建的新阶段。但是进入 80 年代后,由于在改革和发展思路上出现误区,因为迷信市场的作用而导致医疗卫生资源配置不但违反公平原则,而且效率低下。因为忽视公共卫生,重医疗,轻预防,导致卫生防疫部门长期得不到足够的财政拨款。诸多的问题,最终导致共和国历史上第一次出现了因突发公共卫生事件

---

[1] 毛泽东.毛泽东文集(第七卷),[M].人民出版社,1999:87.

而带来的社会危机。

2003年突然发生的SARS危机凸显了我国公共卫生发展所存在的严重问题,因之成为我国公共卫生事业发展的一个转折点。作为对公共卫生加以认识和反思的结果,政府将公共健康上升到事关国家安全、国民经济发展、建设和谐社会的高度。这一年,《中华人民共和国传染病防治法》修订通过,国务院还颁发了一系列法规条例,为中国的公共卫生体系提供了法律保障。中央和地方财政也开始加大资金投入力度,加强疾病预防、控制体制建设,同时加大各级疾病预防控制专业人员的培训力度。国家还全面加强了公共卫生服务和重大疾病防控工作,防治体系不断完善,突发公共卫生事件应急机制逐步健全,农村和城市社区医疗卫生发展步伐加快,新型农村合作医疗和城镇居民基本医疗保险取得突破性进展。

2016年,以习近平总书记在全国卫生与健康大会上的讲话(2016)和《"健康中国2030"规划纲要》(2016)的出台为标志,中国开始实施健康中国战略。这一年,中央政府提出了新的卫生与健康工作方针:以基层为重点,以改革创新为动力,预防为主,中西医并重,将健康融入所有政策,人民共建共享。国务院印发的《"健康中国2030"规划纲要》从普及健康生活、优化健康服务等五大任务出发,对未来15年的健康工作进行了部署。2017年,习近平总书记在中共"十九大"报告的"实施健康中国战略"部分指出,人民健康是民族昌盛和国家富强的重要标志,要完善国民健康政策,为人民群众提供全方位、全周期的健康服务。

中国政府曾向国际社会承诺实现初级卫生保健的战略目标。《"健康中国2030"规划纲要》将"健康中国"作为一项国家战略提了出来,明确维护人民健康的国家责任,指出推进健康中国建设,是党对人民的郑重承诺,也是我国积极参与全球健康治理、履行对联合国"2030 可持续发展议程"承诺的重要举措,向国际社会传达中国政府承担健康道德责任的态度。"健康中国"战略还要求各级政府把"推进健康中国建设"重大民心工程摆上重要日程,强化责任担当,狠抓推动落实。同时提出"将健康融入所有政策,人民共建共享"的卫生与健康工作方针,明确了各部门、各单位的健康道德责任。这些部门除了医药卫生单位,还包括环境与生态保护、食品卫生、劳动保护、社会保障、民政、旅游、财政、人事等与公共健康有联系的事业单位。

　　健康中国战略把全民健康上升到一个历史上从未有过的高度,其公共健康与卫生政策已不再仅立足于对我国过去一些制度缺陷的弥补或以某些现实问题为出发点的理论修饰,而是把人民健康放在优先发展的国家战略地位上,这是我国公共健康政策范式的重大转变,其中开辟出来的是一条符合我国国情的公共卫生国家治理的全民参与路线。

三、中国公共卫生面临的时代挑战

　　建国以来,我国公共卫生事业取得了很大成绩,把一个历史上被西方人看作"东亚病夫"的贫弱国家改变为在世界民族之林有着重要地位的人口大国,基本完成了卫生领域的千年发展目标,特别是在妇女儿童健康、艾滋病、疟疾和结核病的防治、安全饮用水和卫生实施方面都取得了重要成就。对此,世界卫生组织曾经赞誉我国用最低廉的成本保护了世界上最多人口的健康。但是,用"以人为本"和科学发展观重新审视我国的卫生事业,认真进行反思,就会发现我国医疗卫生事业发展滞后于经济和其他社会事业发展,公共卫生医疗服务体系与人民日益增长的健康需求不适应的矛盾还相当突出,卫生事业发展存在着不全面、不协调的问题,公共卫生领域还面临着严峻的挑战。

(一) 传染病与重大非传染性疾病预防、控制任务艰巨

我国的医疗卫生工作一贯坚持以预防为主的工作方针,预防控制疾病的发生是卫生工作的首要任务。但是社会发展到今天,公共卫生领域预防和控制疾病的任务越来越重,出现了急性传染病和慢性严重疾病同时并存的状况。2018 年,中国发展研究基金会的报告指出:"随着经济社会发展,我国疾病图谱显示出两个新特点,首先,传染性疾病防控形势依然严峻。2017 年,我国甲乙丙类传染病共报告发病 703.1 万例,死亡 19796 人。数量变化之外,我国传染性疾病还面临着新病原体和新发传染病不断出现、贫穷地区传染病依然是造成健康损失的主要威胁、输入性传染病防控压力大、结核病等重点传染病形势依然严峻等特点。其次,慢性非传染性疾病威胁上升。《中国慢性病防治工作规划(2012—2015年)》显示,2012 年,确诊患者 2.6 亿人,慢性病导致的死亡已经占到我国总死亡的 85%,导致的疾病负担已占总疾病负担的 70%。"①

先看传染病预防和控制问题的严重性。当今世界,传染性疾病仍然是发病率、病死率高的疾病,不仅威胁我国和广大发展中国家,也威胁一些发达国家。世界卫生组织发表的危害人群健康最严重的 48 种疾病中,传染病和寄生虫病占 40 种,发病人数占病人

---

① 中国发展研究基金会. 我国公共卫生领域面临挑战 应推动四个方面创新[N]. 经济参考报,2018－08－17.

总数的 85％。目前,肆虐人类的传染病主要表现在两方面：一方面,一些被认为早已得到控制的传染病卷土重来,发病率明显上升；另一方面,新发现的数十种传染病危害严重。1996 年世界卫生组织的报告指出："我们正处在一场传染病全球危机的边缘,没有一个国家可以逃避这场危机。"传染病、地方病和寄生虫病曾是我国历史上广泛影响人口健康的一类疾病。进入 21 世纪以来,随着国际交往日益增多,也加速了一些传染病的"全球化"进程。一些过去得到控制的传染病死灰复燃,重新蔓延。如结核病,在新中国成立后 30 年下降 60％—70％,死亡率下降 90％,进入 21 世纪后复又上升,感染核杆菌的人口基数大,发病人数仅次于印度,处于全球第二位,是全球 22 个结核病高负担国家之一,也是耐多药结核病患者最多的国家之一。新发传染病传播速度也在加快,进入 21世纪,全球新发现的 40 余种传染病已经有半数在中国被发现。中国还是世界上 15 个受艾滋病影响最严重的国家之一。

　　再说对人群健康影响极大的急性传染病。我国的国情是幅员辽阔,人口众多同时流动性大,再加上处于发展中国家发展阶段的原因,致使人群疾病负担比较重。如果用伤残疾病调整生命年DALY 来衡量疾病负担的话,我国差不多是全球的 13％。如果从历史的角度看,我国曾经是不少重大传染病首先袭击的地区,还有很多新传染病首先发生在中国,比如 2003 发病的非典型性肺炎(SARS)曾席卷世界上 30 多个国家和地区,导致 6000 多人患病,死亡近 500 例,还有在我国出现的禽流感(H5N1、H7N9)等,都给人民的生命财产和社会、经济发展带来灾难性的影响。还有许多传染病,比如中东呼吸综合征、寨卡病毒、血吸虫病、结核病、病毒性肝炎等,其流行地域之广泛、造成社会经济损失之巨大、危害之严重已影响到人民健康和经济、社会的持续稳定和协调发展。一些急性传染病如霍乱、狂犬病、流行性出血热、病毒性脑炎、疟疾、布病和鼠疫等造成的疫情局部地区呈反复或上升趋势。一些地区性流行的传染病(如新疆出血热、黑热病、包虫病等)和条件致病性疾病的危害正在凸显。

(二)慢性非传染病成为疾病预防控制的又一负担

进入 21 世纪以来,慢性非传染性疾病(以下简称"慢病")的发病出现了新的趋势,高血压、心脑血管疾病、肿瘤、糖尿病、慢性阻塞性肺疾患(COPD)等"慢病"引起的死亡比例不断上升,成为我国居民最重要的死因。同时,慢病发病呈现年轻化趋势,吸烟、不合理膳食、体力活动不足、肥胖等危险因素的影响力持续上升,加上老龄化、城市化、环境污染以及职业危害等因素的影响,导致肿瘤及心脑血管疾病发病率呈现快速上升的趋势。据统计,肿瘤、脑血管病和心脏病分别占我国居民死因的前三位,20 世纪 90 年代与 70 年代相比,慢性病在总死亡人口中的比例从 60％上升到 80％。进入 21 世纪后,初略统计高血压患者 1 亿人;糖尿病患者 2000 万;现存脑卒中患者 600 万,脑卒中每年新发病人 156 万;每年肿瘤新发病人 160 万,癌症已成为城市居民的首位死因,其中肺癌占第一位。

根据 2011 年世界卫生组织的报告,如果不采取有效措施,差不多到 2030 年,中国有四种危险因素导致的死亡占全球的 15.6％。在这四种危险因素当中,高血压和高血糖对我国患者的影响最大。成年人中高血压的患病者已经高达三分之一,累计人数已经突破 3.3 亿。我国糖尿病的患病率高,每两个成年人当中就有一个血糖偏高,这是糖尿病的前期症状。问题严重的是 60％的国内糖尿病人不知道病情,忽视对其治疗,以至于只有 26％的病人得到有效的医药救治。

（三）突发公共卫生安全事件的风险与危机

突发公共卫生事件是指突然发生，给社会公众健康造成严重损害的重大传染病疫情、群体性不明原因疾病、重大食物和职业中毒以及其他严重影响公众健康的事件。突发公共卫生事件具有成因多样性、分布差异性、传播广泛性、危害复杂性等特点，不但影响公众的健康，还影响社会稳定和经济发展。如 1988 年上海甲肝暴发，1999 年宁夏沙门氏菌污染食物中毒，2001 年苏皖地区肠出血性大肠杆菌食物中毒，2002 年南京"毒鼠强"中毒，2004 年劣质奶粉事件等，属于食源性疾病和食物中毒引起的卫生事件。这些事件发生后，曾给社会带来严重的负面影响。

应当说，公共卫生安全危机在全世界都有，只是很少有国家像我国这样严重。食品安全领域发生的三聚氰胺奶粉事件，瘦肉精事件，药品行业发生的问题疫苗、毒胶囊事件等。特别是在疫苗领域，2010 年的"山西疫苗事件"，2016 年的"山东疫苗事件"，再到 2019 年长春长生疫苗事件，警钟屡屡敲响。

然而，由于城乡之间公共卫生资源分配的不平等，疾病预防控制体系的不完整以至破损状态，使我国对突发生公共卫生事件的应急能力薄弱，全国人民对构建更加完善的监管制度、更严格的惩戒体系、更畅通的信息发布机制有着强烈的期待和紧迫的要求。

（四）过度医疗与药物滥用的健康伤害

过度医疗，是指医疗机构或医务人员违背临床医学规范和伦理准则，不能为患者真正提高诊治效果，只是徒增医疗资源耗费的诊治行为。或者说在治疗过程中,不恰当、不规范甚至不道德的脱离病人病情实际而进行的检查、治疗等医疗行为。在我国医疗卫生领域,肿瘤患者是被过度治疗的"重灾区",许多患者并非死于癌症本身,而是死于过度治疗。如对于一期肺癌患者来说,手术治疗后的五年生存率可以达到90%。而且国际医学界公认的结论是这类患者术后化疗不受益。但是我国医务界普遍采取的治疗措施是病人术后像"流水线式"似的"被化疗"。滥检查也是过度医疗的又一特征。许多医院因为创收需要,医生对来求医者一律要求做 CT、造影、核磁等成本高、创伤大,甚至增加致癌风险的影像放射仪器的检查。在严格筛查的条件下,即便体积很小的甲状腺结节也被说成是有癌变风险,导致许多患者在接受医生建议后做了不必要的切除手术。然而这一举措没有使甲状腺癌的死亡率发生明显变化。相反,手术后约 11%的患者出现甲状旁腺功能减退,2%出现声带麻痹。如何对待甲状腺结节?美国甲状腺协会(ATA)每年发布的指南中的态度是:建议对 1 厘米大小以下的结节不诊断,进行临床观察。

我国医疗领域普遍存在的过度检查、过度诊断、过度医疗现象,事实上已经成为一套剥夺人健康,危害公众和患者的医疗安全,甚至是生命安全的恶性"组合拳",而且大量消耗着医疗卫生资源,将患者置于不良生存的危险境地,造成弊大于利和风险大于获益的危害。

过度医疗还表现为过度用药、滥用药的医疗行为,最为严重的是抗生素的过度使用与滥用。

抗生素主要是由细菌、霉菌或其他微生物产生的次级代谢产物或人工合成的类似物,主要用于治疗各种细菌感染或致病微生物感染类疾病。自从 20 世纪青霉素被弗莱明发现,后来被研制成青霉素并投入到"二战"战场上使用,曾经危害人类生命健康数千年的细菌感染类疾病奇迹般地得到了有效的控制,使人类健康状况大大改善,平均寿命得到了显著延长。然而抗生素治疗疾病不是万能的,过度频繁或不对症的使用还会出现耐药性。一些细菌在经受了持续用药后会幸存下来,其抗药能力因此而急剧增强,致使人在感染疾病时用这类抗生素,效果越来越差,直至对一系列抗生素产生耐药性,出现医疗疾病无药可用的情形。为防止出现这一可怕的结果,世界卫生组织早在 2007 年的《世界卫生报告》中就认为抗生素对人类的危害或将超过癌症,是威胁人类安全的严重公共卫生问题。预计到 2050 年,全球由抗生素造成的死亡人数将超过 1000 万。我国滥用抗生素的问题最为严重,统计表明,世界卫生组织推荐的抗生素院内使用率为 30％,欧美发达国家的使用率仅为 22％—25％。我国患者抗生素的使用率达到 70％,是欧美国家的两倍,可是真正需要使用抗生素的患者还不到 20％。

(五) 弱势群体的健康差异与改善困境

弱势群体也叫脆弱群体、弱者群体,指在社会资源分配上具有经济收入的低水平,生活质量的低层次和承受力的脆弱性等特点的特殊社会群体,主要构成是怀孕妇女、新生儿、儿童、犯人、身心残障者、精神障碍者、患严重疾病的病人(如艾滋病人)、老人、社会边缘人群(同性恋者、性工作者、非法药物依赖者等)、低收入的穷人,等等。弱势群体健康状况较差或较特殊,或由于经济能力、医疗保障不足等原因,容易受到强制或歧视,自身又缺乏维护权利和利益的能力,其素质提升陷入困境。

弱势群体的存在是任何时代、任何社会都可见到的一种普遍现象,也是全球需要共同面对的一个难题。我国也存在弱势群体,如严重精神和心理障碍疾病的患者达 1600 多万。有不同程度精神或心理障碍、需要专业人员干预的人数则更多,估计达到 1.9 亿人。也就是说,每十人中至少有一人存在心理问题,需要心理辅导。数据还表明我国 17 岁以下的儿童和青少年有 3.4 亿人,约 3000 万人深受心理障碍困扰。此外,妇女、老人、自然或人为灾害的受灾群体等特定人群的精神和心理障碍问题也呈逐年增多趋势。[1] 这一弱势群体对我国全民健康形成严重挑战,用肖巍博士的话说:"中国目前大约有 1600 万精神疾病患者,精神疾病在中国疾病的总负担中排名首位,约占疾病总负担的 20%,据 WHO 推算,中国精神疾病负担到 2020 年将是疾病总负担的 1/4。"[2]

城市化进程中,越来越多的人从农村流向城市寻找生计,但在城市基础设施建设尚不完善的情况下,这些涌进城市的人口被迫生活在居住拥挤、通风和排水条件差的环境中,形成贫民窟。还有一些人因为居无定所而走向暴力、吸毒犯罪道路,成为社会的有害和边缘群体。有资料统计分析,将城乡贫困人口、经济结构调整进程中出现的失业和下岗职工、残疾人、灾难中的求助者、农民工等各类处于弱势地位的人口加总,然后再扣除重叠部分(如贫困人口中有失业、下岗职工和农民工等)和非弱势人口(如下岗职工、残疾人、农民工等中间的自强自立者),弱势群体人数在 1.4 亿—1.8 亿人左右,约占全国总人口的 11%—14%。弱势群体的大量存在,既无法保障自身的安全,也给整个社会的资源生态系统和环境带来压力和不稳定性。

---

① 曾光,黄建始,张胜年. 中国公共卫生(理论卷)[M]. 中国协和医科大学出版社,2013:86.

② 肖巍. 公共健康伦理:一个有待开拓的研究领域[J]. 河北学刊,2010 (1).

（六）健康生态环境的恶化与发展不可持续的风险

健康环境是人群健康的生存基础，只有生物多样性丰富、稳定和持续发展的生态系统，才能保证人群健康的稳定和持续发展。然而在全球经济现代化发展过程中，普遍存在着追求经济增长、忽视以至牺牲保护生态环境发展目标的倾向。各个国家尤其是主要发达国家往往各自为政，甚至以邻为壑，很少形成共识，致使健康生态环境问题越来越严重。如过度消耗各种矿产资源、森林资源，致使水土流失、土地沙化、物种减少。发展经济过程中带来的大气污染、水污染、土地污染与生态系统功能减弱或遭到破坏，影响了人类的生存。过去几十年里，我国各级政府由于偏重经济增长指标，往往忽视甚至牺牲了包括生态环境与公共卫生在内的人民健康，致使生态环境也处于持续的恶化过程中。进入 21 世纪，这种情形在政府加强环境保护的情况下有所好转，但比起经济发展的速度，二者并不协调。生态环境恶化问题依然没有得到有效解决。

城市是人口和经济社会活动最集中的地方，也是环境压力最大的地方。我国快速发展的城市化进程带来了严重的空气污染、水体污染、环境噪声和工业、建筑及生活垃圾污染等问题。而人的生命与环境最密切的关系是生命利用环境中的元素塑造自身，与此相联系，环境的污染会成为人类健康的大敌。世界卫生组织的报告表明，世界范围内大约有 24％的疾病负担(健康寿命损失)和23％的死亡(早逝)可归因于环境因素。"世界卫生组织的调查表明，人类疾病 80％与水污染有关。刘鸿亮院士指出，国内外由水中检出的有机污染物已达 2000 余种，其中 11 种具有或被疑有致癌、致畸、致突变的'三致物质'，我国各地的水源中一般都能检出百余种有机污染物。"①联系我国环境恶化所带来的对人群健康的伤害，2009 年 4 月，《凤凰周刊》以《中国百处致癌危地》作为封面故事，讲到我国有 100 余处致癌危地。同年，华中师范大学地理系学生孙月飞在题为《中国癌症村的地理分布研究》的论文中指出："据资料显示，有 197 个癌症村记录了村名或得已确认，有 2 处分别描述为10 多个村庄和 20 多个村庄，还有 9 处区域不能确认癌症村数量，这样，中国癌症村的数量应该超过 247 个，涵盖中国大陆的 27 个省份。"

四、公共卫生实践的宗旨

（一）公共卫生问题的伦理关怀

依据现代公共卫生的发展趋势和社会目标追求，从伦理学视角分析我国现实存在的来自公共卫生实践的挑战，可以看到最基本的冲突主要和平等与公平的伦理价值取向有关。

1. 健康不平等问题

公共健康领域存在着健康不平等问题，在人口群体健康问题上的健康不平等其影响因素是多方面的，如收入、教育及年龄、性别等人口特征能显著影响个体的健康水平，特别是收入分配与经济地位是影响健康不平等的主要因素，因此，政府需要通过提高居民收入、减少低收入者比例、改善低收入者生活来减少健康不平等。

从公正角度看健康不平等，应当包括公平的健康不平等和不

---

① 曾光，黄建始，张胜年. 中国公共卫生（理论卷）[M]. 中国协和医科大学出版社，2013：87—88.

公平的健康不平等。不公平的健康不平等常常被称为健康不公平。比如先天的生理缺陷差异所导致的健康不平等不能说是健康不公平,而收入差异导致的健康不平等却可以被看作健康不公平。以此而论,应当承认在社会分层中明确弱势群体存在的事实本身就意味着健康不平等的可能性,但是对其影响因素要进行具体分析,如果这种健康不平等存在的影响因素主要来自个人,特别是来自个人的先天因素,如基于身体体质差异所产生的不平等,还不能说等同于社会的不公平,或者说即使存在不平等也不是不公平的,因而社会没有义务减少或消除这种不平等。但是,在这种不平等给他们的健康状况带来极大影响时,社会就不能不考虑政府制定救助政策以解决健康不平等问题。"属于弱势群体的成员往往不被当作道德平等、有尊严的人对待,他们的生活前景也往往低于其他群体的人。公共卫生一个重要职能是监测属于系统弱势的社会群体成员的健康,寻找他们与有钱有势社会群体成员之间不平等的证据。并采取干预措施来尽可能地减少这种不平等。"[①]

2. 健康不公平问题

公平性是社会文明程度的重要指标之一,保障公共卫生资源的公平配置以及社会成员得到公平有效的卫生服务是众多国家和政府所追求的核心理念,促进公共卫生资源在不同社会群体和不同地区之间的公平配置已是公共卫生领域最基本的要求。公共卫生资源的配置必须保证每一社会成员的可及性,分配公平就是要卫生资源经过合理的分配方式使人人能得到应有的卫生服务。

以伦理视角分析我国公共卫生领域存在的医疗传染病与重大非传染性疾病预防控制、滥用抗生素、公共卫生环境恶化,等产生

95

---

① 翟晓梅,邱仁宗. 公共卫生伦理学[M]. 中国社会科学出版社,2016:44.

的原因可能很复杂,基本的公共卫生资源分配不公平却是要害所在。因为基本的医疗卫生服务属于"社会基本善"的范畴,政府不能保证健康的公平与基本医疗卫生服务的可及性等同于不能保障公众的健康权。然而,决定健康的因素是多样的,既有社会、经济、文化等方面的原因,还有先天基因差异等原因,所以人们对健康需求的差异性必然存在。从另一角度说,医疗卫生的资源又总是稀缺的,由此又决定了公共卫生资源优先分配给谁的价值取向选择必然存在,由此就有了伦理意义上公共卫生资源分配的程序与结果的公平与不公平问题。

(二) 公共卫生实践的宗旨

公共卫生到底是属于什么性质的公众健康服务? 公共卫生的主要目的是治疗疾病吗? 在公共健康伦理看来,"公共卫生的工作不是直接去治疗疾病,而是去改善影响疾病或损伤在人群中流行的社会条件……在农村中,洁净水的供给和粪便管理,对保障村民健康,预防疾病非常重要、公共卫生人员并不直接杀灭那些病原体,因为这几乎是不可能的、但如果对水和粪便管理妥善,阻断病原体与人体的接触,就能预防许多传染病"。① 因此,与临床医学实践不同,公共卫生实践的模式是了解群体水平染上疾病和受到损伤的原因并保护、改善和促进公众的健康。现代细胞病理学奠基人和医学社会哲学家鲁多夫·魏尔啸(Rudolph Virchow)认为现代意义上的公共卫生的宗旨有三: 一是促进健康的精神和躯体发展;二是预防所有对健康的危险;三是控制疾病。他的基本观点是公共卫生必须从整个社会的角度来考虑可能影响健康的自然和社

---

① 翟晓梅,邱仁宗.公共卫生伦理学[M].中国社会科学出版社,2016: 5—6.

会条件,公民有权要求政府帮助其摆脱贫穷和疾病。① 从这一理论观点出发,公共健康伦理学的主要工作之一就是运用伦理学的理论、原则、方法来分析研究公共卫生实践提出的伦理问题,在此基础上向公共卫生机构和行政管理部门制定者提出制定和实施公共卫生政策、规划和措施的价值基础,当伦理问题的解决办法转化为公共卫生机构或行政管理部门的政策落实于行动后,对其进行伦理分析和评估,对伦理问题的合适解决和正当行动进行道德辩护。

现代公共卫生的主要特征是强调以健康为中心,促进人群健康是新公共卫生的重要特征,全面提高人群的健康水平成为现代公共卫生的职责。"公共卫生的目标是建设一个健康的社区和社会,为了实现这个社会目标,必须服务于人群的利益,尤其是无权的、脆弱的、弱势的人群的利益,减少不平等、不公平、不公正,实现公共卫生服务的均等化。"②在任何社会和文化背景下,不仅公共健康目标能否实现是社会公正的重要标志,而且公共健康资源分配也是社会伦理价值观的反映。在这个世界上,大部分人的健康并不那么依赖于获得医疗保健服务,而是依赖于有成效的社会分配公正以及更宽泛的自然与人工环境的发展。从这个意义上说,有什么样的伦理价值观,就有什么样的公共健康状况。

97

---

① 翟晓梅,邱仁宗.公共卫生伦理学[M].中国社会科学出版社,2016:56.
② 翟晓梅,邱仁宗.公共卫生伦理学[M].中国社会科学出版社,2016:67.

第四章　公共健康的伦理原则

公共健康伦理研究的目的是为公共卫生实践领域的行动制定社会规范或伦理标准，用以对拟采取、正在采取、计划采取以及已经采取的行动(包括政策、规划、项目或措施)进行伦理评价，这些社会规范或伦理标准就是公共健康伦理原则。它们构成了评价公共卫生机构和专业人员在公共卫生方面所采取的行动的伦理框架，在公共卫生实践中成为对不同行为者的道德要求。

公共健康伦理中最具实践品格的是因解决公共卫生实践中所发生的道德冲突而被建构起来的伦理原则。可是，公共健康领域是如此广泛，其所发生的道德冲突多而复杂，如何构建伦理原则以调整和协调公共卫生实践的道德冲突？对此问题，我们有必要展开讨论。

一、公共卫生实践的伦理原则

(一) 伦理原则及其优先选择的条件

伦理原则，也称作伦理的基本原则或根本原则，它是调整人与人相互关系的各种道德规范的最基本出发点和指导原则，是评价人们行动是非对错的标准。

1. 坚持伦理原则的辩证法

伦理学原则的确立需要伦理学理论的支持,但这并不等于说只有通过伦理学理论推导出来的伦理原则才可以得到伦理辩护。人们通常认为,人类理性产生的基础是实践,伦理学特别是应用伦理学原则,总是在一定条件下针对公共卫生实践中遇到的问题或伦理困境而提出来的。因为实践中存在的冲突需要和解与协调,起着准绳和规范作用的伦理原则作为评价与选择工具就显得十分重要。如在许多疾病特别是非典和艾滋病传染性疾病对现有的伦理道德关系产生冲击的情境下,相关人员把握了伦理原则,就较容易进行判断和进行符合伦理原则的道德选择。

公共卫生实践所需要的是如何使这些伦理学原则更为具体化,以指导政府及公共卫生部门专业人员的行动,为此,伦理原则应当在两个方面做出评估和提出要求:一方面是尽可能体现出对公共利益的正当维护,如当政府在执行维护公共健康的强制性措施时,如何避免、预防和消除对目标人群的伤害,以实现最大限度地使对个人权利的伤害减少到最小;公正(公平正义),包括公共卫生资源的分配公正、受益和负担分配公正、公共卫生政策的优先排序公正和确保公众参与公正。另一方面是尽可能地体现出对个体权利的尊重,如通过自愿和知情同意等规定来尊重自主的选择和自主行动(包括行动自由);对个人权利必要的尊重,包括在收集个人信息时确保其完全的知情同意,遵守保护个人隐私和保密的诺言和承担相应义务、信息的透明和告知真相、建立和维护信任。

伦理原则是评价行动的框架,用以判断该行动是正确还是错误。所以,当人们在公共健康实践中遇到问题时,可以选择正确原则作为指导来解决问题。但是,公共健康实践领域里的伦理冲突是普遍存在的,且不同地点、不同时间、不同条件下的冲突原因十分复杂,由此决定了根据不同的原因来解决伦理冲突时,人们所要坚持的伦理原则并不是绝对的,这是因为伦理原则与可以揭示和可以复制答案的科学问题不同,是属于价值、个人信念和信仰领域的问题,通常不能通过对外在事实的分析和证实就能找到答案并得到每个人都同意的结果,特别是在伦理原则本身也会发生冲突时,在某些特定的情况下,有些原则就可能让位于另外的原则,比如在有些事情的价值判断上是明显正确或明显错误的,在有些情况下可能价值判断的程度是非常类似的。由于任何出于公共卫生目的的行动、做法和政策都可能会有这样的特征,故而符合伦理学的做法,应当是根据具体的发生冲突的情况,确定哪一种行动、做法和政策更应该优先选择。这是即道德原则之间发生冲突时如何选择才能获得伦理辩护的问题。例如公共健康伦理中有两类义务:一类是属于后果论的功利主义性质的义务,这一类义务要求人们的行动能产生最大的效用,即能保护目标人群的健康,而使他们尽可能少地受到伤害和尽可能多地获益;另一类属于道义论性质的义务,这一义务论强调人是目的,因而要求尊重人们的自主性,坚持知情同意,保护人的隐私和保密,公平地对待人,等等。在两种义务发生冲突,又找不出两全其美的选择手段时,就不得不采取"两害相权取其轻"的策略,尽可能地做到伤害最小化。

2. 伦理行动满足的条件

美国著名生命伦理学家比彻姆(又译作"彼彻姆")和丘卓斯在其合著的《生物医学伦理学原则》一书中提出基于"公共道德"理论来源的生命伦理学"四原则说",即尊重自主原则、不伤害原则、有利原则和公正原则。[①] 这四原则一直被学术界援引为生物医学伦理学公认的普遍原则。然而这四个原则是否适用于公共卫生伦理学呢？这四个原则既然是具有普遍意义的伦理原则，那么它可以适用于公共健康伦理学，可是对不同伦理学的特殊性，这种普遍原则又有其不适用的一面。其在指导实际问题时不是原则与原则之间发生冲突(即任何原则都不具备至上性和逻辑上的优先性)，就是原则与道德判断之间发生冲突，以至于无法解决实际问题，因此而受到批评。

其实，任何的伦理原则都不可能在任何条件、任何事件上有效地运用。而比彻姆提出的四原则说也不是在伦理学界，甚至在生命伦理学领域没有反对的声音。但是，面对来自四原则说反对者的批评与责难，公共卫生伦理研究者们无动于衷，他们为坚持伦理原则而提出的辩护理由是：这些经过生命伦理实践总结出来的原则实际上是在告诉人们面对伦理困境时有选择做什么的初始义务，但它们不是必须选择的无条件的义务。"所谓初始义务是，当条件不变时我们必须履行的义务，如果条件变更，则我们不必履行这项义务，转而履行另一项义务。"[②]这即是说，在公共健康伦理中，提出任何的运用伦理原则来行动的理由或义务，都必须是有条件的，在不同的条件下，需要选择不同的伦理原则来履行义务。"在公共卫生伦理学中，伦理原则不是绝对的，伦理学的考虑也会发生冲突。在某些特定的情况下，有些原则可能会让位于另外的原则，任何处于公共卫生目的的行动、做法和政策可能会有这样的特征：可能会违背一些一般的伦理学判断，因此需要确定哪一个更应该

---

① J. F. Childress. R. R. Faden, R. D. Gaare, et al. Public Health Ethics, Mapping the Terrain [J]. Journal of Law, Medicine & Ethics, 2002,30 (2)：171.
② 翟晓梅,邱仁宗. 公共卫生伦理学[M]. 中国社会科学出版社,2016：78.

优先考虑……伦理学的理论并不是自觉就可以在实践中得到运用的或找到答案的,这种价值上的判断常常要基于一定的具体情况,也只有在具体的情景中才能权衡。"①

为了促进公共卫生进步和保护公众健康,人们需要对四个原则进行选择性的运用。通常认为,人们应当确定五个可以证明运用伦理原则的条件,或者说"四原则"在公共卫生领域的实际应用必须满足五个条件,才能得到伦理学的辩护,这五个满足条件是:

第一,有效性。为了保护或促进公共健康,有时不得不忽略某些原则,但违背一般道德原则的政策必须以维护公共健康为目的,并保证这样的公共健康目的可以实现。如果很难实现这样的目标,这个政策就不能得到伦理学上的合理性辩护。

第二,相称性。即运用四原则时需要满足下列条件:一是政策所追求的目标或结果是为了社会或社区所有成员的利益;二是所增加的负担必须不大于为有效达到这个目标必须承担的负担成本,即获得的可能的公共健康利益必须超过对一般道德考虑的侵犯,或者权衡每一行动的积极后果与消极后果,公众健康的受益必须是明显的、相称的和值得追求的,因而伦理上允许将负担加于个人或群体身上。

第三,必要性。并不是所有有效的、相称的政策对实现公共卫生目标都是必要的,只有那些经证明是必要的做法才可以得到伦理学辩护。

第四,对个人权益侵犯的最小化。即使一项政策满足了前面三个辩护条件,当不得不对个人权益有所限制时,也必须做到对个

① 曾光,黄建始,张胜年. 中国公共卫生(理论卷)[M]. 中国协和医科大学出版社,2013:208.

人权利的侵犯减少到最低程度。

第五，公开透明性。当某项公共卫生政策不得不违反某一原则，违反的必要理由应该是公开的和透明的，即这一道德考虑的政策需要向公众说明理由。透明性也是为建立和维持公众的信任和树立责任心所不可缺少的。

（二）美国公共健康学会提出的伦理原则

公共健康对于政府、公共健康管理部门的专业人员、每一社会成员都提出道德品格的原则要求，然而对于这些由总结公共卫生实践而制定出来的一系列原则，其本身仍然需要更深层次的价值理论支撑，因此，只有对这些具体的伦理原则加以进行理论概括并规范，才能形成公共卫生伦理特有的价值取向。但它们的实现必须通过全社会的共同努力。肖巍认为"只有当这些原则和规范为人们接受下来，并成为公共健康机构、从业人员以及每一位公民的道德品格时，一个社会才能真正达到公共健康的目标"。[①] 在这方面，"美国公共健康学会"（American Public Health Association）从预防医学的角度向有关机构和公民提出 12 条"公共健康伦理实践原则"。

第一条：公共健康应当从原则上强调疾病的根本原因和健康要求，目的在于避免对于健康有害的后果。

第二条：公共健康应以一种尊重社会中个人权利的方式实现公众的健康。

第三条：公共健康政策、方案和优先权应当通过确保为社会成

103

---

① 肖巍. 译序　公共健康伦理：任重而道远[z]. [美]斯蒂文·S. 库格林, 等. 公共健康伦理学案例研究[M]. 肖巍, 译. 人民出版社, 2008：12.

员提供机会的方针来发展和评价。

第四条：公共健康应当提倡和为了赋权于每一个社会成员而工作，其目的在于使所有人都可以得到基本的健康资源和必要的健康条件。

第五条：公共健康应当寻求信息，以便有效地实施保护和促进健康的政策和方案。

第六条：公共健康体系应当为社会提供自己拥有的、为决策和方案所需的信息，这些决策和方案的实施也应当征得社会的同意。

第七条：公共健康机构应当根据信息，在它们拥有的资源和公众授权的范围内以及时的方式行动起来。

第八条：公共健康方案和政策应当把各种取向整合起来，预先考虑到和尊重社会中不同的价值观、信仰和文化。

第九条：公共健康的方案和政策应当以最能增强物质和社会环境的方式来完成。

第十条：公共健康体系应当保护那种如果公开，便会给个人或者社会带来伤害的信息的秘密性，除非是在最有可能给个人或者社会带来重大伤害的情况下才能证明公开是正确的。

第十一条：公共健康体系应当保证自己的从业人员是胜任本职工作的。

第十二条：公共健康体制和从业人员应当联合起业，为建立公众的信任和体制的有效运转而努力。

（三）国内公共健康伦理原则的研究

国内伦理学界进行的关于公共健康伦理原则的讨论，最初是在借鉴西方公共健康伦理学的基础上产生和发展起来的，所以早期探讨中借鉴西方伦理文化的痕迹比较明显。随着中国公共健康伦理学的发展,学界对公共健康伦理原则的探讨转向基于中国语境和现实的研究,即针对中国的实际状况提出相应的道德原则,为公共健康实践提供指导和依据。

1. 以目标人群受益为主题的"五原则说"

国内关于公共卫生伦理原则的探讨,最早始于伦理学家邱仁宗研究员引进西方公共卫生伦理的理论、原则和方法,探讨和解决我国公共卫生实践中提出的实质伦理学和程序伦理学问题,在解决这些伦理问题的过程中设法制定在人群中促进健康、预防疾病和损伤的行为规范。

从公共卫生和健康伦理研究角度出发,传统的观点认为,公共卫生与健康实践模式与临床医学实践有所不同,公共卫生实践的模式旨在了解群体水平疾病和残疾的原因,保护、改善和促进公众的健康,而临床医学实践的模式着眼于解决个人健康问题以及关注对个体患者的治疗,公共卫生与干预相关的发展、实施、评估,以及专业人员、社会成员政府机构之间的互动和关系,而医患关系是临床医学医疗的核心;公共卫生实践强调预防,而临床医学实践强调医疗;公共卫生实践的决策由共同体决定——由政府作为公共利益的代表决定,而临床医学实践是患者个人的选择;公共卫生实践具有强制性的特点,而临床医学实践强调尊重个体患者的自主性和知情同意;公共卫生实践首先关注群体干预的后果,具有功利性,而临床医学实践强调的是有益于患者个体由于公共卫生实践的这样一些特点,决定了政治上的公共卫生伦理必然强调合理家长主义的运用,强调公共卫生是公共产品,因此公共卫生伦理学的重点是政府主导责任,最为敏感的伦理学问题也往往源于政府行使权力,这就需要,有充分证据证明这种权力的行使是合理的。

研究公共卫生伦理的翟晓梅与邱仁宗强调公共卫生的宗旨是

服务与保障目标人群的健康。基于这种伦理目标的要求，他们总结提出公共卫生伦理所应坚持的基本原则是：(1)效用原则。这里的效用不应理解为"快乐"或者"受益"，而是指在公共卫生方面所采取的干预措施中目标人群的受益超过可能给他们带来的伤害，效用所指的就是受益部分超过伤害部分。(2)公正原则。公正原则是对效用原则的一种约束，其中包括公共卫生资源以及受益和负担在人群之间的分配公正、程序公正、回报公正、补救公正。(3)尊重原则。公共卫生的干预措施往往存在家长主义性质的强制性，因此需要强调尊重当事人的自主性和知情同意，以便在公共卫生工作中适当处理群体与个体之间的关系时，既实现人们健康效用的最大化，又尽可能使个人的自主性得到最大尊重。(4)共济原则。共济既有互惠性，又有利他性，保险形式就体现了共济的最大价值，共济原则所强调的是一个社会有共同促进人群健康的共同责任。(5)相称原则。相称原则是指公共卫生机构所采取的影响个人的任何措施应当是合适的、必要的、合理的，而且能达成目标人群实现公共卫生的目的。[①]

公共卫生伦理的五原则强调在采取行动时，需要使目标人群受益，应用伦理原则因此还应包括以下九个方面的规范：(1)使目标人群受益；(2)避免、预防和消除对目标人群的伤害；(3)产生效用：受益与伤害和其他代价相抵后盈余最大；(4)受益和负担公平分配(即分配公正)并确保公众参与，包括受影响各方的参与(程序公正)；(5)受尊重自主的选择和行动；(6)保护隐私和保密；(7)遵守诺言；(8)信息的透明和告知真相；(9)建立和维持信任。[②]

---

① 翟晓梅,邱仁宗. 公共卫生伦理学[M]. 中国社会科学出版社,2016：61—78.
② 邱仁宗. 公共卫生伦理学与传染病控制中的伦理问题[A]. 曾光. 中国公共卫生与健康新思维[C]. 人民出版社,2006：230—231.

在这九项具体原则的选项中,第一到三项是从行动的后果来考虑的,其伦理学基础是功利主义,第四项是公正原则,包括分配的公正与程序的公正,第五到八项源于对人的尊重,包括尊重自主性、保护隐私与知情权等,其伦理基础是道义论自由主义,第九项强调的是公共卫生机构和工作人员与目标人群之间应有的信任关系,公共卫生行动应取信于民,而绝不可以失信于民,从中也可见共同体主义理论对其产生的影响。

2. 以医学伦理视角推导出来的"四原则说"

清华大学的肖巍教授依据自己对公共健康伦理的理解,提出了健康伦理领域应当坚持的是"四原则"说:仁慈原则、不伤害原则、公正原则和自主性原则的。肖巍解释道:"仁慈原则要求个人和社会尽可能地扩大潜在的利益,把潜在的风险减至最低,也包括尽可能地促进个人的福利和公共利益。不伤害原则是希伯克拉底式的命令,不能从事任何伤害的行为,不论是对个人还是对他人的伤害,这里面当然也包括了在潜在的利益和风险之间进行平衡。公正原则要求平均分配利益和负担。自主性原则来源于尊重人的伦理传统,给予人们生活选择的自我决定权。"①

回顾医学与生命伦理学的历史,关于仁兹、不伤害、自主性和公正的四原则说,其实最先是由研究生命伦理的比彻姆和丘卓斯提出来的。这一原则诉诸公共道德理论,兼顾美德论、道义论与功利论,在西方生命伦理学界曾获得过高度评价,甚至一度成为医学伦理学的"圣经"。但是,因为这一原则过于技术化,在解决医学实践所遇到的具体问题时会显得没有人情味,带有僵硬感,以至于因为原则与原则之间的冲突,使当事人无所适从,无法做出选择。因

107

---

① 肖巍. 烟草危害与公共健康的伦理研究[J]. 中国医学伦理学,2005 (2).

此,美国当代著名的生命伦理学家恩格尔哈特对这四个原则给予肯定的同时也提出批评。恩格尔哈特认为,比彻姆的四原则说有助于解决一些具有相似性的道德情感问题却存在掌握不同理论方法的人之间发生道德冲突的危险。这是人们持有不同价值观或道德感的境遇下发生的道德冲突。这四个原则因为存在着冲突而无法解决实践问题。

比彻姆和丘卓斯的"四原则"说在生命伦理学领域有着极大影响,但是,这些原则毕竟是在生命伦理的基础上提出来的,它是否在公共健康领域也能获得伦理支持呢? 研究公共健康伦理的肖巍教授对此有自己的的看法:"人们能够联系仁慈、不伤害、自主性和公正原则提出公共健康的伦理准则和规则,尽管这些准则和规则并不能直接从这些原则中推论出来……公共健康伦理学实践问题要求通过一个具体化的和变革的过程使这些原则更具有应用性。"①

3. 从"权利与善"基本问题出发的"六原则说"

主要研究应用伦理学的史军博士从他一再坚持的个人权利与共同善的立场出发,提出"权利与善"和解的六原则说,这六个原则是:整体功利原则、最小侵害原则、补偿正义原则、公众知情原则、社群参与原则、宽容关怀原则。在六条伦理原则中,整体功利原则是为了确保公共健康目标的实现而存在的,所以是优先于其他原则的;最小侵害原则是一种"两害相权取其小"的权宜之计;补偿正义原则则对那些权益受到侵害的个人提供必要的补偿;公众知情原则是为了实现对公民权利的保护;社群参与原则是对现代民主

---

① 肖巍. 译序 公共健康伦理:任重而道远[z].[美]斯蒂文·S.库格林,等.公共健康伦理学案例研究[M].肖巍,译.人民出版社,2008:3—4.

社会要求的回应,有利于公共健康政策的落实和优化;宽容关怀原则体现了作为人的道义诉求,也有利于对个人权利的保护。

关于个人权利与共同善之间的关系,史军博士基于公共健康伦理原则给出了寻求和解的伦理立场,按他自己的说法,因为"这些原则充分考虑了个人权利与共同善的公共健康立场,因此,可以作为权利与善和解的伦理原则……这六条原则都是为了实现一个共同目标,在实现公共健康的同时使个人权利得到最大限度的保护。因此,这些原则之间与其说是一种冲突的关系,不如说是一种互补的关系"。[①]

4. 责任中心主义的伦理原则的"核心原则说"

学界另一研究公共健康伦理的学者喻文德认为,责任才是应用伦理学中一个重要的核心范畴,是公共健康伦理研究中一个亟待拓展的视角。可是长期以来,人们却忽略了对它的伦理研究。为了弥补这一公共健康伦理研究内容上的缺憾,他把责任问题作为研究的起点,明确指出"责任伦理是一种以恪守职责作为基本道德原则的伦理……所有的应用伦理大都属于责任伦理的范畴"。[②]

喻文德在自己所著的《公共健康伦理探究》一书中,将责任贯穿为全书的主线,第一章就在评述国内外关于公共健康伦理研究现状的基础上,将责任原则作为分析的框架,第二至四章,都是从责任原则出发,对公共健康伦理进行理论分析,第五直至第十章,是责任原则在公共健康的利益相关者行动领域的具体贯彻。

应当指出,喻文德对责任原则的研究中,其实并不是将其看成公共健康伦理的唯一原则,而是在认同其他原则,尤其是"权利与

① 史军.权利与善:公共健康伦理研究[M].中国社会科学出版社,2010:173.
② 喻文德.公共健康伦理研究[M].湖南大学出版社,2015:前言.

善"原则的基础上,将责任原则融入其中,对其进行补充。在他看来:"'权利与善'的关系仅仅是公共健康伦理研究主题的一个方面,而'责任与善'则是公共健康伦理研究主题的另一方面……责任原则是公共健康伦理研究亟待拓展的一个重要视角。"①

与喻文德的观点相似,对应用伦理学有深入研究的中国社会科学院甘绍平研究员也认为责任原则是"解决当代人类面临着的复杂课题的最适当、最重要的一个原则,而责任伦理这一概念,又恰如其分地体现了当代社会在技术时代的巨大挑战面前所应有的一种精神需求和精神气质"②。因此,人们应当真切地意识到责任伦理存在的重要意义。

二、"健康中国"背景下的公共健康伦理原则

"健康中国"国家战略提出树立大卫生、大健康的观念,建立健全健康教育体系,提升全民健康素养,推动全民健身和全民健康深度融合。由此决定了公共健康的伦理研究必然会在大健康的背景下展开。新的伦理原则应当赋予统一战略以新时代的意义和新的实现路径。如在传统的公共健康道德体系中,存在着诸多道德义务或道德规范要求,处在具体情境下,一些道德义务或道德规范会出现冲突,出现首先主体履行了一项义务就必然违背另一项,或者满足了一个规范就不得不放弃另一个的伦理选择难题,这时该如何取舍呢? 一些人提出应将全部道德义务或道德规范划出轻重等级,较轻的要求服从于较重的要求,然而,轻重等级又根据什么

---

① 喻文德. 公共健康伦理研究[M]. 湖南大学出版社,2015:15—19.
② 甘绍平. 应用伦理学前沿问题研究[M]. 江西人民出版社,2002(99).

给出呢？既然人们对最根本的道德要求是什么这一点也存在分歧，这就意味着急于求成地找出完全解决一切道德冲突的道德原则是不现实的，唯有具体问题具体分析，依据具体情形做出选择才合乎逻辑。在公共卫生伦理学中，伦理原则不是绝对的道德律令，伦理学的考虑也会发生冲突，在某些特定的情况下，有些原则可能会让位于另外的原则，由于任何出于公共卫生目的的行动、做法和政策都可能会有这种需要确定哪一个更应该优先考虑的特征。人们都同意有些伦理学的判断应该优先于另一些伦理学的判断

（一）整体功利：健康效用最大化与伤害最小化原则，

现代社会是一个越来越复杂的由设计与创新、生产与服务、交换与消费等领域与过程构成的巨大系统，处在这个互相联系、互相作用系统中的个体行为的空间越来越窄。而且个体能对社会所做出的努力和影响与社会行为整体相比，可以说是微乎其微。事实上，作为个人，谁也无法对事物的变化发展起到本质性的作用。"我"正在被"我们"这个整体及作为整体驱动的行为所取代。离开全社会的整体利益，个人已无法做到真正的独立存在。正是从这个意义上说，整体功利有了最大的效用。而从效用论的视角认识公共健康的伦理原则，公共卫生正是通过预防疾病、促进健康而有益于人、促进人的福利的目标正义。

在公共卫生与健康的语境内，因为公共健康不仅涉及个人的权利，而且涉及群体的健康权益，所以公共健康利益代表着一个共同体人口健康及影响人口健康的有利因素的总和。公共健康利益的最大化意味着最大多数人的最大健康。它的内涵所指正是功利

主义的最大多数人幸福的价值观①,是健康人口的数量最大化和人口的健康水平最高。

公共健康的目标是一个系统整体性的目标,整体性的目标需要有说服性的价值观为之提供伦理辩护。寻找伦理学的理论根据,传统整体功利主义的"最大多数人的最大幸福"原则可说在一定程度上满足了公共健康目标的需要,或者说有着向大多数人健康利益倾斜的趋同和一致性。史军博士认为:"公共健康实践对整体功利确实有一种天然的诉求,大多数公共健康实践在本质上都是功利主义的。"②阿曼达·伯尔斯指出:"许多公共健康人员都认为,既然他们的工作是代表人口的利益,为了创造最大的健康收益,那么,功利主义原则就理应成为指导他们决策的基本伦理理论。"③功利主义追求"最大多数人的最大幸福",是一种整体主义的价值观,它公共健康追求最大多数人的最大健康的目标是一致的。

整体健康的功利论就是健康效益论,实现最大的健康效益就是公共健康。公共健康伦理学把"效用是指某一行动给目标人群或者全体社会成员带来促进健康、预防疾病和损伤的好处,以及可能给相关人员带来的风险、负担及其他权利和利益方面的负面影响"。④ 在其公共卫生实践中,健康的效用原则就是要按照顾健康最大化,伤害最小化原则行动,即受益与伤害和其他代价相抵后盈

---

① 功利主义原则是从群体或者社会的角度表达道德的原则。即一个行为合乎道德,是在它最大程度地产生出了或有利于最大程度地产生出人生的终极价值之时,一个行为是不道德的,是在它不产生或不利于最大程度地产生出人生的终极价值之时。也就是说一个行为的正确与公正与否可以由它的结果来表示。

② 史军.权利与善:公共健康的伦理研究[M].中国社会科学出版社,2010:177.

③ Burls, Public Participation in Public Health Decision [A]. In Peter Bradely and Amanda Burls, Ethics in Public and Community Health [C]. London: Routledge, 2000.

④ 翟晓梅,邱仁宗.公共卫生伦理学[M].中国社会科学出版社,2015:62.

余最大。而且因为整体功利的理论强调由所有社会成员组成社会整体的最大幸福,这就决定了政府在制定公共政策时必然要考虑如何配置资源才能做到更为合理和追求利益最大化的问题。在公共卫生和医疗领域,由于预防的成本在绝大多数情况下都会低于治疗成本。因此,"预防优先"必然会成为维护公共健康的基本方针。公共健康力图用最小健康投入换取最大的健康收益,这也是其"预防优先于治疗"的策略存在的理论基础。在我国,"政府对艾滋病的防治就是如此。有限的公共健康资源优先于安全性用品的发放和对公众的健康教育以阻止艾滋病的传播,而不是优先用于某个艾滋病的治疗"。①

在坚持功利主义的伦理主张以求其作为公共健康谋求利益最大化目标时辩护的依据时,公共健康实践也会遇到一些不可绕过的难题,即当政府在制定和实施一项公共卫生政策时,需要权衡所有可行的措施,以选择积极效果最大,消极后果最小的措施。这意味着在实践领域,因为功利主义主张整体利益是所有个体利益之和,因而在实现整体利益最大化的过程中,对个体权利,如传染病患者的自由权和隐私权的侵害似乎不可避免。或者说,为了最大化一个群体的幸福,必然要侵害个人或一个群体的幸福。对此,功利主义的伦理主张十分明确:既然为了公共的整体利益,对个人的权利进行干预不可避免,那么"共同善优先于个人权利"的伦理选择就应当得到伦理辩护。当然,最大利益原则虽然为政府干预个体自由提供了依据,但也不能随意而为,而应当基于合理目的,即政府对个人行动的干预应当切实有利于维护群体利益或增进权益。

113

---

① 喻文德. 公共健康伦理研究[M]. 湖南大学出版社,2015:36.

就此而论,追求公共健康的效益最大化就意味对个体权利伤害的最小化。

为了实现公共健康目标,采取限制或者侵害个人权利和自由的公共卫生措施在伦理上认为是必要的,可这并不意味着所有限制或侵害个人自由和权利的政策措施都是实现公共健康目标所必需的。在伤害不可避免的前提下,只有那些伤害最小化的替代性政策措施具有道德合法性。这意味着需要在个人和公共、权利和善之间找到某个平衡,这个平衡点既有利于促进和保护公共健康,又能使个人拥有尽可能多的权利和自由。"虽然在公共健康实践中对个人权利的侵害经常无法避免,但是,我们却可以选择侵害相对较小的政策措施。分割是有程度区分的,既然有'较小'的侵害,在理论上就存在着'最小'的侵害,因此,在追求整体健康功利的同时,选择对个人权利侵害最小的公共健康措施在伦理上才是最为正当的。"①

公共健康伦理学的基本原则是不伤害人,当不能满足这一基本原则时,退而其次的要求是尽量使他们可能遭受的伤害和风险最小化,从减轻症状,改善体征,缓解疼痛到治愈疾病,包括以最经济的代价治疗疾病。所谓健康的效用正是指主体采取的健康供给行动给目标人群或全社会成员带来促进健康、预防疾病和损伤的好处,与可能给相关人员带来的风险、负担或其他负面影响之间的比值。其比值越高,则效用越大,或其净受益越大。在公共卫生中效用必须被置于第一的位置。在公共卫生方面采取的措施,必须使其给目标人群带来的受益尽可能大大超过可能的风险,即效用越大越好。公共卫生牵涉面大,涉及广大人群,社会成本大,绝不

---

① 史军.权利与善:公共健康的伦理研究[M].中国社会科学出版社,2010:176—187.

能采取徒劳无功的干预措施。然而,净受益最大化也并不意味着是对个人利益和负担的简单整合,不应为了产生最大的健康受益的结果而任意、没有必要地伤害某些个体的利益,而是在伤害某些个人或者群体的利益无可避免,并使这种伤害最小化的情况下,使整个人群的受益最大。

如何维护最小伤害原则? 依伦理原则要求,政府和公共卫生组织机构应该负起维护和促进该社会个体和群体健康的主要责任。立法机构和行政机构应该制定相应的法律、条例或规章,由立法机关或政府授权的公共卫生或疾病控制机构依据这些法律、条例和规章在全社会范围针对目标人群采取保护和促进健康的措施。如果这些措施的落实既保护了群体也保护了个体,与个人的自由和自主并无冲突,那么这些措施就是有效益的、合乎道德原则的。但在特定的情境和条件下,政府和公共卫生组织针对目标人群采取公共卫生措施时,常常会与个人的自由权利发生冲突,如对那些吸烟、酗酒、性行为混乱、吸食毒品等特殊群体采取的健康教育、强制治疗、劳动教养等带有强制性的措施,必然在一定程度上侵害个人的自由权和自主自决权。以对吸烟者的限制为例,如果限制非自愿的(如未成年人等无决策能力者做出的决定)与影响他人健康的行动(如在公共场所吸烟),那么这种干预容易得到社会认同。但强制干预一个自愿的仅与己有关的行动,该行动仅使该个人受到伤害,并未伤害他人(如在不影响的地方吸烟),尤其是当事人将因这种行动带来的快乐看得比该行动可能引起的健康风险(如患病、伤残和早死)看得更加重要时,干预他们的行动虽然可以得到伦理学的辩护,但是仍需谨慎地选择对特殊群体和个人的干预手段,以实现最小伤害的伦理原则。

（二）公平公正：健康基本服务均等化和补偿正义原则

关于公平、公正、平等、正义等伦理学中使用频率较高的范畴，人们从来就有不同见解。问题研究领域不同，相关的解释也不同。一般而言，平等、公平与公正一词是同义语，它们的内涵都建立在道德的底线原则中：平等是指被平等地对待，而不平等便是被不平等地对待。"当我们讨论'平等'（equality）时，我们与 equity 这一术语进行比较，分析一下这种不平等（inequality）是否已经构成不公平（inequity）。Equity 一词原来指英国的一种法律制度，当已有的法律不能令人满意时法官可以通过判例法来加以纠正，从而达到公平的的判决，这种法律制度称为衡平法（equity）。因此，在一般情况下，equity 与 fair 的意义都是'公平'。类似同义语。"[①]然而，认真分析两个词，又不能说它们在伦理价值上完全等同。英语中的，原义是平等，就是对人对物以等份的对待，比如政府每月平均给社会成员发放等量数额的医疗补助费，可以按人头算，而不需考虑社会成员个体在社会中的地位、经济状况、性别和年龄如何，这就是平等的意识。但是 equity 一词所表达的意思也可以是公平的意识，比如说，因为每个人的社会地位、经济状况和健康状况的不同，相关医疗保健的起点按理说也应所不同。理想状态下，每个人都应当根据自己的实际需要情况得到一份医疗保健资助的份额，不同的人得到医疗保障资助的份额应当有所差异，因为建立这一政策的出发点并不意味着需要在社会成员中削峰填谷，让富人从此变为穷人，而是要改善在社会中处于相对不利地位的群体的健康状况，这里的 equity 便具有了正是存在差异才反映出来的公

---

① 翟晓梅，邱仁宗. 公共卫生伦理学[M]. 中国社会科学出版社，2015：65.

平意涵。

　　著名伦理学者罗尔斯在《正义论》中所强调的第二个正义原则——差异原则，其所指的就是这种在差异基础上的公平。罗尔斯曾力图说明：为自由与平等的人们所设计的社会契约能够导致基本自由与机会的公平平等，而只有当社会和经济的不平等"适合于最少受惠者的最大利益"时，不平等才是被允许的。对公共健康问题来说，只有当社会和经济的不平等能够使社会中健康状况最差者得到最大的健康利益时，这些不平等才是被允许的。因此，罗尔斯的"机会公平平等"原则首先就必须保证立约人拥有公平的健康机会，作为公平的正义是通过要求健康的社会决定因素的公平平等而实现健康公平的，这意味着公共健康资源分配起码达到"底线公平"才能实现机会公平平等，这就要求在资源有限的情况下，政府和社会应当以体制和政策为手段关注边缘人群和社会弱势群体的利益，从宏观上控制疾病和环境污染对人口健康的影响，从社会结构最薄弱的环节，社会中最为边缘和脆弱的人口层面遏制流行病的产生和蔓延。如果政府为了获取最大的健康收益，应当将健康服务更多地投入到需要社会救济的人群中去，如正受流行病肆虐威胁的弱势群体、没有医疗保险的经济落后的农村地区等，这是因为如果这些地区的群体健康得不到保障，他们个人的健康状况便会成为公共健康的巨大威胁而无法实现全社会公共健康的改善。

　　因此可以理解，公共健康领域内的伦理公平公正原则应当含有三层意识：一是不歧视。基于每一个人的特点而不考虑他在社会中属于哪个不同的群体，做到公平地分配医疗保健资源与负担，一个都不能少。二是公平地分配，也就是按每一个人所需要的医疗保健来分配医疗保健资源，在强加给人们一种负担或者拒绝给予一种利益时提供程序上的公正。三是分配公正。这种分配存在着差异不是因为不平等而带来的不公平,反过来说,并非所有的不平等都是不公平。

公平是社会正义的体现,公共健康就需要这样的社会正义。在国家战略上,《"健康中国 2030"发展规划》明确提出公平公正的原则。强调要以农村和基层为重点,推动健康领域基本公共服务均等化,维护基本医疗卫生服务的公益性,逐步缩小城乡、地区、人群间基本健康服务和健康水平的差异,实现全民健康覆盖,促进社会公平。这一国家健康发展战略显然特别关注公共健康领域的公平问题。

健康公平包含健康机会平等与健康结果公平两个方面。

健康机会平等是指社会成员平等享有社会健康资源,每个个体在同等条件下有相同权利和资格来争取自身的健康权益,健康的机会平等意味着分配要公平正义,即注重健康机会对所有人的开放性和包容性,能否获得健康机会取决于个体的才能和努力,与个体出身、家庭背景等无关。健康机会平等还是形式上的起点平等,公共健康资源分配的公平性是健康机会平等的关键内容。健康机会平等是健康结果平等的前提,健康机会不平等容易导致社会矛盾冲突,而确保健康机会平等可以在一定程度上缓解和消弥健康利益方面的社会矛盾与冲突。

健康结果公平指的是社会成员所获得的健康资源相对平等,实现人人共享、普遍受益。例如美国的"健康公民 2000"的目标之一就是降低因为种族、民族、性别、教育程度以及其他因素形成的健康不公平。我国则重点考虑健康公益,即在公共健康实践中合理分配公共健康资源,将对患者的责任与对其他人、后代以及社会的责任融合起来考量。为此,在基本的公共卫生服务上特别强调均等化原则。这一均等化的基本含义就是公民享有基本公共服务的机会均等化。作为公民，无论其性别、年龄、种族、居住地、职业、收入水平，都能获得基本的公共卫生服务，如医疗部门免费为城乡居民建立健康档案并提供健康检查、随访、健康教育、宣传和咨询等各种基本的健康服务，以使公民的健康权得到基本保障并达到大致相同的健康水平。

基本公共服务均等化重在过程，它与共享社会发展成果的结果在本质上是一致的，都是维护社会公平。"公共健康水平的均等化实质上是一种健康结果的平等。其目的是保障不同社会群体的基本生存权和发展权，这种健康结果的平等为不同的社会群体参与社会竞争提供了起点的公平。"[①]这也正是伦理学家罗尔斯所秉持的正义观："所有的社会价值——自由和机会、收入和财富、自尊的基础——都要平等地分配，除非对其中一种或所有价值的一种不平等分配合乎每一个人的利益。"[②]

实现公共健康水平的均等化是公共健康伦理基于社会存在的健康不平等的现实和基于人的尊严和价值而做出的价值承诺。然而在现实生活中却存在着不同社会群体之间的健康水平的不均等，造成这种不均等的原因是多方面的，既有自然的原因，如因地理环境的原因所造成的地方病的存在。也有社会的原因，如因公共卫生服务的可及性不足造成的人的预期寿命的缩短；既有先天的原因，如因遗传原因造成的身体缺陷，也有后天的原因，如因不同的生活方式造成的慢性病的存在；既有偶然的原因，如因意外事故造成的伤害或死亡，也有必然的原因，如随着年龄的增长导致发

---

① 喻文德. 公共健康伦理研究[M]. 湖南大学出版社，2015：85—86.
② [美]约翰·罗尔斯. 正义论[M]. 何怀宏，何包钢，廖申白，译. 中国社会科学出版社，1988：62.

病率的上升等。然而值得认真考虑的是,从理论上说,社会进步的成果应当由全社会来共享,但实际上是由强势群体来享受或首先享受;同样,社会代价的后果应当由全社会来分担,但实际上大部分却由弱势群体来承担或主要由他们来承担。因此,处在强势群体中的人与处在弱势群体中的人,对社会的关系是不一样的。强势群体由于得到很多利益,认为这个社会好,希望维持现状,对社会认同感较高;而处在弱势群体中的人,由于地位下降或利益受损,对社会有一种不满情绪,甚至希望改变现状,因而对社会的认同感较差。这种复杂的情况很容易导致社会矛盾和冲突的产生。

如果客观地分析社会中弱势群体的形成之因,最为根本的还是属于经济层面的问题,而由经济原因带来的不平等,会直接影响健康方面的不平等。这正如社会学家丹尼尔所说的那样:"事实上,多国的证据表明,在一个社会中,社会经济不平等的程度越大,则健康不平等的差距也越大。"①

必须指出,这里所说的基本的公共服务均等化更多指的是机会均等、制度共享的概念,而不是绝对的平均主义和"大锅饭"。并不是强调所有居民都享有完全一致的基本公共服务,而是在承认地区、城乡、人群存在合理差别的前提下,保障所有居民都享有一定标准的基本公共服务,其实质是"底线均等"。通过重点保障弱势群体的基本公共服务供给,将基本公共服务差距控制在合理的范围内。从提高健康效率的角度看,合适的健康利益差距也是推动社会正常发展的动力源泉,绝对平均主义会挫伤有能力的人创造健康财富的积极性,最终损害全社会的健康和影响效率。

---

① Norman Daniels, Bruce P. Kennedy, Lchiro Kawachi. Why Justice is Good for Our Health: The Social Determinants of Health Inequalities[1]. Daedalus, Fall, 1999, 128(4):215 - 251.

实现公共健康资源分配公正还需要坚持补偿公正原则。什么是补偿公正？补偿公正是一方因对另一方造成的损失或者伤害而做出充分赔偿后所取得的公平性。如造成了水库移民的有形资产和无形资产的损失，秉承公正原则对其损失进行合理的补偿。补偿公正的补偿只限于受损人或受害人遭受的损失，重在为受害人恢复原状而体现社会公正。例如流行病流行时，政府采取强制隔离措施影响了公民的自由，公共健康的预防接种措施给某些人带来预防接种的不良反应等，政府或集体应对个人权利和利益所造成的损失进行补偿。如我国《艾滋病防治条例》就明确规定："对因参与艾滋病防治工作或者因执行公务感染艾滋病病毒，以及因此致病、丧失劳动能力或者死亡的人员，按照有关规定给予补助、抚恤。"

按照罗尔斯的差异原则理论，只有当社会和经济上的不平等能够为所有人带来利益补偿，尤其是为社会中的弱势群体带来利益补偿时，这种不平等才是正当的。这意味着公正的一个重要作用就是对个体承受的不公正进行矫正，而矫正的一个重要途径就是补偿。补偿同时也是一种义务，对个体给予补偿是国家对公民的契约义务。因为公民个人依契约将自己的权利交给国家来行使，并形成对国家保护自身合法权益的预期，国家应当保证这种预期不受破坏，政府对每个公民的命运具有一视同仁的补偿责任。至于具体的补偿方式，一是完全补偿，二是适当补偿，如在公共卫生防疫中，对深入一线的医务人员就应有特殊的补偿，救死扶伤虽是医务工作者的义务，然而医务人员对这类患者的治疗可能会危及自己的生命健康，由于此时的公共健康危机负担应由整个社会而不是某些医务人员承担，这就使得医务人员的救死扶伤行为超出医生应履行的义务范围，为此，社会有义务对他们的救死扶伤行为给予补偿。

(三) 共建共享：人人健康、人人参与的道德原则

"共建共享，全民健康"是建设健康中国的战略主题，其核心思想是以"人民健康为中心"。早在 2016 年的全国卫生与健康大会上，习近平总书记就明确指出："健康是促进人的全面发展的必然要求，是经济社会发展的基础条件，是民族昌盛和国家富强的重要标志，也是广大人民群众的共同追求。要坚持正确的卫生与健康工作方针，以基层为重点，以改革创新为动力，预防为主，中西医并重，将健康融入所有政策，人民共建共享。"①

确立以人民健康为中心的共建共享发展理念所依据的是"共享伦理"的目标价值观。共享伦理是以"共享"为核心价值取向的伦理思想、伦理精神、伦理原则和伦理行为统一而成的伦理价值体系。传统意义上的公共伦理将"共享"视为一种美德，从而要求最大程度地实现社会发展成果或社会资源的共享性，即社会发展成果或社会资源能够为国民或公民共同享有，让所有国民或公民能够有强烈的获得感。共享伦理从道德上拒斥严重缺乏共享性的社会，要求人类社会在追求发展的过程中最大限度地维护发展成果的共享性。

"人人健康，人人参与"的健康道德原则是由公共健康伦理的目标所决定的。公共健康伦理的目标即是使人类生活在其中的自然和社会环境有利于个体的生存和发展，有利于整个人类社会的生存和发展。公共健康伦理的目标就是公众的健康，公众的健康

---

① 习近平. 在全国卫生与健康大会上的讲话[EB/OL]. http://www.gov.cn/xinwen/2016-08-20/content-5101024.htm.

虽然不是个体的健康,但是与个体的健康有着最为直接的联系,是个体健康的集合。而一个人对健康利益的追求是其最基本的权利。在公共健康实践中,政府各项政策的制定和实施都必须有一个不可僭越的基本尺度,那就是不能侵害公民个人的基本权利,特别是在涉及人的生命权、健康权、人身自由权等基本权利时,不能轻易侵犯和剥夺。

公民个人的权利与所尽的义务是统一的,公民在公共健康的道德建设中如果享有必然权利的话,也就意味着必须承担相应的义务,其所承担的道德义务事实上构成了他享有健康权利的资格。"在追求共同利益的过程中,个体的健康赋予了政府生命权利……政府充分意识到健康问题的重要性,鼓励个人在参与的各项活动中保持健康……在社会生活中,对个体有益的事(个体只是希望能够成为真正的自我),也就是对所有参与者都有益。因为大家都希望获得同样的益处。这样一来,由于彼此之间的这种关系,个人的利益也被视为社会的共同利益。因此,从本体论来看,个人健康有关的利益,应该像其他物质产品一样,被视为公共利益。这样一来,我们就建成了一个人人为社区,社区为人人的理想社会。"①

政府要承担保证人人健康的道德责任,社会成员因为享有健康利益而需要承担参与的道德责任。这是因为公民广泛参与公共健康实践来践履正义所要达到的基本价值诉求,既是争取和扩大个人权利的有效途径,也是实现社会公正制度的重要保证。依社群主义的观点,公民参与是公民试图影响公共政策和公共健康生活的一切活动,也是实现公民美德的基本途径。"我们都属于相互依存的重叠的社群。如果置身于这些社群之外,人类就不会长久

① 张勍.公共利益视角下欧洲公共健康制度研究[J].东岳论丛,2018 (7).

123

地生存,个人自由也不能长久维护,不论哪个社群,假如它的成员不关注并将精力和资源奉献给共同的事业,它亦不能长久生存下去。"①

在公共卫生实践中,公民参与政府的健康管理公共事务,可以避免政府决策的失误,在论证一项公共卫生措施在促进公共健康方面是否可行时,政府如果只听倡导者的意见,难免肯定的意见占有优先的主导地位,这种意见在很多时候是不全面的。如果让公众参与进来,他们会从自己的切身实践感受出发,直抒己见,可以使政策较全面和正确,从而避免在公共健康行动中的失误。

公民积极参与社会公共卫生事务可以增强保护和促进公共健康的责任意识,还可以成为培育公民公共精神的重要手段。在公共健康实践中让公众参与进来,允许公民充分发表自己的看法,他们对经过讨论后所做出的决策就比较容易接受,因而在执行中也就具有更多的责任感和使命感。正如赫尔德所言,"对自由的平等权利和自我发展只能在参与性的社会中才能实现,这个社会培植政治效率感,增加对集体问题的关心,有助于形成一种有足够知识能力的公民,他们对统治过程会保持持久的兴趣"。②

公民积极的政治参与是防止专制集权公共健康资源实行垄断的重要途径。历史的经验表明,权力不加制约就会导致滥用和腐败,最终会损害公民的合法权益。"因此,制约权力是民主政治的一项重要内容。有效地制约权力,一方面需要权力体系自身内部的相互制衡,即以权力制约权力;另一方面,也需要权力体系外的制约,即以公民制约权力。公民对政治生活的积极参与,是实现对

① The Responsive Communitarian Platform. Rights and Responsibilities [J]. The Responsive Community, 1991-1992(Winter): 4.
② [美]戴维·赫尔德. 民主的模式[M]. 燕继荣,译. 中央编译出版社,1998: 340.

公共权力有效制约的基本条件。"①

(四) 以人为本：预防保健和合理医疗的健康促进原则

健康是人的生命之所系，是人的全面发展之基础，是全体人民最大的财富。党的"十八大"报告提出"健康是促进人的全面发展的必然要求"，在全国卫生与健康大会上，习近平总书记对健康中国的新理念进行了更加系统的阐释，提出"让广大人民群众享有公平可及、系统连续的预防、治疗、康复、健康促进等健康服务"。健康伦理的原则应是以人为本，是指健康的发展必须遵循人的发展生命周期，促进人的全面发展。健康促进的以人为本原则就是从人的发展生命周期出发，对不同阶段进行各种持续的人力资本投资，建立覆盖人的生命周期的大健康战略体系，形成"知、防、医、护、养"五位一体的大健康网络，进一步使公共卫生服务体系向全体人口全覆盖。

在医疗保健上的以人为本，就是要进行合理治疗、功能康复与健康角色回归、预防保健和健康促进，这是当代医疗伦理中最重要的道德原则。

在当代社会，作为一种人道主义的价值观，医疗领域广泛开展的价值医疗(Value-based Medicine/Health-care)行动正在全球范围内受到提倡。所谓价值医疗，是指如何在一定成本下获得最佳治疗效果和最好的收益。公共卫生经济学家将其称为"最高性价比的医疗"，倡导从传统医疗服务转型为"以人为本的一体化服务"，实现供给侧(医疗机构)与需求侧(患者与健康人群)利益的平衡。价值医疗的实践以患者需求为中心，考虑降低患者医疗的货

---

① 喻文德. 公共健康伦理研究[M]. 湖南大学出版社,2015：71.

币成本、时间成本、精神成本、体力成本等非货币成本的需求,让患者对医疗服务产品能有明显的感受。这种感受是治疗效果的感受,包含诊疗过程及医疗行为的识别,还有对服务产品有形化处理及技术含量的认知等方面。还包括医疗过程中患者的安全感、舒适感、身份尊严感受等。对患者而言,其所购买的医疗服务,不仅要求治好疾病,还需要满足受到尊重、释放压力、心理安慰等需求。这意味着医疗服务不仅要看到疾病本身,也要看到患者是一个完整的社会人,决定了价值医疗的核心即是"以就诊者为中心"的健康促进过程。

在医疗卫生领域强调价值医疗有如下意义:

首先,必须坚持和严守合理治疗的原则。合理治疗是早发现、及时治疗,同时也是以"节约、有效、适度"为原则,防止浪费、防止增加家庭负担,减少或防止医疗负反应发生。毫无疑问,价值医疗是以病人为中心的医疗,也一定是最小花费、最佳疗效或者是最适合患者健康需要的医疗,而不是满足其需求的医疗。

一般来说,只要患者有需要,社会才有需求,只是由于市场经济环境下所表现出来的消费性和逐利性宣传,社会表现出来的需求有时并不真实反映消费对象的需要,而是真实反映了商业需要。正如《2030 可持续发展中的健康促进上海宣言》中所说:"我们正面临着全球健康促进的新情况。人民的健康再不能与地球的健康分离,单靠经济增长再不能确保健康水平的提高。健康安全挑战越来越多,强大的商业力量正在努力阻碍健康。"由于医疗上下游商家的利益追逐,医疗市场的活络并不能真正反映患者的权利。

在一个充满商业化氛围的医疗消费时代,患者的医学需要与医疗消费需求有时并不是严格对应的,患者自主表现出来的消费需求有时甚至是与健康需要相违背的。刻意或盲目满足患者需求,可能客观上损害患者的需要。这也是当今世界为何从初级卫生保健政策发展到健康促进政策的一个背景。因为只有高素养的就诊者,才可能让医学需要与医疗需求保持对应关系。从患者本身的要求来说,很多时候并不符合合理治疗的原则,更何况在医疗机构被推向市场的情况下,很可能让非合理治疗大行其道。譬如癌症的治疗、慢性病的治疗、老年病的治疗等。所以,医疗伦理的最基本原则仍然是坚持与严守合理治疗的原则,在以病人为中心的年代,如果遇到患者主动求医,不盲目迁就患者,坚守合理治疗,将是考验医者仁心和伦理境界的最高指标。

其次,坚持功能康复与健康角色回归的原则。现代医学的目的绝不只是治愈疾病,而是应该以发展全人健康为目标,让患者能完全恢复其健康功能,回归到他原有的健康角色中去,包括能恢复正常的家庭生活和承担社会性的各种角色(比如社会工作)。因此,运用现代医学模式中的心理医学和社会医学方法,帮助患者恢复功能和角色健康,才能充分体现医者的伦理高度。

当下制约医者履行功能康复与角色回归医疗行为的因素有很多,其中医者的现代医学模式理念可能还没有从生物医学模式中解放出来,同时也缺乏社会-心理医学模式的知识与技能培训。在医疗保健政策上,忽视、轻视甚至是歧视心理还有一定的市场。就诊者的认知程度也制约着医疗机构使用心理-社会医学模式技术和方法。这就需要社会大张旗鼓地宣传功能康复与角色回归的医学伦理,彰显创建健康促进城市、健康促进社区、健康促进学校、健康促进医院和健康促进家庭的意义。

再次,坚持预防为主、保健优先的原则。要重视在医疗活动中,研究社群健康和疾病的客观规律及它们和人群所处的内外环境、人类社会活动的相互关系。在此基础上,采取积极有效措施,

127

预防各种疾病的发生、发展和流行。

社区医疗是以预防为主的道德高地，也是价值医疗最能实现的地方。而我国卫生领域存在的问题之一是医生被体制内医疗机构所垄断，这是造成社区医疗空洞化的主要原因之一。只有形成医生职业自由化的环境，医生资源不被医疗机构所绑架或被商业资本所控制，以预防为主的价值医疗才可能真正得以实现。

最后，树立健康促进理念，积极创建健康促进医院的原则。什么是健康促进医院？根据 2006 年 WHO 出版的《自我评估手册》采用的定义，"健康促进医院"就是：医院不只提供高品质周全性的医疗与护理服务，而且能发展与健康促进目标紧密结合的企业认同；发展增进健康的组织结构与文化，包括病人与员工扮演有主动性和参与性的角色；发展医院本身成为一个能增进健康的物理环境；主动与社区合作。

健康促进体现为一切能促使生活条件向有益于健康改变方向转变得到教育与生态学支持的事物的综合体，是健康教育发展的结果和新的公共卫生方法的精髓。对于医疗机构来说，健康促进的一项艰巨任务就是要致力于提高就诊者及其相关居民的健康素养。把健康素养的提升融入医疗的各个环节中，建立全人健康的新医疗概念，而不是单纯的疾病诊疗观念。

健康素养能够赋权于公民个体，并使他们能够参与到集体的健康促进行动中。而决策者和投资者具有较高的健康素养水平也有利于他们采取影响力更大、协同效果更好、更有效地应对健康决定因素的行动。健康素养以包容地、公平地享有优质教育和终身学习为基础。人们需要首先通过学习这些技能和能力，而后在整个生命周期内不断发展这类技能和能力。因此，全社会应当积极行动起来，因而充分认识健康素养是健康不可或缺的决定因素，并在医疗中为提高就诊者的健康素养投资;制订、实施和监测提高所有人健康素养的、贯穿整个教育体系的医疗策略;通过发挥数字技术的潜力,增强就诊者对自身健康及健康决定因素的控制;通过医疗价格政策、透明化信息和清晰的标识,确保就诊环境有利于健康选择。

(五) 公开公信,健康信息的透明性和隐私权维护原则

个人信息的形成依托个体性与公共性的整合,个人信息的个体性是指信息出自个人,与自然人高度相关。个人信息的公共性是指个人参与社会活动,通过与他人建立联系,形成具有识别作用的个人数据。人们一般认为:"隐私(个人信息)的需要在本质上是社会创造的。在一个复杂的社会中,只有在私人领域和公共领域之间存在强烈的'分裂',才可能获得广泛、高度发展的对隐私(个人信息)的关注。"[①]由此可知,个人信息形成于私领域与公领域的夹缝中,从而造就了其个体性与公共性的双重特征。

在自然权利状态下,个人有权去做任何在自身能力范围内的事情。当个人成为社会组织的成员,就必然交出其对组织其他成员可能有害的所有权利,这也是个人获得政府保护而必须付出的代价。政府不能禁止公民行使并不直接伤害社会的自由,亦无权侵犯公民的隐私领域。因此,以个人信息为媒介的私人生活领域的法律保护并非绝对的,其限制在于"不能直接伤害社会"。如美国在"9·11"恐怖袭击发生之后,在关于信息隐私的讨论中更加关注公共安全的意义。2017 年 4 月,美国总统特朗普签署的 34 号两

---

① L. A. Bygrave. Privacy and Data Protection in an International Perspective [J]. Scandinavian Studies in Law, 2010 (56): 174.

院联合决议中,正式取消了联邦通信委员会通过的《保护宽带及其他电信服务客户隐私管理规定》,这意味着美国对公民个人信息采取更为严厉的监管措施。

公众知情权是指每一个公民知晓自身的健康状况,并获得相关国民健康政策信息的权利。在公共健康领域,公民对国家在健康领域做出的重大决策以及社会发生的与自身健康相关的重大事件有知晓的权利。知情权是公民的一项重要权利,保障公民的知情权对稳定社会秩序,促进社会健康发展起着重要的作用。如果说明理由,第一,是公众知情权实质是对权利的有效监督,有助于防止权利的滥用,公共健康信息仅被少数人获悉,实际上是公共健康信息资源的分配不公;第二,公众知情权是保护公众自身权益的需要。公众知情原则在这里指政府及时公开和公民健康权益密切相关的事项,以趋利避害,有效保护自己健康和安全,建立信息公开制度,政府文件和公开举办的会议记录公众可以查阅,公民通过现场听证、会议旁听和媒体发布会等获知政府政策的决策过程,同时可以通过政府计划或者网站查阅相关信息。在公共健康伦理实践中,公众对健康政策、健康信息了解越多,政府的公信力就越高。

政府作为公共健康的主导者必须发布及时的信息,增加信息的透明性,这一伦理原则要求的公开公信中的公开,就是指当某项公共卫生政策不得不违反某一原则,违反的理由应该信息公开、透明,满足公众的知情权与参与权。公开公信中的公信,是指民众对政府的高度信任和积极响应。从权利的角度说,公共健康领域中的公众知情体现了政府对公民的尊重,公众对关系切身利益的公共健康信息、政策措施有知情权,这种知情权反映了公民被平等对待的权利,如果公共健康信息只向一部分公民开放,而对另一部分公民封闭,那就是对无法获取信息的那部分公民的歧视或让其受到不公正的对待,这是社会正义所不容许的。如果公共健康信息只掌握在少数特权阶层手里,那就是公共信息资源分配的不公正。

从实践的角度考虑,公众知情权也是实现公共健康所必需的,政府只有对公共健康信息予以真实陈述,并对公共健康政策措施做出合理解释,特别是向权利受侵害者做出解释,才能得到公众的理解与支持,公众知情有利于对公共健康目标的理解和消除偏见。反之,公共健康信息缺乏透明性,公众就会感觉生活在极不安全的环境之中,感受到个人的权利、健康随时都可能受到侵害,这不利于公共健康的保护与促进。我国进入 21 世纪发生的重大公共卫生事件,从"三鹿奶粉事件"到"问题疫苗事件",特别是 2010 年的山西疫苗事件,2013 年多地发生的婴儿注射深圳某公司的乙肝疫苗后死亡事件,2016 年山东济南非法经营疫苗系列案件,2019 年长春长生疫苗事件,等之,无不引发巨大的舆情风波,而这些事件无一不存在最初企图隐瞒事情真相,后来拖延公开信息的现象,结果使问题愈加严重,部分社会公众质疑行政机关和司法机关的公正性和信息处理机关的信息公开透明性,由此导致公众对政府食药品监督管理能力的信任危机。

第五章　公共健康的责任伦理

自工业革命以来,就存在着由人类责任范围扩大与责任意识弱化之间的张力引起的道德缺失难题,特别是在关乎人类健康的领域,面对医患关系紧张以及个人健康需求的增长与公共健康资源有限性的矛盾日渐突出的问题,强化人们的责任意识就成为时代发展的客观需要。责任原则成了"解决当代人类面临着的复杂课题的最适当、最重要的一个原则,而责任伦理这一概念,又恰如其分地体现了当代社会在技术时代的巨大挑战面前所应有的一种精神需求和精神气质"。① 责任伦理体现了社会发展的价值诉求,为现代社会的发展提供了有力的伦理支持,是公共健康伦理研究中需要深入反思的一个重要视角。

公共卫生责任体系是维护全民健康的现代国家制度的重要组成部分。进入 21 世纪,全球化发展的潮流将健康融入所有的政策之中。因为维护人民健康不仅仅是医疗卫生行业本身的需要,还涉及环境,生活方式,社会经济发展模式,所以无论从医疗卫生制度的改革还是卫生政策的变化来看,建立全民覆盖的医疗卫生制度都是政府的责任。公平享有基本医疗服务是现代医疗卫生制度

---

① 甘绍平.应用伦理学前沿问题研究[M].江西人民出版社,2002:99.

的目标,不断提高全民保障水平由此构成了政府执政的目标之一。自 2009 年开始,我国的新医改就提出建立健全覆盖城乡居民的基本医疗卫生制度,为群众提供安全、有效、方便、价廉的医疗卫生服务。

一、公共健康的责任伦理及其体系

责任最初属于法律的范畴,只是到了 1918 年,研究公共行政论理的马克斯·韦伯在一次题为《作为职业的政治》的演讲中提出"责任伦理"的概念,并在演讲中对"责任伦理"(Verantwortungsethik)与"良知伦理"(Gesinnungsethik)进行了区分。之后,责任问题才开始为伦理学所关注并且逐渐成为伦理学研究的核心范畴,而新兴的"公共健康伦理是在公共健康实践中逐渐形成的相关责任主体为促进公共公众健康、预防疾病和伤害所必须遵守的价值原则和行为规范……从理论实质来说,公共健康伦理是一种责任伦理"。[①]

(一)责任伦理及其内涵

述及公共健康的责任伦理,首先应当明确什么是责任。责任是多义词,在外文语境里有很多词汇用来表达责任的内涵。如responsibility、accountability、answerability、liability,还有预防性责任(Vorsorgeverantwortung)、前瞻性责任(Vorausverantwortung)、关护性责任(Fuersorglichkeitsverantwortung)等,它们与汉语很难一一对应。在中国传统文化语境中,责任通常有三种含义,其一是指人的

---

① 喻文德,李伦."论公共健康伦理的理论实质[J].社会科学辑刊,2008 (6).

角色义务或职责,是人应做的份内之事,如职业领域内的"岗位责任",此时责任与职责的概念接近;其二是指特定的人对特定事项的发生、发展和变化及其结果所负有的积极义务,如"担保责任"这是一种主动责任;其三是指对应做好的事而没做好所承担的后果责任,如"违约责任",这时的责任又有责罚之义,是一种消极责任。

从公共健康伦理的角度理解责任,它有如下几方面的内涵。

第一,公共健康的责任伦理属于公共伦理的范畴。

一般说来,社会是由一个个"个体"组成的,这里的"个体"既包括单个人的个体,也包括以集体出现的组织。社会伦理既要调节个体与个体之间的关系,还要调节组织与组织、个人与组织之间的关系,所以,这种以组织形式出现的"个体",只能存在于群体的公共的伦理体系之中,如公共行政领域里存在的公共行政责任。在西方的伦理文化传统中,责任伦理之说以及人们强调的普遍性道德规则几乎都与个体的行为和生活相关,如人们谈起善良即是指个人的善良,说起义务也是指个体义务。但是进入工业化、城市化的现代社会后,面对越来越复杂的巨大社会系统,其实个人的行为影响空间已越来越小,谁也无法对事物的变化发展起本质性的作用,在这种情况下,传统的"我"(个体)此时为"我们"(整体)及作为整体的高级行为主体(政府、各种组织)所取代,整体伦理应这而生。这正如强调责任伦理的忧那思所说:"责任原则试图揭示的义务种类,是并非作为个体而是作为我们政治社会整体的那种行为主管的责任。"①

责任伦理是公共健康伦理研究最集中的问题,甚至可以说是

---

① [德]忧那思. 技术、医学与伦理——责任原则的实践[M]. 法兰克福,1987:274.

公共健康伦理的实质和核心。这也可以从权利的角度加以理解。我国强调责任伦理的喻文德说:"公共健康是一种集体人权,人权的实现离不开责任的履行。只有每一种社会角色充分履行自己的责任,公共健康的目标才能实现……从理论实质上看,公共健康伦理是一种责任伦理。"①在现实社会生活中,无论是集体个体还是个人个体,他们都是以"公共角色"的名义出现在社会的各阶层和群体中,因而,社会角色成为各种特定的组织、集体或个体在特定社会关系中的坐标定位。如在国家领域,责任主体是政府,政府的这一责任主体资格来源于契约社会的公权力授予;在市场领域,责任主体是企业,企业作为责任主体的资格来源于市场经济活动中企业制度的建设和企业自身追逐利润的原动力;在公民社会领域,责任主体是公民与社会组织,他们作为责任主体的资格依赖于公共事务管理的社会合作机制和为社会所认同的参与义务。

第二,公共健康的责任伦理是维护健康的道德自觉行动。

公共健康的责任伦理一般说来是一种道德责任的自觉行动,这与法律责任的强制作用完全不同。在公共事务管理领域,人们普遍认为在个体为其行为负责的所有人类共同生活的规则体系中,法律秩序拥有着一种特殊的地位。法律秩序的本质在于,通过必要时采取强制的手段迫使行为主体遵守行为规则,从而保证了行为主体对其行为后果负责。法律秩序体现着一种封闭的反馈系统,在这系统中相应的主管监视着行为主体的行为,一旦行为主体违背规则,主管便通过强制手段迫使其承担责任,由此决定了这一规范行为主体的处罚机制属于消极责任,其所带来的结果也会抑

135

---

① 喻文德. 公共健康伦理研究[M]. 湖南大学出版社,2015:20.

制行为主体承担责任的自觉性,从而在履行岗位责任的过程中,无法做到使法律责任的缺陷和不充分性得到纠正和补充,就这一点说,法律责任的履行又有着难以克服的不足和缺陷。

公共健康责任伦理的特殊性体现为一种道德责任,这种道德责任体现为行为主体维护公共健康利益时的积极主动性,是在道德上自觉承诺的约束机制,不是外在的力量强迫行为主体遵守的强制机制,而且其遵守伦理规范的道德尊严也不允许只依靠反馈系统才得以维护,它更多地依赖于行为主体的信念、价值观和良心去行使道德律令。也正是责任伦理的这一特点,不能否认道德责任的真正实现并非易事。因为行为者对行为后果的实际态度,在法律的强制监控面前是一个样子,而在没有外在监控的情况下,仅仅依靠自觉则会是另一个样子。或者说它只是一种意识、知识的对象,只是将法律中的一些功能向伦理学进行拓展,但谁也不能指望人们在现实世界中,在没有任何反馈、制裁之可能性的情况下仅仅是为了履行伦理义务而真的去承担责任。就此而言,责任伦理无法像法律义务那样在公共健康领域发挥其刚性作用。

(二) 公共健康的责任保障体系伦理

公共健康是关于人口健康的一种集体行动,这种集体行动内含着对行动参与者的责任要求。1988 年,美国医学协会在《公共健康的未来》报告中提出:"公共健康是社会为确保人口健康的条件而采取的集体行动。"[①]报告中对公共健康的定义,不仅表达出公共

---

① Institute of Medicine. The Future of Public Health [M]. Weshington D. C: National Academy Press. 1988: 1.

健康是对人口群体的共同关切,而且说明了公共健康的实现取决于行动上的努力。它在一定程度上表明,公共健康是关系到政府、社会组织、健康医疗服务业和产品生产企业、公众等共生共存的问题,也是所有社会成员不能置身其外而需要广泛参与才能解决的共同问题。这意味着公共健康伦理是建立在保护和促进人口健康的社会责任基础之上的一种道德责任体系,而维护公共健康必然成为全体社会成员的共同责任和道德要求,这种共同责任不仅需要通过国家的政策与法律加以明确规定,而且还要确定道德规范对利益相关者的道德责任做出相应的规定,以确证不同的社会角色与相应的道德责任之间的内在联系以及道德责任承担者对道德责任的履行方式。如此,公共健康伦理本质上就具有了责任伦理的基本特征。

健康保障,特别是医疗保障一类普遍、广泛、持久、繁重的责任,又是敏感和有风险的责任。健康保障责任是预防疾病,是评估健康状况、及早发现疾病、干预疾病影响因素和控制疾病风险的有效手段。健康保障责任包含政府责任、机构责任、社会责任、企业责任、个人责任。不同主体承担着不同的责任。在这一责任保障体系中,不同社会角色怎样分担责任?既然个人、社区、医疗单位、生产企业、政府等都是利益相关方,那么它们也是责任相关方,作为不同的利益主体又应承担不同的相应责任。

公共健康保障的责任伦理体系中最为突出的是政府为民众谋求健康福利和管理公共健康的义务责任,"对于现代社会的经济组织来说,国家需要的已经不再是发布命令的权力,而是满足的义务。我们承认统治阶级仍然保有着一定的权力;但是,他们如今保有权力的根据不再是他们所享有的权利,而是他们所必须履行的义务。因此,他们的权力有一个限度,这个限度就是他们履行义务所必需的权力的最小值。他们必须完成的职能在总体上就构成了政府的事务"。①

从性质上说,公共健康是一种公共善,是全体公民共享的公共利益。因此,政府在维护公共健康的过程中,应当以公共整体利益为目标来实现公共健康利益的最大化,即公共健康伦理应以最大多数人的最大健康为追求目标。其实,公共健康的这一伦理目标与功利主义所强调的"最大多数人的最大幸福"观点十分相似,或者说公共健康伦理对功利主义有着直觉的价值诉求。史军博士就认为:"公共健康实践有着强烈的目的性,即保护和促进公众的健康,这种目的性决定了它与功利主义这种典型的目的论存在着千丝万缕的联系。"②伦理学界的领军人物万俊人也认为:"仅仅就公共社会的福利目标而言,功利主义伦理学的所谓'最大多数人的最大幸福'原则并无不妥。"③正如公共健康研究学者阿曼达·伯尔斯所指出的那样:"许多公共健康人员都认为,既然他们的工作是代表人口的利益,为了创造最大的健康收益,那么功利主义原则就理应成为指导他们决策的基本伦理理论。"④

如同功利主义者的观点一样,人类所以组成社会和国家并以此组织自己的公共生活,通常可以认为主要出于人的自由、福利和安全的目的,政府存在的最大理由就是公共利益是一切公共政策的出发点和最终目的,它的作用在于最优地维持对每个社会成员有利的条件并达到对每个人有利的目标,而福利和安全都与公共

---

① [法]莱昂·狄骥. 公法的变迁·法律与国家[M]. 郑戈,冷静,译. 辽海出版社,春风文艺出版社. 1999:导论.

② 史军. 公共健康实践的伦理原则探析[J]. 科学技术与辩证法,2007 (2).

③ 万俊人. 现代公共管理伦理导论[M]. 人民出版社,2005:28.

④ Burls. Public Participation in Public Health Decision [A]. In Peter Bradely and Amanda Burls, Ethics in Public and Community Health [C]. London: Routledge, 2000:148.

健康发生直接的联系,如一个健康的个体对于公众或社区环境中的其他个体而言,并无碍于他人健康。然而,当某个个体患有某种传染性疾病,个体的不健康与公共的健康应就会产生一种紧张关系,甚至对公共健康构成严重威胁。而对于这种紧张关系的处理,此时社会以公共健康之名对个人自由权利进行干预与限制就具有了合理性,从中可以看出政府对于公共健康管理的首要伦理责任自然就是为公共社会的全体成员谋求优先的健康福利,即维护公共社会的整体健康利益至上。

公共健康伦理在集体行动和社会成员共同生活的道德领域主要以自律形式创造出自己的社会性与安全性的价值,这是因为公共健康本质上是一种公共善,其实质体现出来的是一种公共利益,而且这种公共利益正是社会广泛关注的与人类生活、行为密切相关的,并直接或间接影响公共健康结果的多种社会因素的集合。包括经济发展、生产安全、交通安全、产品质量、环境保护、收入分配、人们的行为和生活方式、流行病、医疗卫生体制、医疗保健资源的分配等,公共健康与社会联系的广泛性充分表明它是一个国家的公共政策议题,决定了政府必须采取积极的措施和使用治权来维护公共健康,如果政府缺位或者在位而不作为,那就等于对公共健康利益的侵犯。英国哲学家和社会学家鲍桑葵就一再坚持这种公共健康领域国家至上的观点,认为国家是公共健康意志的体现,是一种至高无上的权力,为此主张面对公共健康利益,个人应当小我服从大我。这是因为公共健康"权利是得到社会承认并由国家加以维护的要求"。① 国家管理的基础是特殊利益系统中出现了各个方面的共同利益,特殊利益(供与求)的领域具有意外的一面,而

139

① [英]鲍桑葵. 关于国家的哲学理论[M]. 汪淑钧,译. 商务印书馆,2010:207.

国家则有扫除意外和所有障碍以保护共同体利益的权利和责任。总体看来,生产者与消费者之间的正确关系无疑是自行产生的,但可能出现失误,这就要求基于政府代表共同利益原则进行干预。"个人得到他所需要的东西的普遍可能性就是一项公共利益,因而国家有权根据这一目的进行干预。"①因此,因为国家维护共同利益的正当性,决定了社会成员在公共健康领域应当服从于维护共同利益的需要,自觉接受公共健康规制的制约,这种自律行为是一种为社会所认同的道德价值观选择。

公共健康作为一种重视责任的伦理体系,除了政府有必要承担的责任担当,还涉及到广泛的社会组织、生产与健康有关产品和开展健康服务的企业,还包括活动在公共健康领域的专业人员以及享有健康权利的每一位社会成员的责任问题,也即是说,面对公共健康领域的各种事关公众健康的问题,每个公民、每个社会团体、各级政府都要按照一定的伦理规范来行事,承担一定的道德责任。公共健康责任就贯穿在公共健康实践领域的各个方面和各个环节之中,这种责任伦理,特别是处在公共健康危机之中的责任伦理,意味着参与治理的多元主体其实应该实现应然责任与实然责任的统一。按照责任主体的分布与责任,公共健康危机治理需要政府、健康企业、媒体和专业医护人员等多元主体共同承担。例如对于艾滋病及各类流行性传染病疫情的防治,政府行使国家权力,组织企业和公益组织等多元力量,调配防治资源、救治感染者、落实责任机制等。一定的权力意味着一定的责任,除了必要的医治救助,政府还需要密切追踪关于病毒和疫情的进展信息,动态开展风险评估,预防病毒和疫情的输入和蔓延。

___

① [英]鲍桑葵.关于国家的哲学理论[M].汪淑钧,译.商务印书馆,2010:267。

二、政府在健康治理中的主导责任

(一) 政府的主体责任因维护公民健康权而产生

维护公共健康是政府必须承担的责任,这一责任是因为公民具有天然的不可剥夺的健康权利而产生的。它甚至是不需自证就成立的伦理命题。我国著名的公共卫生伦理学家邱仁宗说:"作为一个伦理问题,这个问题的提法应该是：政府是否应该对公共卫生负有责任? 但这个问题可以换一种提法,就是公民有没有健康的权利? 如果承认公民有健康权利,那么理所当然,政府对公民的健康就负有义务以及相应的责任。"[1]

健康权是指一般主体享受综合卫生服务的权利。其中的一般主体是指符合健康权法规定,享有一定权利并承担相应义务的所有生物人和拟制人。"具体而言,在一般健康权的法律关系中,一方是一般权利主体,即所有有生命的自然人,另一方是一般义务主体,即不特定的自然人或者拟制人。作为一项基本人权,应然层面的健康权利主体具有广泛性、普遍性和平等性。"[2]世界卫生组织的《经济、社会、文化权利国际公约》第十二条第一款对健康权的解释是:"健康权是一项全部包括在内的权利,不仅包括及时和适当的卫生保健,而且也包括决定健康的基本因素,如使用安全和洁净的饮水、享有适当的卫生条件、充足的安全食物、营养和住房供应、符合卫生的职业和环境条件,和获得卫生方面的教育和信息,包括性

---

[1] 邱仁宗. 公共卫生伦理学与传染病控制中的伦理问题[A]. 曾光. 中国公共卫生与健康新思维[C]. 人民出版社,2006：237.
[2] 钱国玲. 艾滋病人群的健康权保护研究[M].：浙江大学出版社,2016：50.

和生育卫生的教育和信息。另一个重要方面,是人民能够在社区、国家和国际上参与所有卫生方面的决策。"①根据这一概念,可以将健康权理解为一项获得可及、易用、可支付、适当质量与健康有关的各种服务、设施、用品的权利。

健康权是人享有的基本权利,《世界卫生组织章程》的序言特别指出:"享有可达到的最高水平的健康,是不分种族、宗教、政治、信仰、经济和社会地位的每个人的基本权利之一。"健康权为什么是人的基本权利,或者说是第一权利,原因在于,人所享有的健康权利是个体能够行使其他一切权利、实现全面发展的生理基础,一个人如果没有了健康的体魄,就不可能从事物质文化和精神文化生产,也就在社会中失去了存在和发展的基础,自身所具有的其他一切权利也就受到极大的削弱,甚至失去了存在的意义。

维护人所具有的健康权的需要必然会对公共健康领域活动的各方提出责任要求,而代表国家行使公权力的政府必须介入并发挥主导作用,其所承担的公共健康责任也就成了一种角色任务性责任,这种责任体现为行为者从自己所扮演的角色、所承担的任务以及所认可的协议中分配得来的公共责任。政府的公共健康责任作为一种公众基本的健康伦理价值观,要求政府必须回应社会和公众对健康需要的基本诉求,并积极采取行动加以满足。因为公共卫生与健康的一个重要特征就是努力改善群体的机能和寿命,而政府是承担公共卫生与健康的核心。"政府为公众健康而行使职权,提出了重要的伦理问题,特别是针对政府实施的强制性干预措施的合理性问题、公平对待公民的问题。因为一个开放的、多元

---

① 经济、社会、文化权利委员第 22 届会议(2000)第 14 号一般性意见,享有能达到的最高健康标准的权利(第十二条),载于 E/C. 12/2000/4 号文件,汇编于联合国文献 HRI/GEN/I/Rev. 7 (2004)。

的、民主的社会里,强制性的政策以及其他所有的政策都应该基于一定的道德理由,应该得到伦理学辩护。"①

一方面政府必须积极地履行其社会义务和职责,另一方面政府还必须承担法律上、行政上的责任。依据现代新公共管理理论,政府责任是政府及其公务人员因自身所处的公权地位和公职身份而承担的法律法规所规定的履行公职的法定义务。我国宪法中尊重和保护人权这一条款就包括保护健康的权利,而在《民法通则》中,也有公民拥有生命健康权的条款。《基本医疗卫生与健康促进法》(草案)则在法律层面上明确提出健康是人的基本权益:"公民依法享有健康权,国家和社会依法实现、保护和尊重公民的健康权。"

人人享有的健康权利,即是指人有权利获得健康所需的资源,或者说是需要受到政府保护的健康利益,这意味着对享有权利的一方是权利,而对保障健康权利的一方来说,则会成为自己必然承担的责任。人所天然具有的生命健康权利产生出社会保障其健康的责任。"人的健康权利产生出一个确保足量水平健康所必要的社会条件到位的义务。"②以此论之,因为公共健康作为人群健康是一项需政府保护的集体人权,决定了政府必须承担维护公共健康的责任。进一步说,"公共健康有两个总体目标,即提高公共健康水平和公平地分配公共健康资源。因此,如果政府的政策和措施促进了公共健康水平的提高以及公共资源的公平分配,那么政府履行了自己应尽的责任,是一个负责任的政府,在道德上是善的;

---

① 曾光,黄建始,张胜年.中国公共卫生(理论卷)[M].中国协和医科大学出版社,2013:293.
② 翟晓梅,邱仁宗.公共卫生伦理学[M].中国社会科学出版社,2016:42.

反之,就是一个不负责任的政府,在道德上是恶的"。① "公共健康是一种公共善,关系到所有社会成员的共生共存。当公共健康处于良好状态时,公共健康将维护和促进个体健康,当公共健康发生危机时,特别是暴发重大传染病疫情的时候,公共健康将威胁到所有个体健康的安全。"②

公共健康是全体公民的一项积极权利,公共健康的实现需要政府的积极作为并最大限度地执行分配公共卫生资源的功能。由于公共健康利益的实现不能依靠公民个人或利益组织来调节和保证,只能依靠公共权力机构的在场履职来捍卫和分配,而政府拥有其他社会组织不可超越的公共权力,只有它才能采取一定的干预措施,如管制、征税等行为来维护公共健康,所有这一切决定了政府才是公共健康利益最大的提供者与守护者,其在公共健康领域具有其他参与主体不可比拟的权力与活动影响力,决定了政府的责任最为重大,并且贯穿在公共健康实践的各个方面和各个环节中。从这个意义上说,公共健康伦理最为重要的是在公共健康责任领域对政府提出的伦理要求。

(二) 政府在公共健康体系中的主导地位

在对公共健康给予保护的责任保障体系中,政府所承担的责任最为重大,"公共健康伦理更关注作为群体的公众的长远而稳定的健康状态,关注健康的社会决定因素,以及增进社会福利和解决社会公正问题。它要求政府承担起责任",③也就是承担社会上其

① 喻文德,李伦. 论公共健康伦理的理论实质[J]. 社会科学辑刊,2008 (6).
② 喻文德. 公共健康伦理研究[M]. 湖南大学出版社,2015:47.
③ 肖巍. 甲型 H1N1 流感凸显公共健康伦理危机[J]. 探索与争鸣,2009 (7).

他责任主体不可承担的规划设计和组织领导、对公共健康资源进行配置与监控管理的责任。在公共健康保障责任体系中，健康保障责任由谁来界定、分配、协调？这其中既要有全民的共识，更需要政府通过法律法规来确认。"从世界历史上看，使人类大幅度降低患病率、死亡率，延长预期寿命和改善生活质量的是公共卫生，不是临床医学。公共卫生、促进健康、预防疾病和损伤，是公民健康的最重要保障。"①这在传染病流行，或者重大公共卫生事件发生时能得到充分的证明，在那些事关全体成员生命安全的关键时期，只有作为政府组成部分的疾病预防控制机构才能合法、及时、有效地代表国家行使权力采取强制措施，承担组织、指挥、处理突发公共卫生事件的应急责任，以发挥减少伤害、保障公众健康的作用。而其他的非政府机构或组织及至个人却因不能行使这种权力而无法承担重任。最有说服力的事件是 2003 年 SARS 危机暴发前，我国曾把对传染病、病虫害防治看作社会组织的一些专门工作，例如卫生防疫站以及血吸虫病、结核心病、麻风病等疾病的专门防治机构，而政府的职能是代表国家，通过卫生行政机构对这些社会组织实施监督和管理。这一模式的缺陷在 SARS 爆发前，因为暴露得不充分而为人们所轻视，只是在 SARS 危机突然暴发，整个社会安全受到冲击，产生混乱之时，才发现当时的各机构在管理和组织民众抗击非典时的权力受限，不能有效地发挥作用。自此，才开始建立一套政府主导的公共健康危机应对机制，包括《突发公共卫生事件应急条例》的应急制定和执行，紧急建设疫情和突发公共卫生事件的监测系统，应急指挥中心和决策系统，医疗救治信息系统，卫生监督执法信息系统。后来又进一步完善了政府在什么情况下可

---

① 翟晓梅，邱仁宗. 公共卫生伦理学[M]. 中国社会科学出版社，2016：94.

以限制或分割个人权利,造成对个人权利的侵害后是否需要进行补偿,如何补偿等公共卫生资源的分配机制。

现代公共健康治理中,一国政府是社会正义的维护者,而公共健康的基础和出发点是公平与公正,公平公正要求每个社会成员在享有健康利益的同时,承担相应的社会负担。在此决定了公共健康利益和社会负担分配应当是公平公正的。公共卫生产品的本质特征具有公共性,体现在这一产品的受益对象是全体社会成员,并服务于全体社会成员的共同需要。这决定了这一公共产品与政府之间的千丝万缕的联系。而就个人关于健康的行为伦理来说,"即使有人采取有害于健康的行为,也不一定都是他自己的责任。不良的生活习惯往往与贫困、信息可得性有关。因为贫穷,有的人只能在露天市场购买便宜的副食品,对这些露天市场政府疏于管理,吃了有害食品而患病,不能完全由病人自己负责。尤其是在许多情况下,病人没有机会获得任何有关防病治病的信息。从中央到各省、市的电视台,如果整天充斥着虚假的医药、医院广告,而公益性的最基本的医药卫生知识的宣传却是凤毛麟角,看了这些虚假广告而得了病,能让病人自己负责吗? 因此,仔细分析起来,政府对个人的健康负有很大的责任"。[①]

政府还是公共卫生产品的提供者,由此又决定了对公共健康管理的主体责任。在经济领域,公共产品一般是指每个人对它的消费并不减少其他人的消费,纯粹的公共产品同时具备外部效应的非排他性和非竞争性。即作为一种与私人产品相对应,用于满足社会公共消费需要的物品或劳务,其特点是这些纯粹的公共产

---

① 邱仁宗. 公共卫生伦理学与传染病控制中的伦理问题[A]. 曾光. 中国公共卫生与健康新思维[C]. 人民出版社,2006:238.

品在每一个社会成员消费时不会导致其他社会成员对该产品消费的减少,但产品的成本和效用却不因消费者人数的变化而改变。这一特点在市场经济条件下被人们所认识并放大,会造成没有任何医疗单位和个人愿意提供公共卫生这种服务的现象,这也是公共卫生服务市场固有的缺陷,因此就需要政府对这些失控的领域实施必要的干预和管理。① 显而易见,公共卫生具有公共产品属性,基本公共卫生服务的公共产品属性决定了政府在公共卫生管理上承担着有限责任。公共卫生服务以居民健康需求为导向,以维护健康为出发点,内容包括疾病与健康检测,重大传染病预防与控制,突发公共卫生事件处理,健康教育与预防免疫,妇幼保健,等等。这些服务具有明显的公共产品属性,其社会效益远大于为服务提供者带来的效益,由此决定了政府主导基本公共卫生服务供给的必要性和重要性,决定了政府在公共健康领域所必须承担的主导责任。

公共健康的政府责任涉及与健康有关的方方面面,包括制定相关的法规和政策来管理和促进公共健康事业的发展,对公共健康服务设施进行监督、检查、检测以维护公共健康秩序,提供公共健康产品和服务,在应对突发性公共健康事件和传染性疾病流行时动员、组织全社会力量参与救灾和防御风险,在国际上代表国家采取行动,呼吁、争取、接受国际援助和在必要情况下展开对外援助,本着公益原则维护共同体的生存和发展,对公众进行健康教育,减少健康不平等和促进健康公平,保护脆弱人群的健康,培训公共健康专业技术人员等,政府对公众健康的全过程管理要求往往使政府的管理难以到位。对此,政府对公共卫生领域中那些市

147

---

① [美]保罗·萨缪尔森.经济学[M].萧琛等,译.华夏出版社,2000:82.

场管不了，政府直接管理又管不过来的部分，可以通过采取向社会组织购买公共健康服务的策略来进行管理。

一般说来，当代社会存在的各种社会组织是具备独立法人资格的主体，拥有与政府组织平等的市场主体地位。随着政府治理模式的转型，政府日渐重视社会组织在社会治理中的重要作用。特别是随着市场经济的发展与深入，人们对健康服务的要求越来越强烈，政府直接提供健康的公共服务越来越无法满足公众的健康需求。这时就需要政府采用从直接管理转向间接管理的手段，变微观管理为宏观管理，政府购买公共健康服务的行为就具有了合理性，而且成为一项具有重要意义的制度安排。

政府购买公共卫生服务可以从三个方面理解其内涵：第一，政府购买公共卫生服务的主体是政府，不论是哪一级政府，还是政府相关部门；第二，政府购买公共卫生服务的客体是社会组织与企事业单位，社会组织包括社会团体、民办非企业单位、基金会等，企业包括国有企业、民营企业，事业单位同样也是政府购买公共卫生服务的客体；第三，公共卫生服务不同于私人服务。一般来说，政府购买的服务可以分为两大类：一是政府机构及其工作人员自身消费的服务，二是政府机构及其工作人员为社会所提供的服务。前者属于政府内部的服务，服务对象是政府机构和政府官员自身，后者属于公共服务，服务对象是除政府以外的其他社会机构和公众。

在公共卫生领域，政府可以向非政府组织或社会组织购买公共卫生服务，但是需要对此承担相应的责任。在传统的公共卫生服务中，政府是维护公共健康的唯一责任主体，但是政府购买公共卫生服务后，由于责任主体间的界定不清，容易出现公共卫生资源浪费的问题。如此，多元主体的责任界定和归属就显得十分重要。一般说来，政府在购买公共卫生服务后，就不再是公共健康服务的直接提供者,而是规划者,主要责任重在拨付资金、制定政策和监督管理方面。当然,根据具体情况不同,政府角色也会变化,可以根据实际需要扮演不同的角色。一种情形是政府购买公共卫生服务的目的是通过将卫生服务的直接提供者让渡给社会组织,政府主要对公共卫生服务供给方的合法性、正当性、服务效果等方面承担责任。政府还需要承担为购买公共卫生服务做好其他方面工作的责任,如提供良好的制度环境配套工作的责任,因为这是政府与其他社会组织形成良好持续合作关系的条件保证。另一种情形是公共卫生服务承接者因为承担了政府管理卫生服务的一部分社会职能,自然也要承担相应的公共健康责任。如以服务对象需求为导向,提供优质、维护健康服务的责任,实现本组织内部不同要素之间有序合作和确保组织健康发展的责任,使公共健康资源得到公平有效使用的责任等。社会组织在公共健康服务过程中,需要自觉接受外部监督,并承担反映情况、答疑解惑、接受批评和损失赔偿的责任,等等。

在公共行政领域,政府责任是指政府能够积极地对社会民众的要求做出回应,并积极采取措施,公正、有效率地实现民众的健康需求和健康利益。

政府的责任有两层含义:一是指政府在行政行为中对公民或社会应尽的职责;二是指政府因没有履行相应的职责而必须承担的后果。

通常认为,政府的行政主导责任包括:

第一,规划责任。即政府制定完善公共卫生服务多元供给的政策法规。促进基本的公共卫生服务均等化,是保障全体人民共享基本卫生医疗服务的发展成果,维护社会公平正义的客观要求,已成为我国当前公共卫生服务发展的重要战略目标。然而现实情况是当前公共卫生服务供给呈现出严重不均等的状况,要改变这一现状,需要政府从寻找公共卫生服务均等化的内在核心制约变量入手,通过制度、政策、法律法规等多种措施,构建适应我国基本公共卫生服务均等化要求的有效机制,尤其是在多元主体参与公共卫生服务供给的过程中,政府更应当着眼于公共卫生服务非均衡供给的现状,查漏补缺,保障全体公民均等享有基本的公共卫生服务的机会。

第二,财政责任。政府的财政投入事关公共健康建设的命脉,是公共卫生多元供给服务的物质基础和制度保障。在我国基本公共健康服务总量不足,地方财政供给能力有限的情况下,政府应明确自身的财政责任,为公共健康提供多元供给服务。财政制度的完善直接决定了公共健康服务的发展水平,中央和地方政府财政可以通过提高地方政府税收比重,加大对公共健康财力投入、份额,或者优化和完善公共卫生的服务多元筹资方式来保障供给。

第三,监管责任。政府是公共卫生服务的最终责任者,在公共卫生服务多元供给过程中,应运用自身的公共权力制定并实施保证公共卫生服务供给效率的政策,对多元参与主体的行为进行监督和管理。其一是扩大公共卫生服务的监管主体,提高公共卫生服务多元供给过程中监管主体的权威性和专业性,推动地方人大等机构参与公共健康服务专项督查,依托各级政府财政部门开展公共健康服务政支出的绩效评估工作,委托第三方专业机构对公共卫生服务进行评估和监管,拓宽社会公众参与公共卫生服务监管的具体活动。其二是完善公共卫生服务的监管内容,公共卫生服务多元供给体制中,服务供给效率和效果是公共卫生服务监管的重要内容,各级政府应根据地方公共卫生服务的具体内容,制定清晰详尽的公共卫生服务监管的内容体系,政府应对公共卫生服务供给的目标落实情况,服务标准执行情况,服务过程的程序与效率情况,服务满足公共健康需求的情况等具体内容进行监管,对公共健康服务监管过程中出现的问题进行问责。

强化责任政府建设保障政策的有效执行。责任政府是现代民主政治的一种基本理念,是保障政府有效回应社会和民众基本需求的一种积极制度安排,责任政府与其他形态政府的根本区别在于,它从根本上颠覆了传统政府以权力为本位的逻辑,责任政府通过推动权力本位向责任本位的转化,实现官本位思维下权力行使目的限制,防止公共权力的非公共运用,责任政府建设的有力推进,必须依赖一系列相对完善的制度和机制,这些制度化的方法和手段,既是公共卫生服务政策能够得到有效执行的基本保障,也是确保政府有效履行基本职能的重要内容。

(三) 政府有维护公共健康的道德责任

在公共健康体系建设实践中,政府保障公共健康的道德责任体现在维护全体成员的整体健康利益、保护个体健康权利,以及促进社会健康公平三个方面。

第一,维护整体健康利益。

维护社会整体健康利益作为政府的首要责任,要求政府完善民健康政策,尤其是要增强各项政策法律制度的科学性和道德合理性;加大对公共卫生保障方面的财政支持力度,加强公共卫生体系特别是重大疾病的防控体系建设,加强对公众在公共促进工作方面的宣传健康,营造有利于维护和促进健康发展的社会环境。

第二,保护个体健康权利。

健康权利主要是指公民天然享有的生命权利、最低医疗保健康和享受公共健康服务的权利。每个公民需要享有身体安全的权利,如不被谋杀、虐待或遭受袭击的权利;生存的权利,如获得食物、衣服、居所的权利;人用自己的意志支配自己行动的自由权利。健康权利就包含在身体安全的权利与生存的权利之中,甚或可以说,生命个体所拥有的健康权在一定程度上是比自由权更为基础的权利,因为人若丧失了健康,也就等于失去生命,因生命存在而受到影响的许多自由也就失去了意义。然而在什么意义上评估个人健康的基本权利? 可以认为,人只有吃饭才能活着,人的生存最低限度的需要如食物需要,如果社会不给予一定的保障,就有可能危及他们的生存。政府有保障社会基本成员的生存需要的责任,如果任由社会成员过早死去或丧失健康,那就意味着政府对人民健康生存权利的剥夺和践踏。

健康是公民的基本权利,这一权利不能因为经济发展和居民所在地区的差异,医疗资源短缺和支付能力受限或其他任何人为因素而受到忽视或否定。政府有责任为公民的健康而积极行动,如果放弃健康管理的责任,特别是在全社会受到传染病流行威胁的环境下放弃健康管理责任,等于实质上侵犯了社会成员的健康权利。

第三,促进社会的健康公平。

诺贝尔经济学奖得主阿马蒂亚·森指出:健康公平是一种社会成员在机会上的公平。全球健康促进大会呼吁"将健康融入所有政策",提倡应把健康和公平作为政府对公民的一项基本职责。政府有义务在全社会实现公共健康利益的最大化、公共卫生服务的福利化和公共健康水平的均等化。

健康公平可以理解为政府为创造相等的获得健康机会,使不同人群的健康差别降到最低水平,也可理解为政府对社会成员生存机会的分配应以需要为导向,而不是取决于社会地位特权或者收入差异。政府有责任努力降低社会各类人群之间在健康和卫生服务利用上的不公正和不应有的社会差距,实现人人可及的健康目标。公共健康是一种需要社会群体的全体成员共同努力才能实现的共同善,也是由所有人参与,由所有人共同享有并从中受益的共同善。

需要指出的是,公共健康的公平正义需要政府使用干预的手段来实现,而政府实现公共健康公平的出发点和立脚点是看哪一种社会资源分配或制度安排能够使那些社会处境最不利者,那些健康状况最需要社会关照的底层群体,其健康状况得到改善。按照市场正义的逻辑,如果人们依据自己的能力和通过自己的努力而获得较高的社会地位、收入和幸福,那么健康资源按资或按能分配,这一群体就有资格享有自己的财富、地位和幸福,并在社会共同体成员通过努力获得的那份健康保健的份额中占有优势,而对那些处境不利的人,那些没有钱看不起病、买不起医疗保险的人,就会失去对公共健康资源占有的可能性。然而在公共健康领域,公共卫生资源与服务供给却必须以公平与均等化为根本原则,并且需要政府承担责任,有义务利用行政强制的干预手段,来实现全社会成员的"人人参与,人人健康"目标。

三、社会组织公共健康中的责任

(一) 社会组织在公共健康责任

当今时代科技迅猛发展,因为工业化、城镇化、人口老龄化,加上疾病谱系、生态环境、生活方式不断变化,人类的团体性、整体性行为扮演了越来越重要的角色。与此相适应,道德领域的行为及责任主体的概念也由个体扩展到社会组织和民众自愿组合的团体,不仅维护个体健康的人成为自我健康的责任主体,而且为维护社会成员健康而建构起来的社会团体甚至是整个社会都成为建构健康的责任主体。以社会团体、基金会和社会服务机构为主体组成的社会组织也自然存在于公共健康的责任体系之中。作为健康治理的重要主体,社会组织在市场无法做、政府又不能为的公共卫生服务领域发挥着服务国家、服务社会、服务群众、服务行业的重要作用。

社会组织通常被称为非政府组织,这种组织一般独立于政府体系,又具有一定程度的公共性质并能承担一定程度的公共职能,通常活跃于人类社会生活的各个领域和层面,虽然在形式、规模、功能上千差万别,但是它们都具有非政府性、非营利性、公益性或共益性、志愿性四种属性,像中国人口福利基金会、中国性病艾滋病防治协会、健康发展研究中心、中国医药卫生事业发展基金会,等等。这些社会组织独立于政府机关及其附属机构,因为不是由政府出资成立的组织,所以一般不具有自上而下的官僚体制,也不具有排他性的垄断权力;这些社会组织也不是营利性的企业,不以营利为目的,不具有利润分红等营利机制。它们在投入产出上更多地依赖社会和服务社会,往往以各种形式吸纳社会公益资源,对公信力等社会资本有较强的依赖性,提供的是社会所需要的各种形式的公共产品或服务并形成一定的公共空间。这些组织的参与者和支持者之间通常不存在外在的强制关系,而更多基于自愿、自主的奉献精神和不求回报索取的博爱精神,各种形式的志愿者则成为其重要的人力资源。

（二）医疗卫生专业人员的职业责任

公共卫生领域的专业技术机构,医疗卫生机构及其专业人员和其他社会组织及其工作人员在公共健康中承担着重要的社会责任。医疗机构是专门从事医疗服务的社会组织,其社会责任是在维持自身生存与发展的基础上,面对整个社会的健康需要,在维护公共卫生,保证医疗质量,完成政府购买服务时所下述的指令性任务及提高社会效益等方面所承担的责任。社会组织所承接的公共健康方面的服务就是把原来由政府直接向社会公众提供的一部分公共卫生服务,通过合同外包、公私合作等方式交给社会组织,并由政府根据服务数量和质量向其支付费用的公共服务提供方式。随着改革开放多年来的持续努力,我国数量庞大的社会组织获得了历史上少有的发展契机,进入了新的加速发展阶段,也必将承担越来越多的公共卫生服务职责。

医院是现代医疗实践的主要场所,是经过医学专业训练的医生和护士照料病人(如有可能治愈病人)的机构。传统上的医院最基本的职责就是救死扶伤。进入 17 世纪医院已从最初为穷人提供食宿的慈善组织转变为一个为所有病人服务、以经过科学的生物医学训练的医生为主要人员、以治病为主要使命的卫生和健康服务组织,其所承担的最基本的社会责任就是向就医患者提供良好的医疗卫生服务,最大限度地满足不同层次就医者的医疗保健需求。我国当下采用的医疗联合体等组织机构改革措施其实一定程度上是在优化权责体系架构,政府将原来地方卫计部门和医保部门的某些业务管理责任外包给医院集团或医共体,基层医院和大医院形成分工协作的业务衔接,合力为居民群体提供卫生健康医疗一体化的全方位、全生命周期的专业服务。其中,基层医院负责提供预防保健、康复、健康维护、健康促进和基本医疗等业务,扮演"健康守门人"的基础性角色,大医院是区域医疗中心,负责为疑难重症患者提供尖端医疗服务。

任何道德责任都是行为主体的责任体现,医疗卫生机构的责任是通过医疗卫生专业人员的服务体现出来的。从这一意义上说,医务人员的职业责任也就是一种角色责任,本质上是医疗卫生事业的责任伦理体现。但是因其医疗的特殊问题,医患之间所要解决的是医病和维护健康的特殊问题,决定了医务人员的社会责任伦理已高于法律意义上服务交易的契约责任,比如救死扶伤、防病治病是医务工作者的神圣职责,医生在救治病人的过程中,要维护和发挥医生治病的能动性,应当认清自己的职业使命,恪守职业道德、良知和发挥自己的医术和技能,以最大限度地保障病人的生存健康权利。这意味着医务人员的职业伦理中最重要的是要有以人为本的仁爱品德,有高尚职业操守和能动的自我管理责任,为了医学事业的发展,还要承担起监督其他同行人负的职业责任。

四、企业在健康产品供给中的社会责任

当代社会的种种环境和公共健康危机已经向企业提出社会责任要求,企业对人类生存的物质环境、对维护公共健康环境必须承担责任,这种美德既是企业软实力的一种象征,也是企业伦理责任的集中体现。现代企业在减少疾病、保护和促进公共健康中扮演了重要的角色,这不仅包括企业要保证自己向消费者提供的产品,尤其是与健康相关的食品和药品的质量和安全,也包括企业在生产、流通和服务领域对公共健康产生的影响;不仅包括企业发展的伦理定位,也包括发展中的企业在公共健康与企业利益之间所做

出的伦理抉择。企业的公共健康责任是社会文明发展的产物，是社会在走向健康与文明的过程中落实给企业的一种义务。特别是提供公共健康产品与服务的企业，如医药用品、保健食品、保健用品、绿色食品、绿色环保产品、体育健身用品、体育健身场所、医疗康复机构以及与人们身心健康息息相关的各个生产企业和服务组织，它们通过开展生产和服务来满足公众对公共健康的需要，其生产经营与卫生服务活动与公共健康密切相关。

（一）与公共健康关系紧密的企业

通常认为，企业的使命是为社会创造财富和为自己赢得利润，美国经济学家、诺贝尔经济学奖获得者米尔顿·弗里德曼认为，"公司有且只有一种社会责任，那就是在不欺骗或欺诈的自由竞争的游戏规则内，利用其资源从事增加它的利润活动，没有什么趋势能像公司的经营者接受社会责任，而非尽最大可能为股东们赚钱那样，能够从根本上破坏我们自由社会所赖以存在的基础"。[①] 这一观点曾在市场经济的环境下被奉为圣经。但是现代社会普遍认同的观点是企业在社会服务、价值观念和行为预期约束下，对自己的生产和服务行为对社会产生的影响负责。社会责任对企业而言，相当于职业道德意义上的责任。这是因为在现代社会里，任何企业的成长与走向成功，都不可能游离于社会公共生活的体系之外，企业一旦进入人类共同生活的相互作用的系统之中，社会生活中现实存在的共同规则与秩序附加在企业组织身上的那种责任便自行启动了，企业不可能逃出这一社会预先设定秩序的框架之外，

---

① Milton Friedman. The Social Responsibility of Business Is to Increase Its Profits, The New York Times Magazine, Sept. 13, 1970.

只能在追求利润最大化的同时,承担起社会责任以回馈社会对企业的期待和要求。

在公共健康领域,因为企业为社会提供的是关乎人的生命健康的产品和服务,所以按责任伦理要求,应当成为有社会责任感的良心企业,然而做到这点并不容易。相关部门在"2017 中国大健康产业峰会"上发布的《社会企业责任报告》显示,医疗服务业除上市企业外,极少发布企业社会责任报告。就以 2011 至 2016 年国内大健康产业上市公司来说,发布的社会责任报告数量也很少,2011 年只有 34 份,最多的 2016 年是 48 份。另有数据显示,从 2007 到 2015 年,我国 240 家医药上市公司仅有 47 家发布了社会责任报告。从统计数字可以看出,国内健康企业的社会责任发展现状并不令人满意。

(二) 健康企业的社会责任

现代社会中企业社会责任(Corporate Social Responsibility,简称 CSR)的正式定义虽经国内外专家的多次讨论,却仍有许多歧义,难以统一意见,因而在实践中落实起来,企业莫衷一是,不知如何抉择。人们基本认同的观点是:企业的社会责任分两类,即积极责任和消极责任。积极责任,是指企业份内应做的事,如职责、尽责任、岗位责任等,这种责任实际上是一种角色义务责任或者说是预期责任。消极责任,是指因企业没有做好份内之事(没有履行角色义务)或没有履行助长义务而应承担一定形式的不利后果或强制性义务,即过失责任,如违约责任、侵权责任等。还有另一种观点是对企业的社会责任通过法律责任与道德责任加以区别。企业的法律责任是指企业所必须接受的强制性约束,这种责任以国家的法律与法规作为其履行的保障,如职工的合法权益、实现出资者的利益、依法纳税等。企业的道德责任是指未经法定化而由企业自愿履行的义务责任,它是法律与法规之外对企业提出的更高的道德要求,如企业自案进行的扶贫、助残、养老之类的慈善捐助活动等。

从公共健康伦理的视角分析,企业的社会责任可以理解为:社会针对企业生产经营活动对公共健康可能产生的影响而在法律与道德层面提出的期望和要求,从企业内生的道德基础和伦理价值指向看,"企业应该承担的社会责任包括:第一,对消费者、企业职工、社会公众应该承担的社会责任;第二,对公共设施、资源环境应该承担的社会责任;第三,对社会慈善事业应该承担的社会责任"。①

无论如何,企业在经济活动中的社会责任早已成为西方发达国家企业理论与实践的必要组成部分,而我国要发展大健康产业,为建设健康中国助力,就有必要积极促进企业的社会责任建设。首先,应进一步推进企业在经济中的社会责任问题的理论探讨与调查研究,加强宣传,消除企业家在社会责任认识上的误区,使其重视实践过程。其次,加快关于企业社会责任的立法工作,加强企业自律及社会公众的监督,形成政府、企业、社会相结合的企业社会责任的约束与监督机制。最后,要逐步推进企业社会责任的国际化,加强与西方发达国家的交流沟通和学习合作,引进先进的理念,结合自身的实际情况加以创新。

企业道德责任的存在依据源于诸种社会关系所形成的利益关联,同时也会受到企业追逐经济功利的活动的影响。企业作为一个逐利性的经济组织,在与外部各种利益主体的互动过程中,必然

① 喻文德. 公共健康伦理研究[M]. 湖南大学出版社,2015:120.

需要在相关道德义务与责任的规约下对企业的行为加以约束,如此才能有助于社会公序良俗的形成。所谓有道德良心的企业,即是指企业的整体行为被社会普遍认可与接受。相反,道德责任缺失的企业则会受到社会舆论的谴责和诟病,因为它们破坏了企业在公众心目中的形象。特别值得指出的是:健康企业的生存和发展有赖于社会与公众的支持,企业在追求利润最大化的同时,也要承担广泛的社会责任,积极回馈公众的期望与需求。

企业有向社会提供健康产品的责任,要保证产品质量,同时不能以污染环境和危害人的健康为代价来谋取经济利益。保证产品质量是企业的第一社会责任,也是企业对公共健康所应承担的道德责任,这是因为产品质量与公共健康密不可分,所以保护环境是企业的社会责任之一。在生产经营活动中,企业必然要与自然环境发生关系,企业在向自然界索取资源的同时也在向其排放废弃物,为此企业需要承担一定的环保责任。企业不能过度开采,也不能排放超过环境承载能力的废弃物。保护环境,实现人与自然的和谐相处是企业应当履行的社会责任。企业安全生产也是维护公共健康的途径之一,当生产经营和安全生产发生冲突时,要把员工的生命安全和健康放在第一位,将其作为工作的行为准则。

五、公民在公共健康中的道德责任

美国学者约翰·奈斯比特在他的《大趋势》一书中认为人们对健康最容易出现的错误认识是:"我们听任自己成为无所作为的旁观者,不仅把医疗机构所胜任的责任——治疗创伤和严重疾病的责任——交给了它,而且把事实上只属于我们自己的责任——照顾自己的健康和安适的责任——也交给它。"就个体健康而言,其实公民个体是健康的最直接和具体的受益者。没有健康,不仅个人要经受病痛的折磨,影响工作、生活,还会给家庭、社会带来负担。

(一) 公民维护自身健康的责任

权利总是与责任联系在一起的,因为人的自主性权利的存在,才有可能且必须为自己的行为结果负责,甚至为不可预测到的后果负责,而不可能将责任完全推给社会与他人。以此而论,每个人都有健康的权利,同时也有维护自身健康的责任。

现实生活中影响人的健康因素是多方面的。有的属于遗传,如一个孕妇的基因如果有变异,可能导致生下的孩子患有遗传疾病;有的属于生物学因素,如人吃了被甲肝病毒污染的毛蚶,可能患上甲型肝炎;有的来自于环境,如大气中的臭氧层被破坏,人在户外就会由于遭受更多紫外线的照射而增加发生白内障和皮肤癌的风险。这些事例告诉我们,种种不利于健康的环境因素广泛地存在于每个人生活的周围,人们不可能做到因恐惧环境而与生活环境隔绝,也不能选择待发病时,依赖医生和药物来治疗和维护健康,科学合理的应对方式只能是学会负责任的健康生活。

健康道德责任应该依据影响健康的因素情况来确定,这才是科学和合理的。世界卫生组织对影响健康的因素曾进行过如下总结:健康=60%生活方式+15%遗传因素+10%社会因素+8%医疗因素+7%气候因素。有关资料显示,我国人群死亡前十位疾病的病因和疾病危险因素中,人类生物学因素占 31.43%,行为生活方式因素占 37.73%,环境因素占 20.04%,医疗卫生保健因素占 10.08%。[①] 这些数据不同程度地说明,影响健康和寿命的重要因

---

① 李滔,王秀峰. 健康中国的内涵与实现路径[J]. 卫生经济研究,2016 (1): 4—9.

素是人的生活方式,生活方式在各项影响健康的因素中占比重最大,也是最能够自主选择和控制的一项因素。由此可见,那种认为维护健康仅是医疗卫生保健行业专业人员及其工作人员责任的观点显然已经不合时宜,我们需要从更高层次、更广泛的角度来确定全社会成员的健康道德责任。

从个体的角度分析,一个人能否具有良好的生活方式成为维持和改善自我健康的关键,决定了每个人都应当对自己的健康具有责任意识,选择健康的生活方式来预防疾病,维护和增进自身健康,以此提高生活质量。如可以通过养成勤洗手等良好的卫生习惯来预防禽流感、腹泻等一些流行性传染病;可以坚持定期体检来了解自己的身体状况,及早发现疾病,及时采取治疗措施,避免造成病情的延误;可以坚持合理膳食、适量运动、戒烟限酒、保持心理平衡来预防高血压、冠心病、糖尿病等慢性非传染性疾病,并对这些疾病实行有效地控制。如果人们能够做到为自己的健康负责,从不让自己生病,到生病之后自己能够选择科学合理的方法,从心理心态的调整,到饮食结构的调整,运动健康的把握,对药物和医生的选择等方面,就可以成为自己健康的最好守护者。其实,每个人养成健康的生活方式就是对自己最好的人生投资。健康的道德律令就是每个人都要对自己的健康负责,用习近平总书记的话说,就是"每个人是自己健康的第一责任人"。

(二) 公民维护公共健康的责任

公共健康的责任主体是多元的存在,在这些多元责任主体中,公民个体作为责任主体需要承担最基本的和最主要的责任,这是因为许多疾病都直接发生在个体身上,克服疾病最好的行动者是个人,一个人的生活方式成为维持和改善健康的关健,因此每个人都是自己健康的每一责任人。"个体是各种社会行为、社会现象的最直接的主体,任何团体、国家所造成的社会关系、社会现象很大程度上与……个体有关。另外,也只有活生生的个人才真正具有道德感,因此讨论公共健康伦理责任主体主要讨论个体,制定公共健康伦理中各种责任主体的行为准则,主要是讨论个体责任主体的行为准则。"[①]

在一个共同体内,个体健康是公共健康的一部分,如果第一个公民都能保持自我身心健康,那么,整个社会群体也容易实现健康。由此又决定了公民在维护自我健康的同时,必须承担与之相联系的社会责任,必须自觉接受公共健康道德规范的约束,特别是当公民个人的自由权利与公共环境的要求发生冲突时,个人权利必须自觉服从公共环境的要求。这是因为社会中的每个人不是生活在孤岛之中,总要与生活在现实中的人发生联系,个人的健康与疾病问题会对他人与社会产生影响。比如吸烟有害于吸烟者的健康,也会影响被动吸烟者的健康,如果吸烟者自认为吸烟是自己的自由而在公共场所毫无顾忌地吞云吐雾,导致周围的人被动地接受尼古丁的侵害,那么就应当承担因自己的行为而伤害他人的过失责任。再如一个患有结核病或流感的病人在公共场所随意咳嗽吐痰,一个艾滋病人或乙肝感染者与他人发生没有安全保护措施的性关系,因此而危害他人的健康和生命,这显然是不道德的行为,甚至是故意伤害他人的犯罪。

公共健康的个体责任要求社会中的每一个成员都要做到在维护自身健康的同时,必须尊重他人的健康权利,不能为了满足自己的愿望或图方便而忽视或侵害他人的健康。因此,每个社会成员

163

[①] 张福如. 关于建立建立公共健康伦理的思考[J]. 江西社会科学,2004 (12).

都应做到不在公共场所吸烟,咳嗽、打喷嚏时遮掩口鼻,不随地吐痰等。这些有益于健康的行为,既是对他人健康权利的尊重,也是自身文明、高素质的象征。每个公民都能从自身做起,才能有效地维护全社会的健康安全。

公共健康从群体的角度出发,将个体看作社会中的一员,强调每一个公民都有责任和义务捍卫和保护社会群体的健康和安全,唯有全民精诚团结、共同担当起公共健康的伦理责任时,"人人平等享有健康机会"的公共健康承诺才能得到真正的实现。

公民的健康责任不仅体现在社会成员关注自己健康维护公共健康的道德责任上,对于公共健康他还应承担政治责任。在我国,党的十八届五中全会明确提出推进健康中国建设,实现全民健康的新蓝图。习近平总书记强调,要把以治病为中心转变为以人民健康为中心,建立健全健康教育体系,提升全民健康素养。这其中体现了"健康为大"的理念,更是传递了"预防为主,健康人人有责"的政治内涵,这就要求每一名公民都应是政府制定公共健康政策活动的积极参与者,应当承担维护公共健康与参与公共健康决策活动的责任。

公共健康的民主决策,从政府层面讲,是公共健康管理者及其机构实施有效公共健康管理的一种手段,其目的在于增强公民对实施的各项管理措施的认同感,强化政府行为的合法性基础,从公民的政治参与角度讲,是表达自己健康利益诉求的重要渠道和制约与监督政府权力的一个途径,其目的是维护社会公共健康利益,促进社会健康公平。显而易见,公民积极地参与政治决策有利于公共健康政策的顺利实施,公民参与公共健康决策可以充分了解决策的理由,提高施行公共健康决策的自觉性。当一项决策涉及到公民的切身利益而公民对此缺乏必要的认识时,吸收公民代表参与决策是十分必要的。公民参与决策的过程实际上是一个不同的利益阶层相互博弈的过程,公民通过参与决策表达自己的利益诉求,从而促进了健康公平。如果在公共健康问题上政府不重视公众参与决策,就会因出现严重的利益冲突甚至使矛盾升级而产生严重的社会问题。

公民对公共健康的责任还体现在对公共权力的监督上,因为公民对公共权力的监督是保证把民众赋予政府的权利真正用来为民众谋利益,而公民责任不仅会影响到公共利益的实现,而且会影响公民自身利益的实现。现代社会存在着各种政府治理的风险,公民积极主动的责任观念是克服政府治理风险的内在要求,相反,公民的不负责任会导致政府的健康政策难以实施,或使政府的努力事倍功半。

第六章 公共卫生资源的配置伦理

　　人对健康需求无限性与医疗卫生资源有限性的矛盾始终是公共健康的基本问题,这一基本问题也决定着公共健康伦理存在并发挥作用的必然性。生命健康不仅是人维持自身生存所必需的基本权利,而且是促进生命发展的基础条件,而医疗卫生资源是保障居民健康的第一道防线,也是各类医疗卫生服务发生的基础,由此决定了民众对医疗卫生资源的必然需求。可是,公共医疗卫生资源具有稀缺性的特点,事实上不可能无限地满足社会成员对医疗卫生资源的需求。那么如何合理分配和有效利用稀缺的公共医疗卫生资源来提高人们的健康水平,使公共卫生服务按照公平、合理的原则得到落实,关系到一个国家或地区居民的健康水平和公共卫生资源的利用效率。

　　政府或市场如何使公共卫生资源公平且有效率地在不同的领域、地区、部门、项目、人群中分配,以从不同的取向实现卫生资源的社会和经济效益最大化,这是公共健康能否实现公平与效率统一和谐的重要问题。医疗卫生资源配置主要是在医疗卫生行业内的分配和转移,但是对于医疗卫生事业持续、稳定、快速、健康地发展具有重要的促进作用。随着社会经济和科技的发展,人们对健康的认识更深刻,对公共卫生服务的要求也更高。那么,如何配置和利用有限的医疗卫生资源,解决配置过程中公平和效率的难题,使公共医疗卫生服务达到公平与效率相结合的理想境界,这是公共健康伦理特别关注的基本问题。

一、公共卫生资源和健康产品

公共卫生资源是公共卫生事业赖以生存和发展的生命线,没有足够这一公共卫生资源就无法实现促进人人健康这一公共卫生所追求的价值目标和基本任务。有了公共卫生资源,如果配置得不合理,也会因为失掉公平而偏离公共卫生的发展方向。为了确保公共卫生成为真正的维护公共健康的公益性事业,各级政府有责任代表国家充分保证公共卫生资源的筹集和合理的配置。

(一) 公共卫生的硬资源和软资源

公共卫生资源作为一种可以分配的社会资源,是国家开展卫生服务的物质基础。广义的公共卫生资源是指人类一切卫生保健活动所使用的社会资源,或者说是社会用于公共卫生医疗服务的所有生产力要素的集合。狭义的公共卫生资源是社会成员参与医疗卫生保健活动时所使用和消费的健康要素和社会资源,包括用于医疗卫生服务的人力资源、物力资源和财力资源。

公共卫生资源可以分为硬资源和软资源两类。

1. 硬资源

狭义的公共卫生资源一般都属于硬资源的范畴,最具表现力的则是那些具外生性的以物质形态存在的健康与医疗卫生资源,如卫生专业人员与卫生人力,以及卫生机构、卫生床位、卫生器械等满足医疗保健需要的设施。这些以人与物质形态存在的卫生资源是一国政府的卫生保健部门开展医疗卫生生产、服务和卫生保健活动的物质基础,其主要特点有:(1)有限性,即社会可能提供的公共卫生资源与人们的医疗卫生保健实际需要之间总有一定的差距;(2)多样性,即人们对其产生的医疗卫生保健需求具有多样性、随机性和差异性,医疗、预防、妇幼保健、计划生育、环境保护、医学教育、医药科研、药品器械生产等都属这个范围;(3)独占性,由于卫生资源的有限性和人们对医疗卫生保健需求的多样性,决定了公共卫生资源在实际使用过程中总会被有配置权的公共卫生管理部门有选择性地投入某个卫生服务领域,而不是在所有卫生服务领域内平均分配。

2. 软资源

公共卫生软资源主要是指包括医学科技、临床医学、高级人力、卫生信息与政策、医院管理竞争力、健康促进与健康教育活动等在内的各类卫生资源。这类围绕公共健康管理与服务而展开的软资源,依专事卫生循证研究的专家张鹭鹭博士所提出来的二类卫生资源配置理论,应属于她所设计的"内生性卫生资源"之列,医疗卫生软资源的主要特点是:"具有可分性、共享性、可扩散性和重复使用性,使得内生性卫生资源的配置范围扩大,可以拓展到医疗服务全过程,并可以重复多次在技术创新过程中的不同功能部门得到使用,充分实现整个医药卫生系统对内生性卫生资源的共享。"①

---

① 张鹭鹭.卫生资源配置论:基于二类卫生资源配置的实证研究[M]. 科学出版社,2014:23.

(二) 公共健康产品和服务

公共卫生资源落实到具体的物质形态和服务方式上,即是用来满足社会成员健康需要的医疗保健劳动产品和服务。从需求或者消费的社会方式的角度看,按照竞争性与排他性两大区分指标对医疗卫生领域提供的产品进行分类,可分为纯公共健康产品和服务、准公共健康产品和服务以及私人健康产品和服务三种类型。

1. 纯公共健康产品与医疗卫生服务

纯公共健康产品是指具有消费或使用上的非竞争性和受益上的非排他性特点的健康产品和医疗卫生服务,包括卫生监督执法;对食品和药品、职业劳动卫生、环境卫生、学校卫生、公共场所卫生等方面的监督监测;重大疾病预防与控制,如卫生监督、计划免疫、传染病监测、传染病的预防与控制、安全的饮用水、环境卫生、健康教育、医学科研和医学教学等。

纯公共健康产品具有以下两方面的特点:

第一,非排他性。排他性是指一个人因对产品和服务的消费而排除其他潜在的用户对此产品的消费。与排他性相对应,非排他性是指这类健康产品在消费过程中所产生的利益不能为个人所独享和专用,而且要想将其他人排除在该产品的消费之外,不允许享受该产品的利益和服务是不可能的,或者说所有者如果一定要这样办,则要付出高昂的费用,因而是不合算的,所以不能阻止任何人享受这类产品。例如 海洋里指引航船方向的灯塔、市区的通行道路、广场建设的照明设施等,其投资建设方就无法排斥没有付费的借光消费者所获得的安全与便利,这在技术上讲就具有非排他性。二是存在着分割过程排他性的技术性难题,人们在其消费过程中,无法把某些特定的个体排除在此类产品的消费之外,或者用于排他的成本远远高于采取排他行动所带来的收益。正是从这一意义上说,纯粹公共健康产品可以被表述为不论个人是否愿意购买,都能使整个社会每一成员受益的物品。美国经济学家萨缪尔森认为,"纯粹的公共产品和劳务是指这样的产品和劳务,既每个人消费这种产品和劳务不会导致他人对该产品和劳务消费的减少"。①

第二,非竞争性。竞争性是指接受服务时减少他人的服务机会,表现为服务人数的增加会带来生产成本或者非竞争能力性的服务在增加数量的过程中,边际成本和拥挤成本为零。与竞争性相对应的非竞争性是指一个人对公共产品的享用,不会排斥其他人同时享用这类产品,也不会因此减少他们享用这类产品的数量和质量,即受益对象之间不存在拥挤成本的增加和利益的冲突。具体在表现两个方面:一是自身的边际成本为零。这里所说的边际成本是指增加一个消费者给供给者带来的边际成本,例如增加一个电视观众并不会导致发射成本的增加。二是对外的边际拥挤成本为零,即每个消费者的消费都不影响其他消费者的消费数量和质量。如国防、外交、立法、司法和政府的公安、环保、工商行政管理以及从事行政管理的各部门所提供的公共产品都属于这一类,不会因该时期增加或减少了一些人口消费这些产品而变化。此类产品增加消费者不会减少任何一个消费者的消费量,增加消费者不增加该产品的成本耗费。它在消费上没有竞争性,属于利益共享的产品。

公共卫生产品和服务总体上说具有非竞争性的特点,这一特

---

① [美]保罗·萨缪尔森. 经济学[M]. 萧琛等, 译. 华夏出版社, 2000: 82.

点决定了人们不用购买其产品和服务就可以借光消费,即这种服务消费不存在市场交易和价格。如公共环境卫生产品和服务的非竞争性意味着如果按照公共卫生的边际成本定价,那么私人部门提供公共卫生产品就得不到它所期望的最大利润,而公共产品和服务的非排他性,又意味着这一消费不会排除其他没有付费的人的消费,会出现"免费搭车"的情形。所以,个体生产者一般不愿意向社会提供公共卫生产品,如果依靠市场价格自发调节,公共产品的供给就会大大小于需求。而且,市场调节不但无法提供充分的公共卫生服务,还会导致公共卫生资源的不合理配置。这就决定了公共卫生属于市场失灵领域,公共卫生服务无法通过市场途径实现最优配置,因此,公共卫生产品和服务需要政府提供的必然性。公共卫生的非竞争性特点要求政府以财政投入的方式进行配置,或者在政府干预下进行配置,而且应在全国人民中实行均等分配。

2. 准公共健康产品和服务

准公共健康产品和服务是指公共健康产品服务与私人健康产品服务之间,属于中间形态的准公共健康产品服务,较之纯粹公共健康产品,它是一类具有部分的排他性和竞争性的公共健康产品或服务。该类公共卫生服务具有直接的外部效应,如大多数城市的公用服务设施和医疗保健服务、医院、医疗保健部门,应用健康产品的科学研究机构、体育运动组织、城市的妇幼保健中心、生育技术服务等卫生事业单位,都属于向社会提供准公共健康产品和服务的部门和单位。诸如实行企业核算管理方式的自来水、供电、邮政、市政建设、铁路、港口、码头、城市公共交通设施等,也都属于准公共产品供应者的范围。人们在消费这类准公共健康产品和服务时,因其利益具有一定的外溢性,使得价格不能反映其全部成本或利益,符合准公共产品的特征。

人们对准公共健康产品和服务领域的大多数医疗项目的需求既具有私人需求的属性,还同时具有公共健康需求的性质,由此决定了这类产品所提供的生产和服务具有一定程度的竞争性和排他性特点。

第一,边际生产成本高,供应方提供的服务要耗费较高的人力物力和智力。例如由于医疗技术的复杂性和医疗服务高风险性构成的市场门槛所造成的进入障碍,使得医疗服务的竞争以及医疗资源的充分流动受到较大的限制,有时还因第三方付费的医疗保险制度建立,其所形成的医疗产品和服务的特殊购买、支付方式,更会使医疗产品和服务的价格远远偏离私人能够承受的边际成本,从而使供需双方提供和购买医疗产品和服务的成本增加。

第二,边际拥挤成本高。由于医疗服务的供需双方存在着信息严重不对称的现象,供方的自然垄断和需求缺乏价格弹性等特殊性。这使得医疗服务特别是优质资源的医疗服务数量和范围极其有限,意味着每增加一个单位对某物品的消费可能会减少其他人对该物品的消费(质量和数量)受益,即某健康产品被个体消费了,其他人就不能再满足消费。特别是优质的医疗卫生服务资源经常会处于供不应求的状态,伴随着服务人数的增加会带来生产成本或者拥挤成本的明显增加,如果缺乏调控和管制,将会导致服务质量下降或溢出价格上升,甚至出现诱导需求等一系列严重的市场失灵问题。

然而,在准公共健康产品和服务领域还有另一类用于满足公共医疗保健需求的服务,如大多数的疾病预防项目,其实还具有不完全的公共健康产品的属性,即公共产品所具有的非竞争性和非排他性的特点,只不过比纯粹的公共健康产品表现得弱一些罢了。这类公共产品的特点是: (1)其效用具有外溢性,使得保健的边际成本较低,物质耗费和人力占用比较少,如因为保健与疾病预防知识的教育促进对人口素质的影响,会使受教育者进入医疗市场的生理年龄推迟,此时对医疗资源利用和减少浪费方面更具科学性与合理性。(2)其需要服务的对象有限,不存在拥挤现象,像公共卫生计划免疫接种,因为对病源和病因的预防比病后治疗在成本上要低很多,边际成本不会随服务对象的增加而明显增加。再者对于疾病都是以事前预防为主,就能够用相对低廉的成本获得安全和健康的保证。在一个社区的范围内,一部分人接种了麻疹疫苗,接种者患麻疹的可能性会大大降低,同时由于社区发病率的下降,非接种者受到传染的机会也会减少,结果使接种者受益,不接种者也受益。

3. 私人健康产品和服务

私人健康产品或服务是指能够利用市场机制来为个人提供的健康产品或医疗保健服务的总称,因为具有在健康消费上的排他性和竞争性特点,而被划分为私人健康服务的公益性产品一类。

私人健康产品和服务的特性是效用上的弱分割性,资源所有者可以占有一部分效用,而非自愿所有者也可以占有一部分效用;弱竞争性,公共卫生资源在消费过程中的容量相对较大,可以在效用水平不变的条件下同时承载多个消费者,而且公共卫生资源通常不会因为消费人群多了而大幅度减少,具有一定程度上的可再生性。公共卫生资源还具有不完全的排他性。由于不同主体对卫生资源的需求不同,公共卫生对不同主体所产生的效用也不同,需求强度较大,效用水平较高的消费者可以通过付费获得优先享用资格。值得注意的是,私人健康的产品和服务是否具有排他性,这应当说是一个需要广泛讨论的问题。

一般说来,在一个文明的社会里,无论从技术追求还是从伦理认识来看,人类群体生命安全其实都是建立在对具体的生命个体的保护的基础上的。通常是达到一个技术和伦理上认可的水平,社会就尽可能地选择能够提供基本的生命安全保障的资源与条件。例如,维护环境卫生、消除致病源、隔离传染源防止疫病流行,对处于危重状态的人给予帮助和安慰。而且公共健康所针对的服务对象就是具有生命健康权的生命体本身,生命又是人的最高价值存在,决定了社会成员中的每一个体不分高低贵贱,都应当受到共同体的保护,社会不能将任何一个需要帮助的人排除在外。就这一点说,医疗的健康服务就是具有非排他性特点的服务,应属于公共健康产品和服务。然而从另一角度说,公共健康所追求的健康目标其实是追求更高的生存质量,如提高人群的健康水平、降低非传染性疾病的发病率,或者让患者获得更好的治疗和康复效果,然而这些医疗保健服务又是基于个体的选择意愿而存在的。这意味着这类服务不涉及公共利益,也不涉及救死扶伤的伦理问题,可以只为有意愿的人服务而将他人排除在外,因此这种医疗保健服务又可以理解为属于排他性的服务,即私人健康产品的服务。

通常,人们认为医疗卫生服务具有明显的公益属性,公共卫生只有姓公,才能公平地满足所有社会成员的健康需要。但是实际情形是,在大多数情况下并不存在公共产品的属性,因为在医疗服务展开的过程中,包括疾病诊治以及用于治疗的药品和检查设备等,均具有很强的消费排他性和成本的非共摊性。在公共卫生实践中,医疗服务的特殊性质是,供求各方交易过程中的谈判力量往往很不平等,在许多情况下,供应方具有显著优势,在由消费方或者第三方付费的制度下,供应方可能因追求自利而过度供应,但也可能被迫供应(在没有付费或很少付费的条件下因人道原则而提供医药);需求方个体往往缺乏支付能力,难以直接实现消费者主权,但也可能主张过度需求(在不需自己付费或者付费很少的条件下);而更重要的特殊性(并决定了上述两个特殊性)则是:医疗卫生服务具有强烈的基于人道的社会公益性,但经济性质上基本属于私人产品,即从经济学角度上说,医疗卫生服务是"具有社会公益性的经济私人品"的。正如学者贾康的观点:"经济、社会生活中的制度安排,正是一种公共产品,但医疗不是公共产品,公共医疗才是公共产品。"

　　医疗卫生服务是"具有社会公益性的经济私人品"。英吉·考尔(Inge Kaul)在对全球公共产品进行归类时就这么认为,他将"基础教育、健康保健及食品安全"归为"关键性的私人产品"。英国伦敦经济学院社会政策系的霍华德·格伦内斯特教授也认为:"虽然我们所关注的人类服务也带有一些公共产品的性质,但基本上还是私人产品。"这说明,一些西方学者已经意识到并承认:按经典的公共产品定义,医疗、住房等是既可排他也具有竞争性的私人产品。临床医疗服务需求就性质而言,属于一种私人健康保健需求的范畴。这意味着有些医疗产品的消费和服务是可以排他的,其价格也可以用市场的边际法则来确定。例如致力于客户健康维护与促进的私人健康顾问或管理师、私人医生,以及为私人医生提供丰富的诊疗帮助,为客户提供安全、专业的长期健康管理服务和私人健康服务的健康管理平台,等之。

领域	产品属性	内容	机构	政府的管理与服务职能
公共卫生	纯公共健康产品	卫生监督	卫生监督部门	政府授权并提供基本建设和发展经费,实行聘任制和岗位管理
		健康教育	疾病预防控制中心	政府购买提供基本建设和发展经费,实行聘任制和岗位管理
		疾病监控预防	疾病预防控制中心	
		妇幼保健	妇幼保健院	同上,需剥离临床服务
医疗服务	准公共健康产品	疾病监控(卫生检查)	疾病预防控制中心	政府与受益者按项目购买服务,实施聘任和岗位管理
		基本医疗服务	公立非营利性医院	政府与受益者共同购买,签定服务合同,政府提供项目经费,基本建设和发展、贴息,免税
			其他非营利性医院	政府与受益者共同购买,签定服务合同,政府提供项目经费,免税,允许微利回报
			营利性医院	政府与受益者共同购买,签定服务合同
	私人健康产品	非基本医疗服务	非营利性医院	私人购买,盈利部分用于事业发展
			营利性医院	自主定价,市场动作,照章纳税
医疗保障	纯公共健康产品	特困医疗救助	民政与卫生	制度建设,政府购买为主,投入需方
	准公共健康产品	基本医疗保险	城市劳动保障部门,卫生部门	制度建设,政府、集体个人共同购买,投入需方,特困救助对象实现政府为主社会筹资为辅,民政部门负责
	私人健康产品	补充医疗保险,商业保险	商业保险公司	制度建设,规范市场,鼓励竞争
药品监督	纯公共健康产品	药品安全	监督管理部门	政府授权,比照政府机关供给政策

二、卫生资源与健康需求的矛盾

在公共健康领域,有许多问题与矛盾存在,最主要的问题是社会共同体内民众对健康需求的无限性增长与公共卫生资源供给有限性之间所存在的矛盾。对其认识和态度不同,既会产生对人的健康权如何维护的价值取向选择,也会影响到一个社会公共卫生资源的分配。

(一) 卫生资源的绝对有限性

公共卫生资源的稀缺性或者说有限性有两种情形,即绝对有限性和相对有限性。所谓绝对有限性,是指自然卫生资源绝对的稀少和短缺。比如用来治疗疾病的一些珍稀药材来自于自然生长的动植物和一些矿物质,原本就特别稀少,如中国医药卫生特别推崇的动物药材如虎骨、牛黄、麝香、羚羊角,植物药材如野天麻、藏红花、野人参,菌藻类药材如冬虫夏草、羊兜子、野灵子、矿物药材如龙骨、朱砂等,因为受到自然地理等条件限制而产量有限,无法满足人们维护健康、医治疾病需要。

一定社会所需要的卫生资源总是稀缺的,这种稀缺性特点决定了任何公共卫生保健体系都不可能向需求者提供无限量的卫生资源,意味着现有的医药产品和医疗卫生服务只能满足人们健康消费需求的一部分。稀缺资源给社会带来的现实问题是,既然一些人占有和消费了这些资源,那么其他社会成员就有可能消费不到,如果强调每个人的健康平等性,那么用强制的手段来平均分配这些卫生资源是否具有合理性? 平均主义的分配并不符合人的健康需要和社会发展的要求。这是因为人与人之间因为年龄、健康、体力等不同而在健康上存在差距。这种天然差异并非依靠个人的努力就能解决。

公共卫生资源的绝对有限性决定了只有部分社会成员能享有这种资源。那么,社会成员中的哪一部分群体或者是"谁"具有对资源的占有与消费的优先权? 或者说社会是按什么标准使这部分群体享有这种权利? 一般说来,只有需要的才能是应当享有的。因为"提供给医疗卫生的资源总是稀缺的,任何一个政府都面临资源分配方面的竞争,除了改善民众的健康外,还有其他社会目标,如教育、科技、社会保障、影响国计民生的基础设施建设等。由于资源稀缺,就不可避免要给某些医疗卫生进行配给,配给是指分配医疗卫生资源时要拒绝给予一些人某些形式的医疗卫生服务,例如在我国的医疗保险制度内,不属于基本医疗或基本药物范畴内的消费就不属于报销之例,这实际上也是一种配给"。[1] 公共健康伦理正是源于资源短缺的现实存在而思考包括健康服务的公正分配在内的各种问题。"在这个财政紧张和健康保健制度改革的时代,这个问题的重要性不容置疑。由于健康保健费用的上涨和资源的有限性,提供使每一个人都受益并仍旧可以照顾所有人的方案或预防措施是不可能的。"[2]由此,医疗卫生资源如何实现面向全体社会成员的公平配给,就成为解决其资源绝对有限性的重要伦理问题。

(二) 卫生资源的相对有限性

所谓卫生资源相对有限性,是指公共健康的产品供给部分,

① 翟晓梅,邱仁宗.公共卫生伦理学[M]. 中国社会科学出版社,2016:145.
② 肖巍.译序 公共健康伦理:任重而道远[z].[美]斯蒂文·S.库格林,等.公共健康伦理学案例研究[M].肖巍,译.人民出版社,2008:3.

因为产出与服务的增量投入不足,如优质的医疗卫生资源,总会出现无法满足人们持续增长的健康需要的现象。这即是说,公共卫生资源的有限只是相对于人们对其需要的无限增长而产生的有限。

认真想来,健康需求是人类的基本需求,人类对健康这一理想生存状态的需求既有多样性,又有无限性的特征。就多样性而言,对卫生保健需求的多样性体现在诸如医疗、预防、妇幼保健、计划生育、环境保护、医学教育、医药科研、药品器械生产、环境卫生等方面,而且人们的保健消费需求会随着社会发展和收入的增加而呈现出多样性和重叠性;就无限性而言,对卫生保健的无限需求往往体现在对健康与延长寿命无止境的追求上。就人类的主观愿望而言,总期望医学能够做到消除人类的一切病痛以保证人的健康,特别是在新医疗技术广泛地应用于医学实践的时候,会进一步强化人们思想上利用医学战胜疾病的期待。随着人均寿命越来越长和老年性疾病越来越多,对卫生资源的需要会随着环境变化,不断地从低要求向高要求发展,而健康知识和素养的提升也会促使人们对疾病治疗、健康体检、运动锻炼等多样化的健康需求越来越强烈。公共卫生的供给,包括计划免疫、传染病控制、妇幼保健、职业卫生、环境卫生和健康教育等问题,都会成为民众新增长的健康需要,进而造成医疗卫生资源相对稀缺和供给不足。

从供给与需求的平衡关系看,由于卫生资源的相对稀缺,就不可避免要对某些医疗卫生资源进行选择性配置。这种卫生资源的配置结构,反映出来的是各类卫生资源在不同区域、不同领域、不同阶层的分布状况及比例关系。由于卫生资源对需求群体可以做到部分的的满足与部分的不能满足,卫生资源配置的结构是否合理与公正,也就成为保障谁和保什么的伦理问题。

三、卫生资源配置的价值取向

在宏观领域,公共卫生资源主要是在一个国家服务体系内医疗卫生各部门之间如何分配的问题,如在医学研究的经费预算上,癌症研究应分多少,预防医学应分多少,高技术医学应分多少等。宏观分配还必须解决如下问题:政府是否应负责医疗卫生事业,还是把医疗事业留给市场? 如果政府应负责,则应将多少预算用于医疗卫生? 如何最有效地使用分配给医疗卫生事业的预算,如预算应集中于肾透析、器官移植、重症监护这些抢救设施与仪器设备上,还是集中于疾病的预防上? 其中哪些疾病应优先得到资源的分配,以及为改变个人行为模式和生活方式(如吸烟),政府应投入多少资源等。纵使在微观的分配领域,如医务人员和医疗行政单位根据什么原则把卫生资源分配给病人,如重症监护设施和条件、先进的医疗技术使用、器官移植需要器官等怎样分配才算公正合理? 种种分配方法,如按需要分配,按支付能力分配,按疾病特点分配,按潜在价值分配,按过去的贡献分配,按均等的份额分配,等等,这些分配形式都可以形成分配的基础,那么,哪一种分配方式更符合公平正义的要求呢?

这些问题,需要进行深入研究与实践总结。

在关于公共卫生资源分配的争论中,一种观点主张完全放弃政府干预,公共卫生资源的分配由自由市场的无形之手决定,另一种观点认为"社会成员都处在一种社会契约之中,人类因疾病而对卫生保健服务的需要创造了整个社会的一种道德义务。因此社会有在其资源能力范围内提供这些商品和服务的集体义务"。①

把公共卫生资源的分配交给市场还是必须由政府负责管理，其实为其辩护的理论根据都源自以下三种理论立场中的一种或多种：功利主义、自由主义和平等主义。

（一）功利主义的资源分配观

在公共卫生资源分配上的功利主义观点"一般接受把政治规划和干预作为重新分配商品和财富的方法，以带来公共效用。许多西方国家的公共卫生政策是根据功利主义的理论制订的"。② 他们认为公共卫生保健应当实现配给制，只提供给那些将从中受益最大的人。具体说来，纯粹的公共卫生服务不可能由市场来提供和分配，只有靠政府提供和财力来保证，而准公共卫生服务所产生的正效应，其实对预防疾病在人群中流行，保护社会弱势人群，提高全社会人口素质等具有重要意义，因此应以政府为主来保证此类公共卫生服务的提供。对于个人医疗诊治服务，由于它具有个人消费品的牲征，可以考虑由个人来支付，但是对于那些没有财力获得此类服务的消费者，政府应给予适当的补助。

对于健康医疗保健服务，基于伦理学的利益与风险分配的公平与平等原则，传统的功利主义强调效用主义的最大多数人的最大幸福，或者说是利益的最大化原则。在他们看来，医疗卫生所具有的公益属性意味着需要社会成员人人受益和共享，而公共健康的工具性和价值性兼具相融的特点决定了政府只有公平分配公共

---

① ［美］雷蒙德·埃居，约翰·兰德尔·格罗夫斯. 卫生保健健康伦理学：临床实践指南［N］. 应向华，译. 北京大学医学出版社，2005：163.
② ［美］雷蒙德·埃居，约翰·兰德尔·格罗夫斯. 卫生保健健康伦理学：临床实践指南［N］. 应向华，译. 北京大学医学出版社，2005：164.

卫生资源，才能保障公众的健康权，从而提高社会总体健康的量。如果公共卫生资源分配不均，会使部分人承担原本不应由他们承担的卫生支出，这会加剧他们的医疗卫生负担，对个人而言是不公平的，同时也削弱了医疗卫生服务的公益性。基于这一考量，功利主义会偏向于供给那些处境困难的人以获得更多的功利效果。

在我国的传统观念中，普遍可接受的观点也是政府主导公共卫生资源的分配，认为由政府组织供给的纯公共健康产品的本质属性在于供给与消费的公平性。《中华人民共和国宪法》第四十五条规定：公民在年老、疾病或者丧失劳动能力的情况下，有从国家和社会获得物质帮助的权利。国家发展为公民享受这些权利所需要的社会保险、社会救济和医疗卫生事业。从这条规定可以看出，公民平等的生命健康权和医疗保健权必然首先要求资源配置的公正，只有保证了资源配置公正才有实现平等医疗保健的可能性。医疗资源配置公正是实现人的平等健康权的首要条件。

如果深入分析，公共卫生服务的公平性具体体现在两个方面，一是在卫生资源有限的条件下，人群健康权利的平等性，卫生服务的平等性，健康权利和义务的一致性，满足社会福利的最大可能性和卫生资源分配的均衡性。这些是指对任何家庭和个人，无论其地区经济水平高低，也无论其经济收入如何，在财富、种族、性别、所处环境等方面有何差异，其接受基本公共卫生服务的机会和条件都是均等的，即公共卫生机构的设置，包括数量、距离和服务能力，应满足区域内居民公共卫生服务的需要。二是指公共卫生健康的公平性，即人人所享受到的医疗卫生保健服务以及不同社会人群的健康水平应大致相等或相似，各项健康状况的指标包括患病率、死亡率、婴儿死亡率、孕产妇死亡率、期望寿命等表现良好。

　　因为公共卫生资源需要最大化地维护民众健康，所以公共卫生资源或者说公共健康产品应当姓公，应当面向全体社会成员提供产品和服务，人人应当享有可及的健康保健的服务，"一个都不能少"，由此而产生了计划配置方式。它是指计划部门根据社会需要及可能，以计划配额、行政命令进行资源配置的方式。这种计划经济的配置方式从优势来说，政府提供公共健康产品和服务具有非排他性和非竞争性的特征决定了政府干预下的公共卫生会维持较低的价格，全面覆盖市场会更有效率。

　　医疗卫生的需求常常表现为"缺乏支付能力而又必须满足需求"的情形，其卫生资源的配置原则在本质上体现的是一种共济互助行为，按照这一原则，社会成员在生命受到威胁的情况下，社会救助机构应当为其进行不计成本的供给。但是坚持这一原则的后果是那些本应平等地得到这份资源的人失掉了获得医疗服务的机会，这实际上又会在事实上产生了不对等的交换。以至于美国的平等主义哲学家德沃金批判说："这一原则确实给美国人应当为保健花多少钱提供了一种回答：它说，我们应当尽量多花，直到再多花一美元也不能为健康或生命预期带来任何好处为止。任何健全的社会都不会遵守这一标准……一个社会如果把延长寿命视为不惜任何代价也应当获取的利益，即使这种代价只能延长已无多少价值的生命，这未免太荒谬了。"①

　　那么，什么才是正确的资源配置方式呢？德沃金赞同"必须在平等基础上分配医疗服务，即使在财富非常不平等甚至藐视平等的社会里，也不能因为一个人太穷，无力支付费用，就不让他得到

_____

① ［美］罗纳德·德沃金.至上的美德：平等的理论与实践[M].冯克利,译.江苏人民出版社,2012：326.

他所需要的治疗".① 因为平等主义的基本医疗卫生制度所提供的使最低收入阶层也能获得的基本医疗卫生保障,保证人人享有基本医疗卫生服务,支撑着让全体社会成员共享的和谐稳定,更是惠及全民、人人受益的公共产品,符合公共产品的基本特征,具有很强的正外部效应,对于维护社会稳定、促进全体社会成员的和谐不可或缺,这种基本制度是国家意志的体现,属于国家所有,也是不可交易的,因而公共卫生资源也就成为纯公共产品。而且政府对于供给这种公共产品的目的,是为了维护公共健康利益以实现公共健康总福利的最大化,而不是以获利为最终目的,这就要求公共健康产品必须寻求其内在的公平属性,为社会中的所有人提供服务。

但是,功利主义视角的公共卫生资源分配并没有考虑少数人群的健康卫生利益与对它们的伤害,过分平均主义的公共卫生资源分配也会产生公共卫生产品供给效率低下的弊端。现实的问题是有限的短缺卫生资源如何进行全社会的平均分配? 即使是社会将医疗卫生的干预重点集于公共卫生以及成本低、效益好的常见病、多发病的治疗与控制,从而尽可能地扩大公平卫生服务的范围,如果部分社会成员有特殊医疗需求,而且有能力实现通过个人和家庭力量抑或其他筹资方式(比如购买商业保险等)来承担相关费用,那么对于他们这种特殊需求,作为卫生资源的供给方不加考虑地拒绝也并不是符合伦理要求的。显然,功利主义视角的选择最大问题是在管理上难以操办,无法落实。纵观当今世界,也没有一个国家的医疗卫生体制能够真正做到这一点。

---

① [美]罗纳德·德沃金.至上的美德:平等的理论与实践[M].冯克利,译.江苏人民出版社,2012:325.

（二）自由主义的资源分配观

自由主义,或者说经济自由主义亦的称"不干涉主义"。这种理论强调个人对社会和经济自由的权利,它反对国家干预经济生活、主张建构自由竞争的理论和政策体系。这一阵营中的代表人物亚当·斯密在《国富论》中所提出的经济自由主义观点认为,充分的经济自由和资源配置是国民财富不断增长的首要条件和基石。由于人们按利己的本性去从事经济活动,追求个人利益,结果能使整个社会受益,而满足人们利己心的最好途径是实现经济自由,对私人经济活动,不要加以任何干涉,而听任其资本和劳动自由投放、自由转移。他还认为,一个国家最好的经济政策莫过于经济自由主义,应当实行自由经营、自由竞争和自由贸易。国家的作用仅限于维护国家安全和个人安全,以及开办一些资本家私人经营无利可图的工程。他还认为用经济自由保证个人利益和社会利益的结合,为生产力无止境发展开创了巨大的可能性。"自由主义公正理论强调社会和经济自由权。这些理论认为,对于像公共健康研究一样具有可能利益的产品和服务分配最好留给市场。在现实自由市场中,所出现的每一件事都是个人和企业选择问题,而不是政府的社会规划问题。"[1]这便是一种依靠市场驱动来进行资源配置的方式。

按照新自由主义的观念和认识,市场的自我调节是分配资源的最优越和最完善的机制,通过市场进行自由竞争,是实现资源最佳配置和实现充分就业的唯一途径。如伦敦学派的代表人物哈耶克就明确主张自由化,强调自由市场、自由经营,并且坚持认为私

185

---

[1] ［美］斯蒂文·S.库格林,等.公共健康伦理学案例研究［M］.肖巍,译. 人民出版社,2008：126.

有制的存在是实现经济自由的根本前提,因此他反对任何形式的经济计划和社会主义,认为垄断、计划化、国家干预始终与无效率相联系。

新自由主义经济学家认为,集中决策体制下不可能实现稀缺资源的有效配置,因为政府不可能掌握充分的信息做出明智的决策。这种对政府决策持否定的观点也受到平等主义、功利主义等派别的批判,反对新自由主义的观点是:重视市场供给的自由主义价值取向,使公共卫生资源完全的市场化配置成为实现卫生资源公平配置的最大障碍。因为这个理论很少能为社会中处于最不利的社会和经济地位的人们提供保护,"市场导向重视了一部分有能力和有经济实力的病人或求助于医学的人。市场满足了政府缓解经济压力的部分愿望,迫使病人和雇主承担更多的医疗保健费用。市场给予医疗保健更大的可能性与危险性。它扩大了个人选择的机会,刺激上技术的革新,满足了富人的需求;但却压制了预防系统的生长与发育,不能保证基本医疗保健,损害了政府的医学责任"。[①] 早在 20 世纪 40 年代,英国政府卫生部门就意识到如果一个社会的医疗卫生服务完全由市场提供和私人主导,就会出现许多人享有健康权却付不起医疗费的困境。为此政府才建立由国家支持的国民卫生服务体系(NHS),其核心理念就是为民众提供基于个人的临床需要而非患者的就医支付能力的免费医疗卫生服务。实行这一卫生服务体系的政府管理实践亦表明,这一系统有效地保障了全民医疗的公平性,即使是失业或没有工作能力的人,也不会丧失享有卫生医疗的权利。

---

① 周海春.中国医德[M].四川人民出版社,2002:247—248.

（三）平等主义的资源分配观

在公共卫生资源的分配上,坚持平等主义观点的学派也有他们坚持的观点和理由,"人们选择的自由性与平等性之间的根本分歧常常会引起卫生保健资源分配之间的争议。只要个人之间自愿和平地行使道德上允许的优先权,人们之间享有不同资源基至不同的卫生保健就不可避免"。[①]

那么如何实现公共卫生资源的分配才是合理的呢? 平等主义理论强调对商品和服务的平等可及,因此政府应当找到一种方式来对所有民众提供全部的卫生保健服务。那么,面对现实存在的卫生资源稀缺和人类欲望无限这个不可回避的矛盾,又如何实现平等呢? 坚持平等主义理论立场的人会把问题归结于社会制度与文化的缺陷所带来的问题与障碍,而不是卫生资源的真正短缺,那么最合乎公平的解决方式是在卫生资源分配过程中在重点考虑满足群体性健康目标的同时兼顾个体的卫生要求,对此,罗尔斯在正义论中提出分配的正义理论。他认为分配正义有广义和狭义之别,广义的分配正义是对公民基本政治自由与权利的分配,狭义的分配正义是对公民之间社会与经济利益的分配与调节。在这一基础上,罗尔斯提出了自己精心设计的分配原则: 机会平等和差别平等原则。他认为社会安排形式是一种大家都同意的,能促进社会中所有人利益的契约。在这种共同努力中,所有人都致力于商品和服务的平等分配,除非不平等的分配对每个人都有利。

德沃金也是资源分配平等观的坚持者,而且他的资源平等观

[①] 郭玉宇. 道德异乡人的"最小伦理学": 恩格尔哈特的俗世生命伦理思想研究[M]. 科学技术出版社,2014: 59.

进一步认为作为资源的基本物品还应当包括自然的基本物品,这些资源受到社会制度的影响,但不是直接由社会来分配,包括健康、智力、体力、想像力以及天赋才能。他设计了分配过程的两个阶段,初始的资源分配阶段是在一个拍卖模式下每个人通过自由的选择实现的,初始分配完成后,人们开始进入利用自己的所得资源进行交易的再分配阶段。为了克服交易者交易过程中因运气、残障、天赋不足等原因产生的不平等,德沃金又设计出虚拟保险市场,在这一市场中,投保与不投保是个人的自由,个人的自由就是对自己的选择负责任。恩格尔哈特认为人对卫生资源的需求受自然运气与社会运气的影响,因而单纯追求卫生保健的平等分配本身会遭遇道德与实践上的困境,解决的出路是建设具有利他性的平等主义与公正,即社会实现卫生资源分配的公正需要采取从内容到形式的多种不同模式,包括在高层次和低层次的宏观分配中形成的需要和欲望的等级系统,高层次和低层次的微观分配中确立的为患者提供具体服务的分配程序与方式。坚持平等主义观点的另一代表人物库克(Cook)在卫生资源分配的平等主义思想中则重点强调卫生资源产出的平等,医疗卫生服务的可及性、政府对卫生进行管理的公益效率以及病人在享有医疗保健上的自主权利和责任,认为这种集体社会保护和公平机会准则构成了公共卫生保健权利的基础。

四、公共卫生资源配置的伦理选择

(一) 中国医疗卫生资源配置问题

1. 供给层面:总量不足与结构失衡现象同时并存

当下中国医疗卫生资源配置上存在的问题主要是缺乏清晰具

体的顶层设计和系统安排。医疗卫生行业作为国家民生项目的重要组成部分,其发展具有系统性、全局性和结构性的特点,然而过去进行的医疗卫生体系改革主要是以"增量改革"和"专项改革"为主要内容,比如建立广覆盖的居民医疗保障体系、完善基层医疗机构服务体系、改革医疗机构药品使用制度等,均取得了较好的成绩。但各个项目之间缺乏联系,未能充分发挥协同作用,甚至存在一些专项政策之间相互掣肘的问题,从而影响了城乡医疗卫生资源的均等化进程。实际产生的结果是东部地区和城市医疗机构分布的密集程度、新兴医疗技术应用、高级职称医师比例等一系列资源供给均远高于西部地区和农村地区,并且区域之间医疗资源流动性和共享性较差,进一步加剧了医疗卫生资源供给结构的非均衡性。

(1) 供给总量的绝对不足。医疗卫生资源是公共服务资源的重要组成部分,其准公共物品的属性决定了公共财政有责任促进其配置的均衡性。新中国成立以来,政府的公共卫生支出一直是我国卫生总费用的重要构成部分,以往这一财政上的支出总量每年都在增长,但增长的速度不快。进入 21 世纪,这一财政支出总量连续增长,从而在医疗卫生服务上对促进社会和谐稳定发挥了重要作用。但总体上增长量不足以满足社会需要,如据国家统计部门统计,2015 年,我国财政医疗卫生支出占医疗总费用的30.8%,占财政总支出比重为 7.1%,占国内生产总值比重为1.84%,医疗卫生事业投入就比例而言总体上滞后于社会经济的增长状况。

如果将政府对公共卫生领域的投入变成物力资源配置水平指标,即每万人医疗机构床位数作为卫生资源配置水平的标准来考量,从总体上看,全国范围内每万人医疗机构床位数呈明显增长趋势,由 2007 年的 28—29 张/万人增长至 2015 年的 51—52 张/万人,年均增长率为 9%。但在医疗卫生发展的内部结构和发展方式上,因为不同程度地存在重治疗、轻预防,重规模发展和基础设施建设、轻精细化管理和机制转换,重技术服务、轻人文建设等问题,结果导致卫生资源绝对供给不足,无法满足全社会的医疗卫生需求。

从人力资源配置水平上看,医疗卫生技术人员同时包含执业(助理)医师、执业技师与注册护士,选取每万人拥有医疗卫生技术人员数作为人力资源指标能较全面地反映医疗卫生人力资源的配置水平。从这一指标看,全国范围内每万人医疗卫生技术人员数呈缓慢增长趋势,由 2006 年的 36 人/万人增加至 2015 年的 58 人/万人,年平均增长率为 6%;但是因为医疗卫生技术人员总量不足,仍无法满足全社会对健康医疗与卫生的需要。

(2) 供给总量相对不足。在城乡间、地区间、人群间公共卫生资源配置不均衡,医疗卫生服务利用、居民健康水平还存在显著的差异,主要表现是"长期以来呈现出一种'倒三角型'的分布结构,重城轻乡、资源供给高度聚集于城市的情况未有较大改变,约有80%的优势医疗卫生资源,如高精尖医疗设备和高水平卫生技术人员分布在大城市的大医院,而在农村医疗卫生系统,基层医院和社区卫生资源相对匮乏,只拥有 20%的卫生资源"。[1] 从医疗卫生人力资源配置的城乡比较来看,城市医疗卫生人员配置数量显著高于农村地区,2006 年城市地区指标为 61 人/万人,农村地区指标为 27 人/万人,城乡比值为 2.26,至 2015 年,城市地区指标为 102人/万人,农村地区指标为 39 人/万人,城乡比值为 2.72,高于 2006

---

① 李岳峰,吴明. 对我国卫生资源配置的再认识[J]. 生产力研究,2009 (10): 7—9.

年城乡比值水平,城乡之间差距呈扩大态势。"这些来自不同系统的数据都在表明优质医疗都在高度集中。以至于在城市医疗卫生系统中,一、二、三级医院的卫生资源占有比例呈现出明显的'倒三角'趋势。结果是大量优质资源(包括人力、床位、设备等)向三级医院高度集中,导致大型医院规模持续扩大,医疗机构忙闲不均,效率低下,资源浪费。"①尤其是一些特殊医疗人群对卫生资源的过度占用和消费,更是加剧了这种配置结构不合理、不公平的矛盾。如据监察部、人事部的资料,我国几乎所有的三甲医院都设干部病房。与普通病房相比,有着三六九等的干部病房的最大特点是对医疗资源的占有具有相对的医疗特权优势,如相对最好的医疗设备,最好的医生护士,为干部提供相对最好的等级不同的公费医疗服务。与此同时,农村地区虽然总体来说有合作医疗、医疗保险、统筹解决住院费及预防保健合同等多种资源配置形式,然而高额的医药费,对于农村人口来说还是难以承受的。就医的农民事实上并没有得到保险所带来的利益,绝对多数人依然处于看不起病的状态之中。

2. 需求层面:农村居民需求意愿与表达渠道弱于城市居民

(1) 需求意愿增长存在城乡差异。随着生活水平的不断提高,城乡居民的健康水平明显提高,主动就医的积极性增加,对医疗服务的需求意愿也不断增长。但实际需求量受到收入水平、个人素养、获取健康信息的渠道、医疗服务可及性等因素影响,从而呈现出一定的城乡差异。此外,随着我国的人口老龄化趋势加重,与老龄化密切相关的退行性疾病和慢性疾病患病人数也快速上升,增

---

① 张鹭鹭.卫生资源配置论:基于二类卫生资源配置的实证研究[M].科学出版社,2014:23.

加了对于医疗服务的需求量。

（2）农村居民需求表达渠道相对不畅。长期以来，我国实行"自上而下"的医疗卫生资源配置机制，这种配置具有统一、高效、简便的特点，但决策过程不能充分考虑和体现居民的实际需求，往往造成政策实施与现实需求脱节，导致居民对于医疗卫生资源的被动式消费，降低了医疗卫生资源的使用效率，不能满足居民对于医疗服务的实际需求。同时，由于相关政策或项目执行的信息公开和透明程度有限，尤其在农村地区或偏远地区，居民对医疗资源配置具体措施和规则往往不了解，参与医疗卫生事业发展公共决策的积极性不高，很难直接行使对于医疗资源配置制度建设或配置过程进行监督的权利，对医疗卫生资源的诉求能力较低。

从利用效率上看，卫生资源紧缺与资源浪费现象同时并存.群众"看病难、看病贵"的情况仍没有得到有效缓解，特别是由于农村医疗卫生机构服务能力不强，缺乏合格的全科医疗人才、医诊治疗水平不高、人员老化，大量患者仍然集中于三级医院，基层医疗机构的诊疗人次过低，出现城市地区医疗资源投入产出组合不足，而农村地区的投入产出组合过剩，资源浪费与资源紧缺共存的现象。同时，各级医院的技术业务水平和管理体制差异使医疗机构之间的交流也存在障碍，加剧了医疗资源浪费或效率低下的矛盾。

（二）公共卫生资源配置的伦理原则

1. 公平优先、兼顾效率的原则

公共卫生资源配置应当坚持公平优先、兼顾效率的伦理原则。

由于公共卫生资源的稀缺性和有限性，产生了如何分配和提供服务的问题，或者说，社会中的哪一部分人优先获得这些资源是合理的、公平的问题。研究公共健康的伦理学者肖巍认为："虽然一个社会健康保障资源的宏观分配是由它的资源所决定的,但这种分配是否具有伦理正当性的问题却并不取决于资源的多寡,而是取决于这些资源是否能够得到公正的分配。在资源有限的情况下,社会应当首先关注哪一部分人口的健康呢? 是把资金投向未出生的一代人呢,还是把它投向那些需要心脏移植的人? 这一类的问题实际上是对于一个社会的公共健康体制和政策提出的伦理挑战。"①对此难题,早在古希腊时期,富有智慧的亚里士多德曾提出形式公正的命题,其解决的分配的方式是"平等的人必须得到平等对待,不平等的人必须得到不平等对待"。然而,这一问题仍处在没有得到真正解决的一团迷雾中,比如,亚里士多德所说的平等的人又是哪些方面的平等? 是人的年龄、性别、婚姻状况,还是每个人的身体需要、为社会的贡献、勤奋程度上的平等? 这其实是一个很难解决的伦理难题。

值得肯定公共卫生资源配置的逻辑,必然是享有基本的公共卫生服务的公平原则才是公共健康伦理所应坚持的最优选择。这是因为在公共健康领域,人们有着天然的追求公平的权利,"没有人基于他不应得的优势获得社会福利,没有人应该因为他不应得的缺陷而被拒绝获得社会福利,在公平机会准则下,性别、种族、智商、国籍、性取向和社会地位都不应该作为对卫生保健进行分配的实质公正的标准"。②

公共卫生公平既是经济社会的发展进步的目标之一,也是促进经济社会发展的基本条件。从人权的角度来看,健康权属于人权的基本内容,公共卫生作为维护健康的基本途径,理应在国家经

① 肖巍. 关于流行病的道德分析[J]. 河北学刊,2005 (1).
② [美]雷蒙德·埃居,约翰·兰德尔·格罗夫斯. 卫生保健健康伦理学:临床实践指南[N]. 应向华,译. 北京大学医学出版社,2005:162.

193

济资源配置中将公平作为首要的标准。在公共卫生资源有限的现实条件约束下,要保障资源配置公平,"首先必须确保每个人对基本医疗卫生服务的可及性。在公共卫生资源中,基本医疗卫生服务具有最明显的效益久溢作用,也是普适性最强的。保障基本医疗卫生服务在全体社会成员中的均等分配,可以有效降低疾病发性率",[①]从而提高公共卫生资源使用的合理性。

在满足公平的条件下,重视和提高卫生服务利用效率及效益,这也是卫生资源优化配置的主要目标之一。

为什么讲公平还要兼顾效率呢? 尽管人们的认识并不统一,却也有基本的共识,能够意识到,在公平和效率的问题上,效率多与经济直接发生联系,公平总是与人们的价值追求有关,因而公平问题才属于伦理范畴。伦理上的道德总会与经济上的利益发生联系。因为效益是价值的体现,这决定了在分配卫生资源的时候,不能离开效率去空谈公平。当然,这里讲的效益,在内涵上是讲求经济效益,同时也是在讲社会效率,是提高卫生资源利用率的综合效率,是实现卫生资源配置最佳化和效益更大化的效率。

为了更好地说明公平与效率的关系,研究公共行政的张康之教授曾用做大饼的范例来加以说明:我们如何做成做大饼? 第一,效率是做好大饼的前提,效率高,大饼就会做得又快又好,因而,大饼是讲求效率的结果。第二,公平涉及对效率的结果,即大饼的分配问题。只有存在大饼才能谈得上分配,什么也没有,谈不上公平。第三,公平是效率的动力,只有在根据以前的经验得知大饼将会公平分配后,大家才有动力去做这个大饼,提高做大饼的效率。对此,政府是先要效率,还是先从公平入手呢? 由此例可知,解决

① 陈第华.公共卫生资源的分配正义:以共享发展为中心的考察[J].探索,2016 (3).

公平与效率悖论并不是一件容易的事情,而且如何做优先选择也是一个伦理原则问题。

公共健康伦理原则的基本出发点和公共健康的发展目标是人人享有健康的目标追求,显然公平第一是不能放弃的。追求效率固然能促进经济发展和供给社会更多的公共卫生资源,但那是市场活动主体的使命,政府可以关注何种机制会产生更高的效率,却不能将追求效率放在第一位。"如果市场行为是实现效率的手段的主要手段,那么政府行为则是实现社会公平的手段,各级政府应当清醒地认识到,市场经济决不会自发地导致社会公平,政府的干预是维护和实现社会公平的基本手段,国家的法律、制度和政策则是维护和实现社会公平的基本保障,因此各级政府应当把维护和实现社会公平当作自己的主要任务和道义责任。"①

2. 基本卫生服务的有限保障原则

人对健康需求是无限的,公共卫生资源却是一种稀缺资源。现代医学发展的历程已然表明,一个共同体社会中公共卫生资源的生产供给与服务总是有限的,甚至因为医学技术进步的供给自身也会创造需求,例如现代医学技术掌握了器官移植技术后,促使更多的病人有了器官移植的需求,结果造成了供给不足的困境。

由于公共卫生资源的有限性,如果要求一切大病的救治,所有高昂的医药费用都由政府负担,政府是承担不起的,实现满足全体社会成员的健康需求就会成为一个不可能实现的理想目标。然而,公共卫生资源又是人的生命健康的基本保障,完全不能满足这一保障,就等于剥夺了人的健康权。那么,如何解决这一矛盾和冲

---

① 余可平.社会公平与善治建设和谐社会的基石[N].光明日报,2005 – 03 – 20.

突呢？最为可行的办法就是按照公共卫生资源有限保障原则实现基本公共卫生服务均等化的,即从经济效益和资源有限性的角度,政府公共卫生资源配置必须要区分基本的公共卫生服务和非基本公共卫生服务的范畴。政府的责任是根据各自发展水平和资源制约状况,保障所有人最低的生活条件和享受由政府卫生支出而提供的公共健康产品上的公平待遇。

以联合国制定的《经济社会文化权利公约》为例,中国政府在1997年加入时,就如同加入这一公约的其他国家一样,在签署时被要求必须做出承诺在以下核心义务上做出承诺:(1)提供最低限度的必需的食品、水、卫生设备和住房;(2)保证健康设备的公平分配;(3)如果由于资源的紧缺而不能履行这些核心义务,国家则有义务证明,它已经尽了一切努力,利用所有获得的资源,优先满足了有关义务的要求。由政府根据特定时期危害公民健康问题的优先次序以及当时国家可供给的能力,综合选择确定并组织提供非营利性卫生服务项目。超出基本公共卫生服务范围的需求应该寻求社会的商业保险、个人支付的渠道,而非由公共财政支出的卫生资源来承担。

在公平优先、兼顾效率的基本原则下,公共健康伦理考虑的一些具体原则是:(1)保证初级卫生保健原则。因为初级卫生保健是实现健康中国战略提出的"人人享有卫生保健"的根本保证。(2)照顾社会边缘人群原则,如贫困地区的人群生活困难而享受的卫生服务不足,应当在卫生资源分配上实行特殊的倾斜政策。(3)重视预防原则。预防不仅可以节省有限的卫生资源,而且可以减少病人痛苦,从而提高卫生资源的利用效率。(4)对后代负责原则。社会中的每一个人都对世代生命延续负有责任,遵循卫生资源的可持续利用原则,有利于人类健康地生存、延续和发展。

（三）公共卫生资源配置的合伦理性

公共卫生资源配置是对公共卫生服务涉及的人力、财力、物力等资源进行安排、使用和管理，是整个医疗卫生体系中极为重要的组成部分，如何合理配置已有的卫生资源和提供卫生资源增量，是公共卫生伦理中需要解决的重要课题。世界公共卫生的实践表明，一国公共卫生资源如何配置，不只表现为政府机构在统计学意义上的报表或经济学家眼中的一堆数据，其不同公共政策的选择背后，反映着一国政府在如何改善人民的生存状况和生活质量方面遵循何种价值导向以及是否承担为人民健康服务的道德责任。通常说来，公共卫生资源的分配指一定社会通过各级立法、行政机构对医疗、预防及有关研究所需要的人力、物力、财力所做的政策决定。一个国家在历史发展的一定时期内在其全部资源中有多少分配给公共卫生的医疗保健，社会提供给公共卫生保健的那些资源如何在生物医学研究、疾病预防、医疗、药品和仪器设备的研制开发等方面进行分配，使之最大限度地促进社会成员的健康，其选择应当综合伦理要求。

我国健康中国建设总的战略思想是促进社会公平正义，坚持基本医疗卫生事业的公益性，正确处理政府与市场、基本与非基本的关系，绝不走全盘市场化、商业化的路子。政府承担好公共卫生和基本医疗服务等组织管理职责，切实履行好领导、保障、管理和监督的办医责任，同时注重发挥竞争机制作用。在非基本医疗卫生服务领域，充分发挥市场配置资源作用，鼓励社会力量增加服务供给、优化结构。

1. 政府主导公共卫生资源的配置

当今世界，大多数国家在公共卫生服务上基本是政府主导，通过集中决定的预算和规定的方式进行管理。政府负责筹资向社会提供属于纯公共健康产品的公共卫生服务。这是因为在基本公共卫生的消费中不能排除其他人群受益,也不能确定具本的受益群体和计算收益的多少,向全体成员提供基本的卫生服务和公共健康产品的任务只能由政府承担。即走政府主导这条路。习近平总书记说:"无论社会发展到什么程度,我们都要毫不动摇把公益性写在医疗卫生事业的旗帜上,不能走全盘市场化、商业化的路子。政府投入要重点用于基本医疗卫生服务,不断完善制度、扩展服务、提高质量,让广大人民群众享有公平可及、系统连续的预防、治疗、康复、健康促进等健康服务。"①对于人的生命健康而言,疾病是人类生活中最不确定、同时又最具普遍性的生存风险,某些风险的发生往往是社会中低收入者无力应付的,因而需要政府在公共卫生这个投入产出率很高的卫生医疗保障领域给予支持。公共卫生既是体现政府作用的最佳领域,更是政府领导的卫生部门的重要责任。而基本的医疗卫生保障,正是政府参与社会收入再分配而满足全社会成员需求的体现,其重要的价值在于可以保证经济和社会以一定秩序正常运转,从而达成维护社会公平正义的目的。

政府在公共卫生资源中负有制度设计的责任。政府有义务研究并制定一套科学、可行的公共卫生资源配置的制度体系和政策并为,落实政策而健全公共卫生法律体系,明确公共卫生资源配置中的各部门职责、地位和作用。政府还要制定公共卫生资源发展的战略规划,明确公共卫生服务的对象、重点和内容。

政府在公共卫生资源配置中还负有培育、引导其他主体的责

---

① 把公益性定在医疗卫生事业旗帜上,以习近平同志为核心的党中央加快推进健康中国建设纪实[N]. 生活日报,2017-10-14.

任。以公共财政投入为主导的公共卫生配置，并不代表排斥其他社会组织的加入。随着公共卫生服务范围的扩大，有些服务的市场效应和经济效益显著，会吸引其他组织对公共卫生领域的投资，由此丰富了公共卫生服务市场的主体和服务内容。此时政府应做的工作就是做好政策引导，规范市场管理。

政府在公共卫生资源配置中还负有运行监管责任。改善对公共卫生资源的使用、运行监管，首先可以扩大监管主体的范围，现代善治理论要求公共事务的治理模式要增加公众的参与度，这就要求公共卫生的治理主体和监管主体，可以扩大为政府机构、得到授权的专业组织和公众民间组织，需要发挥各种专业组织、第三部门的社会监管作用，扩大公众的参与度，在监管的治理结构上，要兼顾各方面的利益，特别是维护公共利益。由于公共卫生问题的复杂性，监管机构内不仅要有政府代表，付费人代表，还要有医疗卫生专家以及公众代表和伦理和法律专家参与其中。

2. 政府主导、多元参与的公共卫生产品供给和服务

（1）纯公共健康产品供给和服务。从理论上说，纯公共健康产品是社会全体成员享有的公益性产品。公共卫生资源的公益属性要求对其配置首先必须考虑其公平性，以确保每一个公民享有平等的卫生保健权利。由于卫生健康资源的有限性，决定了政府必须运用制度和政策的工具以确保医疗卫生资源在医疗卫生行业内的分配和转移的公平。例如对社会重大疾病疫情的防范和控制，就直接关系到每一个社会成员的根本利益，而且因为是公益，每个成员社会都有权利消费和使用此类产品并从中获益。

公共卫生资源配置中政府的职能和责任始终是公共卫生管理所重视的关键环节。这是因为公平的健康权是人权的重要组成部分，社会必须给每个公民基本的生存和发展机会，避免一部分公民

陷入绝对贫困和健康被剥夺的境地。政府应该以人群健康作为最高目标,在区域间、部门间、社会人群阶层间提供健康保障,通过调节卫生资源的配置和收入分配格局,确保每个公民享有基本的健康权益。

由于卫生资源供给的绝对与相对有限性,决定了政府不可能向社会全体成员提供全部的保健资源,只能为全体成员提供最基本的医疗卫生服务和纯粹的公共健康产品,这就要求政府在卫生资源配置上主要是发挥筹资和分配功能,规划医疗卫生服务体系的建设和发展,通过建设公立医疗保健服务机构等提供包括重大疾病尤其是地方病,传染病的防治,卫生宣传,健康教育,免疫接种,对公共环境卫生的监督管制等属于纯粹公共物品的公共卫生服务。具体地说,公立医疗机构的布局由政府统一规划并将"公共卫生机构收支全部纳入预算管理,并逐步提高政府卫生投入占卫生总费用的比重","专业公共卫生机构人员经费,发展建设经费、公用经费和业务经费由政府预算全额安排"。

(2) 基本卫生服务方面的准公共健康产品和服务。在基本医疗卫生服务领域,基于个人疾病风险的不确定性及个人经济能力的差异,加上昂贵的卫生服务需求和创新技术需求的不断增长,其所引发的卫生资源分配矛盾,是普遍存在的,为此需要政府寻找有效实现公平的方法去分配资源,以满足基本卫生服务的社会需要,调和日益增长的需求与有限稀缺的资源之间的矛盾。

世界多数国家的医疗卫生体制在基本的卫生医疗方面以政府投入为主,承担筹资和分配职能,重点强调公共卫生的可及性,引导全社会参与来优先保障所有人的基本医疗需求,在此基础上,满足更多社会成员的医疗卫生需求。这种具有准公共健康产品和服务性质的医疗卫生事业主要针对绝大部分的常见病、多发病,包括孕产妇卫生服务、儿童预防保健、计划生育服务、小伤小病的治疗等一些基本的临床卫生服务,为全民提供所需药品和诊疗手段的基本医疗服务包,以满足全体公民的基本健康需要。

准公共卫生产品和纯粹公共卫生产品都属于公益性服务,只是前者在政府主导下,可以有社会资本参与供给。社会的准公共健康产品和基本的医疗卫生服务包括以社会公共资源建设起来的公立医院,专科和全科医生以及具有专业分工的医护团队,由政府组建的医疗卫生服务机构,特别是承担公共卫生和基本医疗服务责任的机构,满足特需服务医疗药品、器械和设备。由于这些卫生资源所需投资大且资本有机构成高,而且医疗服务具有非排他性,特别是急诊急救存在无法收费的情况,这时就需要营利性社会资本参与提供准公共产品与医疗卫生服务,社会资本涉足共有资源产品即为非营利性医院,医院若有收益,只能用于自身发展不能用于股东分红,同时政府也会给予相应的补贴,享有与公立医疗机构同等的税收优惠,医院集中了大量的稀缺资源,产品数量有限,竞争性强,为了防止资源滥用,限制使用才能保证全体社会成员享有医疗保健的机会公平。

政府为了避免因自身对纯粹公共产品与服务的供给能力不足而导致的公共卫生服务供给的效率低下、数量不足或权力异化等风险,可以采取与社会资本共同向社会提供准公共健康产品与服务的方式,政府在其中所起的作用可以有多种形式:政府可以充当投资人,也可以充当购买者,或者是对供方实施一定的价格管制和补贴,还可通过社会保险基金来完成资金的筹集和支付。这种多种形式的组合,从"健康中国 2030"发展纲要提出的一些要求就可以看出端倪,如"大力发展医疗服务"的要求: 加快形成多元办医格局。切实落实政府办医责任,合理制定区域卫生规划和医疗机构设置规划,明确公立医疗机构的数量、规模和布局,坚持公立医疗机构面向城乡居民提供基本医疗服务的主导地位。同时,鼓励企业、慈善机构、基金会、商业保险机构等以出资新建、参与改制、托管、公办民营等多种形式投资医疗服务业。大力支持社会资本举办非营利性医疗机构、提供基本医疗卫生服务。进一步放宽中外合资、合作办医条件,逐步扩大具备条件的境外资本设立独资医疗机构试点。各地要清理取消不合理的规定,加快落实对非公立医疗机构和公立医疗机构在市场准入、社会保险定点、重点专科建设、职称评定、学术地位、等级评审、技术准入等方面同等对待的政策。对出资举办非营利性医疗机构的非公经济主体的上下游产业链项目,优先按相关产业政策给予扶持。鼓励地方加大改革创新力度,在社会办医方面先行先试,国家选择有条件的地区和重点,等等。

　　政府主动将公共卫生服务的一部分供给责任转移给市场和社会,建立同时承担公共卫生服务和基本医疗服务职能的公立医疗卫生服务体系。在这种情况下,政府可以采用购买医疗卫生服务的方式向社会提供准公共产品和服务,这意味着提供基本医疗服务的公立医疗机构运转费用来源可以选择服务收费和政府投入相结合的方式进行,营利可以有盈余,但盈余应当进入国家预算收入并用于推进医疗卫生事业发展,以此维系向社会提供公共健康产品的属性。而对于那些承担非基本医疗服务责任的公立医疗机构,可以在确保政府公共意志得到贯彻的前提下,给这些机构以更大的独立性,以满足社会对准公共健康产品与服务的需要。

　　政府让渡和转移对公共健康产品进行供给的管理职能,在实行购买公共服务的决策、实施、评估等阶段会形成较多的不确定因素,这些不确定因素构成了诸多的政府健康管理风险,如不完全履约的风险,因为交易双方的信息不对称,不确定因素不能完全被了解且不能完全被消除,这就导致交易双方的契约是不完全的契约。如制度政策风险,政府的政策或规制措施变化频繁,导致制度环境的不确定性。在行政体制改革压力下,责任层层分包,导致一些政策非理性地多变,影响购买公共服务的政策执行效果和服务供应方的信心。还有市场风险,市场的一个重要特点就是波动性,它始终处于一个动态的平衡状态,政府购买公共服务本质上就是公共服务的供给市场化。这对周期长、投入大的公共服务项目来说,对其的影响在于预期收益的不确定性,这会导致政府购买公共卫生服务的委托方和代理方对公共卫生服务供给市场化前景的顾虑重重。还有权力异化风险,一些政府工作人员寻租的目的是向服务供应方攫取租金,以满足政府部门或官员的私利。而服务供应方在追求最大利益的理性驱使下,往往把这些租金转嫁到公共服务成本中,一方面可能会通过提高公共服务的价格,以抵消支出租金导致的额外成本,最终会增加民众和财政的负担,另一方面,供应方可能通过降低服务质量和数量来达到节约成本的目的,会导致民众享受不到充足且优质的公共服务。这不仅透支了政府的公信力,而且会严重影响公共服务质量,最终受害的是整个社会的秩序稳定。

(3)满足个人需求的私人健康产品与服务。包括特殊的、非基本医疗需求的疾病治疗、超出健康需求以外的康复和整形等临床医疗服务属于私人消费品,应当依靠市场化的方式来提供服务,不需要由政府来统一支付,应该由个人承担消费支出。在我国现行医疗体制下,无论是在城镇医疗保障制度设计还是新型农村合作医疗制度的设计上,都将"大病统筹"作为医疗保障的重点,即大病由于治疗费用高,只能通过医疗保障制度来解决,小病则因治疗成

203

本低,可以由个人和家庭自行解决。这种思路看似合理,其实也存在问题。在现有的社会经济基础上,如果面向全社会成员,依照现行规定的标准,让所有的大病问题都可以通过社会统筹来解决,显然不符合社会实际。按照这一思路进行卫生制度设计所带来的基本结果只能是以牺牲大部分人基本医疗需求来满足部分社会成员的大病保障需求,医疗卫生事业的公平性无法实现。另外,医疗卫生的理论和实践已经证明,很多疾病特别是部分大病的发生是无法抗拒的自然规律,对很多大病的治疗和控制成本很高而效益却很低,将保障目标定位为大病,其实并不符合效益原则。

选择以市场化的方式供给私人健康产品,最大问题在于其会产生非常严重的不公平问题,整个卫生投入的宏观绩效也会很低,无法保证社会公益目标的实现。事实上中国近年来的改革实践及其后果已经证明了这一难点存在的事实。如何解决这一卫生资源供给障碍? 可行的方式依然是引入竞争机制,鼓励营利性医疗机构的发展,但是这种选择的最大问题在于其会产生非常严重的不公平问题,整个卫生投入的宏观绩效也会很低。

特别值得指出的是,由于医疗卫生事业的特殊性,无论是基本保障目标选择还是医疗卫生的干预重点选择,靠市场都无法自发实现合理选择。基于此,政府不可能将全部非基本医疗服务都交给营利性机构去提供,具有可操作性的选择应是政府直接组建医疗卫生服务机构,特别是承担公共卫生和基本医疗服务责任的机构从事这一领域的服务,以发挥在服务价格、技术路线选择方面的导向作用。这种组织方式在确保政府意志的实施、确保医疗卫生事业服务不脱离社会公益目标方面的优势是其他体制所不可比拟的。政府还要承担一般性税收筹资,为国民提供医疗保障和组织实施社会医疗保险计划,为国民提供医疗保障,对诊疗新技术进行推广和新标准示范,当社会处于特殊时期和发生重大公共卫生事件时提供应急医疗服务,并展开灾难处置和危机应对、干预等管理职能。除此之外,政府也应借鉴国际经验,积极创造条件,发展非营利的医疗服务机构,与营利性医疗机构、公立医疗机构一起,共同为部分民众提供非基本的医疗卫生服务。

第七章　大健康产业与企业伦理

　　健康越来越受到国人的关注和重视，与维持健康、修复健康、促进健康相关，在经济领域形成了横跨健康产品生产到健康服务供给的完整产业链条的"朝阳产业"。美国经济学家、两任总统经济顾问保罗·皮尔泽在《新保健革命》一书中预言健康革命将是人类继土地革命、工业革命、商业革命、网络革命之后的财富第五波，他用大量翔实生动的案例分析和市场论证，向人们展示即将到来的财富浪潮，称这一场财富革命是继 IT 产业之后的"新保健革命"。据相关报告研究，21 世纪之前，世界还没有健康产业概念，进入 21 世纪，不论是发达国家，还是发展中国家，健康问题都成为社会关注的焦点，由此促成了健康产业在全球范围爆发性地增长，成了世界经济中唯一"不缩水"和有无限广阔发展空间的新兴产业融合的集群。随着我国经济的快速发展和人民生活水平的提高，对健康服务的需求正从传统的疾病治疗转向预防疾病和保健养生，预示着中国将成为全球健康产业的最大市场。

　　在我国，伴随着"健康中国"理念上升为国家战略，一系列扶持、促进健康产业发展的政策紧密出台，大量投资正加速涌入大健康领域。健康产业的投资、并购日益频繁。与此同时，从事健康品生产的企业数量、产品种类不断增多，健康产业的整体容量、涵盖领域、服务范围正在不断放大,呈现出市场与政策双轮驱动下迅速发展的格局,迎来前所未有的转型升级机遇和广阔的发展前景。然而,大健康产业发展也面临着一系列挑战和许多重要的伦理问题需要解决。

一、从健康产业到大健康产业

(一) 从健康概念转向大健康概念

进入 21 世纪,由于工业化、城镇化、人口老龄化进程的加快和疾病谱系、生态环境、生活方式的不断变化,我国仍然面临多重疾病威胁并存、多种健康影响因素交织的复杂局面。伴随着健康环境存在着不可持续的风险以及民众对健康消费的需求越来越强烈的现实,人类社会在追求健康的过程中逐渐形成了大健康概念。

传统观念中的健康是指一个人在肉体、精神和社会等方面处于良好的状态。世界卫生组织提出"健康不仅仅是躯体没有疾病,而且还要具备心理健康、社会适应良好和道德健康"。大健康则是指根据时代发展、社会需求与疾病谱改变而产生的一种新的健康观念,它围绕着人的衣食住行生存条件以及生老病死的生命过程,关注各种影响健康的危险因素和误区,提倡自我健康,是在对生命全过程全面呵护的理念指导下提出来的。大健康所强调和追求的不仅是个体的当下的身体健康,还包含精神、心理、生理、社会、环境、道德等方面的全生命周期的健康。健康作为人生最宝贵的财富和资产,不只属于个人,而且属于社会,对健康投资已成为回报最大的人力资源投资。大健康提倡的是人们不仅要有科学的健康生活意识,更要有正确的健康消费观念。大健康的范畴还涉及到社会中各类与健康相关的信息、产品和服务,涉及各类组织为了满足社会的健康需求所采取的行动。

具体而言,大健康概念是传统健康概念的拓展与提升。

第一,大健康概念是传统健康概念在广度上的拓展。传统的医疗卫生健康服务的对象是被检查并确定为有疾病或处于亚健康状态的人,大健康的服务所指向的则是治疗环节拓展,服务范围延伸,参与人群广泛(人与自然社会环境),大健康将对治疗的环节前移,开始注重对疾病的预防,人群的健康宣传教育和医学常识普及,同时治疗的环节也后延,开始深入到对疾病的康复,健康的管理,生活质量的评估以及健康生活的指导等环节上。健康服务不仅围绕人的生、老、病、死的全周期,还延伸到人们的衣、食、住、行的全方位。

第二,大健康概念是传统健康概念在深度上的提升。大健康概念不仅关注人身体上客观指标的健康,更关注精神、心理和社会等方面的全面健康,在理念上更是注重提升人的心灵自由、幸福指数、社会能力、环境友好等主观健康指标,提倡人们应当具有合理正确的健康观念、科学健康的生活方式、身心愉悦的生存状态。大健康概念还从医学层深入地向社会化转变,强调医疗的目的是让人们远离医疗而非依赖医疗,是要让人在生活中体现出健康的人性尊严,这就要求健康服务和健康普及要赋权于公民,要让公民理解健康,具有基本的健康知识和健康保健的技能,实现自我调适和管理健康。

(二) 从健康产业走向大健康产业

1. 传统健康产业的延伸

在经济学领域,人们常常是在产业集群的体系中去研读其产业、行业、企业之间的构成关系。产业集群中基本的单位是企业，企业是生产物质产品与服务人群的经营组织或经营体。有时也可以泛指一切生产物质产品和提供劳务活动的集合体，包括农业、工业、交通运输业、邮电通讯业、饮食服务业、文教卫生业等部门。行业是企业的集合，或者说是多个生产同类产品的企业构成了行业。行业其实是指其按生产同类产品或具有相同工艺过程或提供同类劳动服务所统一起来的经济活动单元，如饮食行业、机械行业、金融行业等，这意味着行业一般说来不是一个向社会提供产品和服务的经济实体，而是与产业的内涵比较接近的概念范畴。

　　健康产业属于产业领域的一部分，然而直到走进 21 世纪，国内外学界也并没有形成统一的定义。这是因为在现代社会中，健康产业属于人们对健康需求复杂、经济发展变化迅速而服务多样重叠的产业领域，包括护理药品、医疗器械、保健用品、保健食品、健康产品制造等支撑产业在内，其涵盖范围十分广泛，产业连接链长，具有既跨产业、又跨领域，与其他行业相互交叉、相互渗透的复合性特点。因为健康产业内涵的复杂性使得健康产业之间的结合越来越紧密、边界却越来越模糊。

　　国家卫生健康委员会（简称国家卫健委）卫生发展研究中心卫生费用核算与政策研究室主任张毓辉等人在研究健康产业分类时，将健康产业定义为"以医疗卫生与生物技术、生命科学为基础，提供以维护、改善和促进健康为直接或最终用途的各种产品、服务的行为与部门的集合。主要包括：以保健食品和中药材种植为主体的健康农、林、牧、渔业；以医药和医疗器械等生产制造为主体的健康相关产品制造业；以医疗卫生和健康管理与促进服务为主体

209

的健康服务业"。①

综合各种观点,健康产业是指与维持健康、修复健康、促进健康相关的一系列健康产品生产经营、服务提供和信息传播等行业、企业的集合,就其涵盖的范围而言,可包括五大细分领域:一是以医疗服务机构为主体的医疗产业;二是以药品、医疗器械、医疗耗材产销为主体的医药产业;三是以保健食品、健康产品产销为主体的保健品产业;四是以健康检测评估、咨询服务、调理康复和保障促进等为主体的健康管理服务产业;五是以养老市场为主的健康养老产业。

2. 大健康产业及产业链

健康产业本质上是一种以健康产品制造业为支撑,以健康服务业为核心,通过产业融合发展满足社会健康需求的产业活动。可是进入 21 世纪,原来的健康领域不断地被新技术推动下的健康新理念开疆拓土,健康产业的总体规模迅速扩张和发展,使得这一产业已明显地具有了覆盖面广、产业链长、融合性强的新特征,它几乎涉及所有的综合性产业,不仅包括传统的以医疗卫生为核心的健康服务产业,还涉及国民经济三类产业中的多个部门。如在第一产业中涵盖有机农业和中草药种植业、养殖等基础产业,在第二产业中涵盖健康食品加工制造业、医药制造业、健康装备器材制造业、卫生材料及医药用品制造等与健康相关联的各种产品的研发、生产加工和贸易销售等支撑产业,在第三产业中涵盖医疗卫生服务业(检验、检查、诊断、治疗)、健康产品批发零售业、公共设施管理业、健康管理业、健康金融、保险、技术和信息服务业等医疗健

---

① 张毓辉,王秀峰,万泉,等. 中国健康产业分类与核算体系研究[J]. 中国卫生经济,
  2017 (4): 5—8.

康服务产业,以及提供优良生态环境的公益事业和以此为基础的医养结合的养生服务业(健康体检,健康养老,健康养生,健康管理,护理,康复,临终关怀,健康教育)、生态休闲旅游业,等等。基于这种健康产业规模不断扩大而形成新业态的现实,人们选择用大健康产业的概念来替代原来的健康产业概念。

大健康产业是维护健康、修复健康、促进健康的产品生产、服务提供及信息传播等活动的总和,包括医疗服务、医药保健产品、营养保健食品、医疗保健器械、休闲保健服务、健康咨询管理等多个与人类健康紧密相关的生产和服务领域。作为一定社会经济运行的模式,大健康产业构成了由相互联系的、具有不同分工的、由健康关联产业所组成的新业态的集合,它们的经营对象和经营范围是围绕着人的全方位大健康这个中心而展开的产品开发和服务,由此形成健康管理与促进、疾病预防、医学治疗、康复护理的连续服务全产业链,在这个产业链的各环节中,存在着两项重要的产业活动,即它或者是关于健康生产(制造、生产和经营)的活动,或者是关于健康服务(医疗保健、健身休闲和居住办公)的活动。

大健康产业具有半公益性产业活动的属性。通常,大健康产业区别于一般产业的根本属性是其兼具市场属性和公益属性,发展这一产业需要市场和政府共同发挥作用。健康产品天然具有公益属性。如果完全依靠市场,患者在接受服务时必然要付出极高的经济代价。从全社会来看,医疗需求不能得到基本满足是市场失效,弥补市场失效就需要政府组织公益性的机构来提供公共产品和服务。健康产品又具有很强的市场属性。与传统医疗卫生行业相比,大健康产业不再以解决人们身心疾病和损伤为唯一目的,而是扩展到服务于国民日益增长的新的健康需求。这些新的健康需求具有多样化、个性化和高端化的特点,涉及的行业不再限于医疗卫生行业,而是扩展到健康服务、健康旅游、运动健身、保健养生、文化娱乐等新兴服务行业。这些健康产品和服务中有相当多的部分属于私人产品,这类产品具有竞争性和排他性,完全可以通过市场化的方式提供。

大健康产业发展的动力来源于人们对于健康的关注和强大的消费需求意愿。但是与传统的健康产业重在满足人们就医治病的消费意愿不同,大健康产业的价值取向是以有利于国民健康利益的最大化为目的,以促进和改善人民健康为中心,提高全民健康期望寿命为使命,所满足的是人群整体健康水平的全面提升,最终目的是让人们生得优、活得长、病得晚、走得安。就此而论,大健康产业服务的特点是:第一,面对人的生命发展的"全周期"而开展的全过程健康服务。按生命历程理论,人的生命周期是从胎儿到生命终结的全生命发展周期。这一周期从年龄维度看,就包括婴儿出生前后期、幼儿期、儿童期、少年期、青年期、成年期、老年期等。由此而形成对生命周期的全过程健康服务,以提升不同年龄人群的健康水平和生活质量。第二,面对覆盖"全人群"而开展的人人享有的全民健康服务。为此健康产业服务集群要涵盖不同类型的"全人群",包括少年儿童健康、中小学卫生健康、妇女健康、老人健康、少数民族人口健康、特殊人群健康、城乡人群健康等。第三,强调不仅要"治病",更是"治未病";重视改善亚健康状态,提高身体素质,减少疾病带来的痛苦,做好健康保障、健康管理、健康维护。

大健康产业所具有的人本属性,决定了在产业发展理念中必须把对人的健康的关照放在产业发展的优先位置。事实上,当今"健康中国"的大健康产业正在迅速发展并带来许多转变,即从生物疾病医学模式开始向生态健康医学模式转变,由疾病医疗产业开始向健康养生产业转变,由医学类以治病为中心的观念开始向以健康为中心的观念转变。这些转变,构成了在"健康中国"战略实施过程中对新时代人类社会健康需求转变升级的最好诠释。

3. 大健康产业的发展趋势

大健康从本质上讲是一种广义的健康概念,是随着人们的健康理念的延伸而产生的,它围绕着人的衣食住行和生老病死,关注各类影响健康的危险因素和不断调整在健康认识上的误区。大健康产业是随着健康理念的延伸而形成的健康关联产业的联合,它的发展战略思维倡导现代人应当追求一种健康的生活方式,所要构建的是一种帮助民众解决从透支健康、对抗疾病转向呵护健康、预防疾病的新健康模式。由此决定了大健康产业的规模和价值都将得到空前的提升、扩大,是它的未来发展趋势。

第一,大健康产业是中国消费升级趋势下受益最大的产业。

随着改革开放以来中国的经济快速增长和持续发展,严峻的健康问题也随之而来。目前我国有70%的人处于亚健康状态,15%的人处于疾病状态,慢性病折磨着每一个家庭。与此同时,我国也正在迅速迈入老龄化社会,这也意味着未来将有更多的老人需要照顾。在这种情况下,随着居民消费能力的提升和健康意识的增强,人们不再满足于基础的维持"活着"的物质生活需求状态,而是对好的生活质量与生命品质状态有了更高的期待。然而现实情形是,世界卫生组织数据显示,中国人均健康支出不足美国的5%,距离全球人均健康支出差距更大,仅为1/5。由此可见,中国大健康产业发展潜力巨大,未来,人们在健康上的投入增速势必大大超过基本需求投入的速度。

第二,大健康产业市场发展的空间巨大。

健康产业是世界上增长最快的产业之一,大健康包括了医疗服务、药品、医疗器械、可穿戴健康设备、理疗、美容、保健食品、健康食品、体育休闲、健康检测、养生、健康家居、有机农业等,涵盖范围广泛的中国大健康产业尚处于开发初期,发展空间巨大。统计显示,2017年大健康产业规模达4.4万亿元,2019年产业规模是8.78万亿元,估算2019至2023的五年,年均复合增长率约为12.55%,意味着到2023年将达到14.09万亿元。2016年10月,《"健康中国2030"规划纲要》明确提出健康服务业总规模于2030年超过16万亿元,显而易见,这是一个有着巨大的市场发展潜力的增量空间。

第三,大健康产业市场的增长趋势具有可持续性。

健康是人的重要资本和财富,人们追求健康的意识,总会随着社会经济的发展和收入的增长而提升,大健康产业是将来国家经济发展的重要趋势。在发达国家,健康产业增加值占GDP比重超过15%,已经形成较全面的均衡的产业细分样态,而我国大健康产业因为细分严重失衡,致使医院医疗服务及医疗用品占比95%,健康产业增加值仅占国民生产总值的4%—5%,这一数值已经低于许多发展中国家。从数据上比较,中国健康产业的年收益约为900亿美元,而美国已经超过了1万亿美元。这些现实存在的差距表明,中国的大健康产业基本处于开发初期,巨大潜力尚待全面发掘,未来发展潜力无限。

二、医疗性健康服务业的发展战略

按服务手段划分,我国大健康产业由医疗性健康服务和非医疗性健康服务两大部分构成,属于医疗性健康服务部分的大健康产业,含在医疗服务业范畴内的,主要以医疗服务为主导,包括个性化健康检测评估、健康服务、康复护理、生殖护理、药品医用品零售、咨询预约服务、卫生行政筹资管理。含在健康服务业范畴内的，依然以医疗服务为主导，包括健康休闲运动、母婴照料服务、健康养生文化、健康相关产品(研发、批发、流动租赁)、医学科研与技术服务、健康人力资源教育与技能培训、健康商务服务。属于非医疗性健康服务部分的大健康产业又含有健康制造业和健康种养植业。含在健康制造业范畴内的，包括医疗器械、康复辅助器具、生化药品及中医等民族药品、医用耗材、卫生材料、其他耗材产销、保健用品、保健化妆品、劳动保护用品、保健食品、功能性饮品、营养品、有机食品、体育用品、健康建筑业和医疗卫生服务建筑等。含在健康种养植业范畴内的，包括农、林、牧、渔业产品等。

在大健康产业领域，医疗性健康服务行业是医疗健康产业的重要组成部分，医疗健康产业发展可以推动医疗服务行业发展，而医疗服务体系是医疗健康产业未来的亮点以及支柱性分支产业。以医疗服务业为代表的现代健康服务业，已成为医疗健康行业的生力军，也成为现代服务业的一个增长点。

(一) 医疗卫生服务行业的属性

在传统的产业划分上，服务业属于第三产业，即除第一产业农业、第二产业工业之外的其他所有行业，其中主要是服务业。根据世界贸易组织的分类方法，服务业主要包括 11 大类，其中的一类就是与健康相关的服务和社会服务。2003 年，我国将服务业划分为 15 类，其中的一类是卫生、社会保障和社会福利业。因此，无论是按国际的行业划分标准，还是按国内的行业划分标准，医疗行业都属于服务业，医护人员属于服务业从业人员。

我国医疗服务行业的参与主体包括医院、疫病控制中心、生殖健康与技术研究机构以及医疗卫生研究机构等，其中最为重要的是各级各类医院。而由这些参与主体组成的医疗服务行业有其特殊性。

第一,医疗服务的无形性。医疗服务不能通过其自身的物理特征在消费者购买服务前被评估和估价。只有当服务发生时,患者一方才能检验其服务质量。因此,患者一方在购买服务时,总感觉比购买有形产品要承担更多风险。特别是在患者很难感知和判断其服务的质量和效果时更是如此。医疗服务的质量与效果都离不开患者的主观体验,患者为了减轻购买服务的风险,通常他们相信亲朋好友的推荐,或者是医院在社会上的声誉以及自己过去的消费体验。

第二,医疗与服务消费的不可分离性。有形的物质产品的生产和消费是两个分开的过程。医疗服务的生产过程和消费过程是同时进行的,患者一方要直接面对医护人员,直接参与医护人员提供医疗服务的过程。健康活动的生产和消费在时间上不可分离,在整个提供医疗护理的过程中,因为患者一方的直接参与才使得医疗护理服务成立,会使医疗服务具有很大的差异性,诊疗过程需要医护人员和相关人员参与,需要与患者互动,加上服务过程和结果的不可逆性,不同的人有不同的病状,治疗方案也不同,意味着即使是同一医疗服务,其质量水平也会有很大差异,这些都决定了医疗服务很难制定统一的标准。

第三,医疗服务的易逝性。医疗服务不同于特质产品的重要方面是不能被贮存、运输,例如生产的汽车可能不会被购买完。而医疗服务却不能这样,可以被仓储,然后再销售,但由于其服务的无形性,不可分离性及难以标准化等特征,因而决定了医疗服务不可能被存储,医护人员永远都不可能重复提供以前提供过的服务,每一次医疗措施也都不会是一样的。

第四,医疗服务的公益伦理性。医疗服务的提供医疗机构实施,医疗服务行业作为社会保障体系的一个方面,国家和政府给予一定的财政支持和特殊的行业政策,目的就是要保障社会成员享有基本医疗和健康水平的均等服务,使社会效益与经济效益实现有机统一,医院服务的伦理性、公益性决定了它必须坚持在以社会效益为第一考虑因素的同时,也要讲经济效益,以增强医院的实力,提高为病人服务的水平与效果。同时,也正因为医院的公益性,决定了不能使用单一的最大化利润指标来评估医院的业绩,理想的医院产出指标是较少的投入而使全社会的健康水平有较大的提高。

第五,医疗服务对象的广泛性与特殊性。医疗服务面广,其服务对象来自四面八方,各行各业,男女老少,这些需求复杂的前来就医人群对医疗服务的选择的最急迫的要求是正确诊断疾病后治好病,然而,医院治病是果、阻断致病之源才是根本,因此,医院的服务应当寻求"治未病",应尽量满足社会医疗的要求,主动面向社会开拓健康管理、健康体检等医疗服务市场,同时医务工作受到社会各种条件与环境的制约,也离不开社会各方面的支持。

(二) 医疗卫生服务行业的曲折发展

行业本是一个开放的投入产出系统,因为行业环境的动态变化,决定了行业必然发生转化。

在计划经济体制时期,我国的医疗卫生事业的发展过程曾创造了一系列辉煌,在医疗服务、预防保健等各个方面都取得了很大的成就。农村和城镇的医疗服务也在这一时期全面展开,医疗服务的可及性大大增强。由于直至1978年以前的医疗卫生服务定位依然是福利事业,患病者就医的费用主要由国家而不是个人负担。这就使得在那人们吃不饱饭的年代病人并没有因病致贫。只不过鉴于医疗服务业的特殊性,政府对医疗服务业实施较严格的控制政策,由政府实行行政化管理的医疗机构主要面向特定的患病人群提供医疗服务。医疗服务产业的范围也被限定在医药领域,目标人群是以有疾病的人群为主,使用的手段是医治技术,为前来就医的患者提供医疗服务。进入由计划经济体制向市场经济体制转变的改革开放时期,原体制下的医疗服务体系已不能适应市场经济形势发展的需要,医疗技术、服务水平和基础设施建设等医疗卫生服务已无法满足庞大的人口需求看病难、看病贵、医患矛盾突出等问题突显出来,成为政府在健康治理过程中所遇到的克服的障碍,备受诟病。

第一,在传统的医疗卫生服务领域,其服务目标追求"以治病为中心"而非以"健康为中心",它的核心理念是针对患者的疾病进行防治,解决问题的重点是以不断加大医疗投入和提高医疗技术来解决疾病问题。结果是离人们对健康的追求目标越来越远。随着疾病谱系的不断扩大,许多新生疾病层和疑难杂症越来越多,给人类健康造成了极大的威胁。现代的医学治疗技术虽然取得巨大进步,却不能从根本上解决和消除这些疾病,人们开始怀疑现代医学诊治这些疑难病症的能力。

第二,政府在医疗卫生上的投入越来越高,但在延长寿命与维护健康上收到的效果并不明显。我国政府在医疗卫生事业上的投入虽然远远超过人口的增长速度,但城镇居民家庭用于医疗的开支费用近些年来越来越大,看病难、看病贵已是影响民生的一大社会问题。

第三,因为医学方向性的错误致使"医疗过度"。在医院里,寻求治病的患者难以实现健康利益的最大化,而医院在医疗方式上却普遍存在追求经济利益最大化的过度医疗行为,使患者或者是因看病治病而再添新病,或者是"倾尽所有,因病返贫","看病贵、看病难"问题成为政府管理中的"死结",以至于"医学在近百年来已完全走上一条与疾病长期作斗争的防病治病的医疗卫生道路,这条医疗卫生路线虽然可以强有力地制服甚至消灭多种疾病,但是它对健康的作用或贡献并不大(只有8%),相反,它对人体自身的健康机能还会产生一种巨大的抑制、消耗或破坏的作用"。①

(三) 从"医改"走向"新医改"

面对医疗卫生领域所存在的问题,为促进医疗服务业健康发展,我国政府开始不断探索和出台各种改革方案,从"医改"到"新医改",医疗服务业的改革一直在曲折中前进。

回顾我国的"医改"过程,从1998年开始推行"三项改革"是一个起点,即医疗保险制度改革、医疗卫生体制改革、药品生产流通体制改革。在这一改革过程中,有关部门对医改的构成以及具体内容进行探讨,以期界定具有中国特色的医改范畴,2007年,全国卫生工作会议提出建设四大基本制度,即基本卫生保健制度、医疗保障体系、国家基本药物制度和公立医院管理制度。当年党的"十七大"报告中又改成建设卫生医疗领域的"四大体系",即"覆盖城乡居民的公共卫生服务体系、医疗服务体系、医疗保障体系、药品供应保障体系"。2009年,中共中央、国务院向社会公布关于深化医药卫生体制改革的意见提出了"有效减轻居民就医费用负担,切实缓解'看病难、看病贵'"的近期目标,以及"建立健全覆盖城乡居民的基本医疗卫生制度,为群众提供安全、有效、方便、价廉的医疗

① 黄开斌.健康中国:大医改 新思路[M].红旗出版社,2017:9—10.

卫生服务"的长远目标。

新医改其实开始于 2003 年,因为遭遇 SARS 疫情,卫生部提出医改的重心是回归公益性,建立"多层次、多样化"、覆盖城乡居民的基本医疗卫生服务体系,全面满足人民群众医疗服务需求,开始破除公立医院逐利机制,发起进一步改善医疗服务行动,优化患者就医体验;健全现代医院管理制度,提升医疗机构管理水平;将抗癌药和慢性病用药纳入医保范围,缓解民众就医费用负担。这一时期,国家基本公共卫生服务项目启动,开展服务项目所需资金主要由政府承担,城乡居民可直接受益,同时构建国家基本药物制度,目的是优先保证一部分药品公平可及、人人享有。鼓励社会资本办医,推动第三方医疗服务发展,以此作为公立医疗体系的补充,通过集中设置第三方医疗服务机构,对基层医疗服务机构进行开放,在保证质量的同时,有利于集中有限的医疗资源,实现区域资源共享,以解决看病难、看病贵的问题。

2016 年,在全国卫生健康大会上,习近平总书记指出,要把人民健康放在优先发展的战略地位上,以普及健康生活、优化健康服务、完善健康保障、建设健康环境、发展健康产业为重点,加快推进健康中国建设,努力全方位、全周期保障人民健康。与此相呼应,当年中共中央、国务院印发《"健康中国 2030"规划纲要》,直至 2018 年国家医保局、卫健委、药监局相继成立。国家逐步放开医疗市场准入,机构投资者和产业资本纷纷涌入健康医疗服务产业,在技术、市场和投资的作用下,医疗健康产业也进入从医疗为主到健康为主的快速成长期,适应这种转变,人民群众的健康意愿也在逐渐增强,因为政策支持,第三方独立医疗服务机构、健康管理机构、互联网医院等产业新业态开始涌现。随着更多的社会资本介入健康服务产业领域,多元化、多层次健康服务的格局逐渐形成。

(四)"医改"过程中市场化与公益性的争论

随着医疗服务业的改革推进与深入发展,需要解决发展方向问题,对此,理论界存在市场化与公益性的对立和争论。

1. 坚持医疗服务业市场化改革方向的观点

坚持市场化改革方向的观点认为,我国确立的社会主义市场经济体制决定了医疗卫生体制必然是市场化的,不是任何人想取消就可以取消的,也不是任何部门想改变就可以改变的。任何取消或禁止市场化的政策或行政手段都不可能真正消灭市场化,只会倒逼出隐性的市场化、地下的市场化。主张医疗服务市场化的的改革方向,就必须承认医院在市场中独立的主体地位,少部分医院可以作为提供基本医疗的事业单位,收入主要靠财政补贴,目的是为弱势群体提供医疗救助。大多数公立医院需要独立核算、自负盈亏,同时在编制、薪酬等获得自由。医疗服务机构一旦明确企业身份,则可以允许公立医院改制、重组、破产、出售,只有放开医院和诊所,鼓励走进市场,才能真正解决群众"看病难"的难题。

坚持医疗服务业市场化改革的观点,是从伦理角度,认为存在现行医疗体制下的公立医院难以回归公益性的事实,从而做出市场化的选择。

为什么会有这样的逻辑呢? 这里不妨从理论上进行必要的讨论。一般说来,一个机构的公益性质是由其提供社会服务的伦理行为性质决定的:如果其提供服务的行为动机和目的是为了公共利益、公众利益和社会利益,行为效果和手段有利于公共利益、公众利益和社会利益,无疑,其提供服务行为就是公益性的伦理行为,否则,就不是公益性的伦理行为,该机构就不具有公益性。如果以这一认识逻辑看我国现行医疗体制下的公立医院,不难发现,公立医院提供的医疗服务实际上已具有商品生产经营行为的非公益性质。这是因为尽管非营利性医疗机构是为社会公众利益服务而设立和运营的，如这类医疗机构不以营利为目规定其收入用于弥补医疗服务成本，实际运营中的收支结余只能用于自身的发展，如改善医疗条件、引进技术、开展新的医疗服务项目等。

然而在事实上，公立医院并没有从事真正的公益事业，现有的医疗体制受利益驱动，其所造成的商业化、市场化倾向，已使无论什么性质的医院，都在与药品和医疗设备分销商、生产厂商联手，通过医院有关部门或医生，向消费者兜售药品和器材，而药品和医疗器械在审核、定价及流通环节上出现的大量腐败现象，也直接导致医疗服务领域追求利润最大化的倾向，有相当数量的医务人员在经济利益驱动或指标压力下，对消费者乱检查、乱开药，开大处方，使患者的医疗负担日渐加重，不堪承受，而病情在过度用药和不合理的诊治下变得越来越糟。这些事实说明，医疗机构并没有回归公益本位。那些试图让公立医院成为实现医疗卫生公益性行为主体的"公立医院回归公益性"的设计难以落实，或者说只是设计者的一厢情愿。

从医疗实践领域的运行形式看，医疗服务由服务数量向服务价值付费过渡，是世界范围内的发展趋势。医疗服务的公益论强调"医疗不能市场化"、"医疗不能以盈利为目的"，难道就是患者看病不花钱的公费医疗吗？其实医疗活动就是患者交钱，医生提供医疗服务，患者得到医疗服务，其本质就是就是消费，就是买卖，而消费与买卖必然需要在市场的框架中寻求解决方案，这是任何一个产品或者服务市场很正常的交易现象。经济学家金碚说："按照经济学原理，凡是难以获得的东西一定不很贵，而凡是很贵的东西要获得不会难(除非是绝对垄断性的稀缺之物，持有者拒绝出让)。

市场中的物品,如果人们难以获得,则表明不够贵(供不应求),而且只要使其更贵,就一定会不难获得(只要你付得起价格)……按价格分层的市场机制逻辑,适用于大多数商品。"[①]从当今世界各国的情况看,在任何一个国家看病,都必须掏钱,即便是急诊,患者也不会就因此免单,账单照旧生成;同样,即便是在所谓"免费医疗"的国家或地区,医保全报,但本质上患者依然在支付费用,天底下没有免费的午餐。像欧美、日本以及我国的台湾地区,都建立了体系完备的医疗保障体系,医保部门的职责就是代表患者向医院购买服务。国民要想享受医生或者医院提供的医疗服务都必须支付费用,只不过大部分费用由医保支付。

医疗服务业进入市场化的竞争环境,以赚钱盈利为目的,实行服务收费就一定产生医患冲突吗? 也不是的,在实行上述市场化医疗体制的国家,很少有医患冲突,因为在自由执业的市场机制下,医生彼此之间存在着市场化的竞争关系,但这不是医患之间的竞争,因而不但不会恶化医患关系,反而易形成良好的医患关系并易解决看病贵的难题。这是因为: 其一,竞争迫使医生必须不断提高医疗技术水平,因为水平不高、服务不好就会失去患者,就像商人失去客户一样赚不到钱;其二,竞争让医疗水平差看病要价高的医生自然淘汰,从而大大降低了医疗事故的发生概率和服务收费额度。

医疗行业的改革趋势是实现真正的市场化,而不是离开社会主义市场经济运行的轨道搞不搞市场化的问题。实现真正的医疗服务市场化的核心是将医疗费用的支付方和医疗服务的使用方整合为一体,使医疗定价以服务质量为基础,而不是根据医疗成本,用市场价格的工具调节医疗服务的供给和需求,提升整体医疗服

---

① 金碚.关于大健康产业的若干经济学理论问题[J].北京工业大学学报,2019 (1).

务体系的效率,实现医疗服务价值体系的重构,通过提供更低价和更优质的服务来满足人们医疗服务持续增长的需求。

2. 坚持医疗服务业公益性改革方向的观点

坚持医疗服务业公益性的观点认为:我国的经济体制是以公有制为主体的,公有制就需要公共利益至上,医院卫生机构本应是一种公益性机构,它的价值目标就是保障和促进社会人群的健康,提高全社会的医疗保健水平。原国家卫生部部长陈竺指出:"公立医院是体现公益性、解决基本医疗、缓解人民群众看病就医困难的主体,矛盾问题比较集中。要加强其公益性,就要扭转过于强调医院创收的倾向,让其成为群众医治大病、重病和难病的基本医疗服务平台。"

坚持医疗服务业公益性观点的理论依据是医疗服务服务机构由国家投资建立,就应该不以营利为目的而满足公益需求,而现在医疗服务业存在的看病难、看病贵问题不是因为没有市场化,而是投入不足造成的。

回想在计划经济体制下,政府通过严格的计划管理方式,以及带有政治动员性质的爱国卫生运动逐步建立起了一个基本覆盖城乡居民、政府投入的公费医疗实现了较高效率的公共卫生和医疗服务体系,从而实现了以病人利益为中心的价值取向。然而,在政府投入不足的情况下,医疗服务一旦选择市场化方向,其价值取向就容易发生偏移,客观上会使医院和医生过分关注经济利益,医院为了保证运行和医生的收入,就会选择通过药品差价,扩大病床数量,建立分院,接诊更多患者,增加可用可不用的检查项目,过度治疗,开大处方等方式营利。所以,是政府的投入不足,医疗服务市场化,最终使公立医院失去了公益性,从而腐蚀了医疗服务行业的专业精神,同时也破坏了原有的医患信任关系,造成了医院或医生谋取经济利益与为病人利益效力的冲突。

纵观世界,没有哪个国家会把医疗卫生完全放开,任由资本进入,变成赚钱工具。即使是民营医院做得好的国家,都不是将民营医院视为赚钱工具,而是私人资本以做慈善的目的来开办医院,政府的政策制度设计加以合理引导,如收遗产税、办慈善可以免税的制度刺激民间资本去做慈善,因而投入到医院。这意味着医疗服务的本质是为患者服务,公益至上的本身并不排斥通过市场化的医疗卫生资源供给方式来解决公共卫生资源不足的问题。然而,人们无法忽视医疗服务市场存在严重的疾病与健康信息不对称的现实问题。医学的专业性非常强,医学素养并不是每个身患疾病的人都具备的,面对疾病,病患不得不处于与医务人员的脆弱和依赖的不对称关系之中。通常的情况下,病人通过医检,可以知道自己得的什么病,但他不知道这个病到底有多严重、究竟该如何治疗、该吃什么药、是否需要住院、得住多久的院、出院以后医保如何报销等,多数情况下只能被动地接受医疗服务供给一方提出的要求或建议的治疗方案。这就使得每一个就医环节都能让医院有足够的空间产生机会主义行为。在利益的驱使下,医疗服务的供给方很容易凭借自己在信息方面的优势地位来"诱导"患者进行医疗服务的过度购买。如果此情境下的医院采取纯粹的市场化方式经营运作,医疗管理中必然会设置绩效考核,树立"赚钱第一"的导向,那机会主义行为也就会不可避免地增多。总的来说,价值导向有问题,行为必然出现问题。这就解释了部分民营医院为什么屡屡"出事"。其实,公立医院在提供医疗服务的过程中也存在着信息不对称的问题,同样也会出现上述状况,只是公立医院的公益性使其逐利性表现得并不强烈,加之运营受到较为严格的监管,因此所产生的问题相对而言就不会那么多。

坚持医疗服务业公益性的观点认为，医疗服务市场的资源配置不能由市场来解决，这是因为"市场能配置资源，是因为它有完全竞争的机制———以利润为导向、以消费者满足度为追求、供给双方在市场中博弈，最后达到均衡而有效地配置资源。但医疗市场结构不符合'完全竞争市场'的基本假设，由于公共品、外部性、不确定性、信息不对称、诱导需求、垄断等引起的市场失灵，医疗卫生市场不能有效地配置医疗卫生资源。中国近 10 年来医疗卫生发展非常快，但发展趋势是所有的资源投在了大城市、大医院和高精尖技术上，这就是市场的导向。预防和健康教育恰恰是社会效益最高的。然而在市场机制下，预防医学可以给医院带来的收益不大，所以市场不会引导医疗资源走向预防和健康教育"。[①]

坚持医疗服务行业回归公益的观点也认为社会办医并非不可，医疗服务资源也并非不能利用市场来增加供给，只是在这一问题上特别强度政府必须要注意对那些涌进医疗服务领域的民营资本进行合理的市场定位、控制在一定的市场化程度之内和进行严格的市场监管。这就是说，医疗服务业发展，要以公益性为主、市场化为辅。公益性为主的目的就是让绝大部分人能看病，也看得起病；市场化为辅，是让一部分收入较高的人能购买到更为高端的医疗服务。如果民营医院和公立医院提供同质的医疗服务，且公立医院坚持公益性、民营医院坚持经营性，便会导致同质不同价，引发一系列医疗服务问题。因此，社会办医应当集中于高端医疗服务市场，公立医院则应坚持公益性办医，提供普惠性的医疗服务。当然，鉴于医疗服务市场信息严重不对称的特点，有关职能部门必须加强对市场经营主体的监管，从而尽可能地压缩医疗服务

---

① 李玲. 医改评论：医疗卫生为什么不能完全市场化[N]. 中国青年报，2006 - 03 - 23.

提供方的机会主义行为空间。

（五）从医疗服务业走向健康服务业的战略发展方向

上述关于医改与新医改中是深入市场化还是回归公益性的争论，从一定程度上反映出医疗卫生服务业发展方向存在的挑战与所处的困境。如何走出医疗困境，最有效的手段就是要重塑战略发展的方向，将传统上的医疗服务业引入更为广阔的健康服务领域。

什么是健康服务业？医疗服务业与健康服务业有何不同？应当说，健康服务业是个大概念，它是指以维护和促进人类身心健康为目标的各种服务活动，其中包括医疗卫生服务、健康管理与促进服务、健康保险和保障服务以及其他与健康相关的服务。

根据 WHO 对健康服务业的定义，健康服务涉及疾病诊断和治疗、预防、健康促进、健康维护与康复的所有服务，包括针对个体和非个体的健康服务。就医疗服务业与健康服务业的关系说，医疗服务业属于健康服务业的一个组成部分，但是处于健康服务业的核心地位上。在"健康中国"建设的大健康背景下，由于医疗卫生服务只是健康服务的一部分，决定了在战略地位上，传统的医疗服务业尽管是健康服务业体系中的核心部分，也应当转化到健康服务业的中心体系中来。以健康服务为中心而建设的健康服务业需要发展各类保健养生机构、健康体检中心，各种疗养院所，营养健康咨询机构，心理咨询机构，智慧健康教育机构等，而这些健康服务业的背后还有其各自相应的支撑产业为基础，如医疗医药、医疗器械、保健器材，保健食品，健康仪器等健康产业。

就内涵来说，大健康背景下的健康服务业以维护和促进人民群众身心健康为目标,主要包括医疗服务、健康管理与促进、健康保险服务等支撑产业,它的覆盖面广,产业链长。是一项需要全民参与,人人共享的公共事业,而公共事业与一般行业存在的明显区别就在于前者的公益性。

健康服务业需要在发展公益性和深入市场化协调发展,走出一条既注重公平又强调效率的发展道路。健康中国战略对此提出的要求是:一方面,坚持基本医疗卫生事业的公益性质。重点是保障人民群众得到基本医疗卫生服务的机会,必须着眼于为全体人民提供公平可及、系统连续的预防、治疗、康复、健康促进等全方位、全周期的健康服务;着眼于适应人民群众健康新需求,推动卫生健康事业发展模式的转变;着眼于更好实现健康公平,不断缩小不同区域、不同人群之间的健康水平差距。为此,我们要进一步完善多层次、可持续的医疗保障体系,持续完善药品供应保障制度,推动公立医院全面配备、优先使用基本药物。另一方面,强调既不能全盘市场化,也需要推动形成公平公正、统一开放、竞争有序的健康市场体系。允许各种所有制、各类资本进入医疗健康领域,由此需要正确处理好政府与市场的关系。市场运作,行业管理。政府通过完善支持政策、加强行业监管等措施促进健康服务业持续、健康发展,引导和鼓励社会力量以多种形式投入健康服务业领域,扩大服务供给,有效提高服务质量和效率。还需要遵循市场规律,激发市场活力,如加快发展商业健康保险,满足多样化健康保障需求。

三、健康产品制造业的健康道德

(一) 健康产品制造业及其特征

健康制造业是与健康相关联的通过投入原料、开展各种技术产品研发、进行生产制造一系列流程后,产出其健康产品,以便销售而谋取利益的企业集合。在健康中国战略背景下,我国的健康制造业增长迅速,已发展成为规模巨量的对大健康产业整体效能起重要支撑性作用的"朝阳产业"。

现代社会的健康产品制造企业有如下特征:

第一,是在健康产品生产领域自主经营、自负盈亏的经济组织。

健康产品制造企业作为商品的生产者和经营者,拥有一定的人力、物力、财力资源和独立经营自主权,追求经济效益并获取利润。盈利是健康企业生产经营活动取得成果的体现,也是健康企业生存和发展的基础,它有别于作为政权组织的公安、检察、法院,有别于机关,还有别于事业单位的学校、医院等。

第二,是以生产制造产品的形式向社会提供保健服务。

与医疗服务消费具有不可分离性不同。健康制造业只属于产品的生产领域而没有进入流通领域,有形健康物质产品的生产和消费是两个分开的过程。这些产品在生产领域完成制造任务,成为成品,并且从销售产品中获取收入。但是从产品的功能实现看,它还需要经过流通环节进入消费领域以满足消费者对健康品的消费需求。

第三,企业生产过程具有供应链长、环节复杂的特点。

供应链是围绕核心企业,通过对信息流、物流、资金流的控制,从采购原材料开始,制成中间产品以及最终产品,最后由销售网络把产品送到消费者手中,将供应商、制造商、分销商、零售商、直到最终用户连成一个整体的功能网链结构。如在医药供应链中,可按照发生的顺序和性质不同分为供应物流和销售物流两大环节。供应物流是指医药生产企业之间,以原材料为对象的运输、仓储、装卸、搬运、信息处理等物流活动。其特点是运输线路固定,批量大(如果采用公路运输方式,则以整车为主),频次稳定。销售物流是指从制药企业的成品仓库送到消费者手中这一过程中,以成品药为对象,发生的运输、仓储、包装、装卸、搬运、信息处理、配送等物流活动。从制药企业到零售终端,包含两种性质不同的运输渠道:干线运输和区域配送。

第四,生产的产品必须具有健康、安全服务目标人群的品质。

健康产品制造企业的产品直接关系消费人群的健康和安全。因而在其生产过程中不能因为片面地追求产量而不科学地使用各种有害材料、饲料和添加剂等,以防止威胁人的生命健康和造成严重的环境污染。特别是在当下实现健康中国战略、全社会都在强调"低碳""节能"、"增效"的绿色制造背景下,健康产品制造业作为一切以人民健康为中心的健康发展战略的具体落实者和实行者,需要发挥重要的作用。

(二) 健康制造业的利益追逐与道德冲突

健康企业的生产经营活动与公共健康密切相关。企业追逐利润的秉赋决定了企业在从事经营活动时,往往将获利作为衡量行为价值的重要尺度,甚至有些企业为了实现利润最大化而不惜损害消费者群体的利益,这种现象在现实的生产与消费活动领域时有发生。

在市场经济环境下,作为市场主体的企业,在它处理与利益相关者的关系时,具有趋利的天然秉赋。著名的英国古典经济学家亚当·斯密甚至认为,在市场经济中,商品交换者双方互利是最基本的道德准则。在他看来,市场中活动的生产者、经营者和消费者,或者说是与企业发生联系的利益相关者,其实每个主体都有自利的追求,而惟有互利才能使每个人的自利追求得以实现。"不论是谁,如果要与旁人做买卖,他首先要这样提议,请给我所要的东西吧,同时你也可以得到你所要的东西,这句话是交易的通义……我们每天所需要的食料和饮料,不是出自屠夫、酿酒家或烙面师的恩惠,而是出自于他们自利的打算。我们不说唤起他们利他心,而说唤起他们利己心的话。我们不说自己有需要,而说对他们有利。"①在亚当·斯密看来,人们在交换中的互利行为既是对自身的理性限制,又是实现自利的桥梁和纽带。"消费是一切生产的惟一目的,而生产者的利益,只能在促进消费者的利益时,才应当加以注意。这原则是完全自明的,简直用不着证明。"②由于商品交换是"一种典型的交换经济,在所有的经济学中,其实都存在一个无需证明的、共同的假设。这个假设就是,人都是趋利避害的'经济人'……从经济人的自利本性出发,企业追求经济利益是无可厚非的。但是,企业不能以牺牲利益相关者的利益为代价追求自己的经济利益"。③

对投资于健康产品生产和服务的企业来说,在市场经济条件下,为追求利益最大化和赚钱效应而向健康利益相关者提供健康产品和服务本来具有谋求经济利益的合理性,只是企业在追求经济利益的同时,如果将其作为唯一的目的和动力而无视消费者的健康和其他社会责任,超越于合理需求而走上败德的损人利己方式谋求经济利益,却会产生有损消费者健康和危害生命的严重后

---

① [英]亚当·斯密. 国民财富的性质和原因的研究,上卷[M]. 郭大力,王亚南,译. 商务印书馆,1972:14.
② [英]亚当·斯密. 国民财富的性质和原因的研究,上卷[M]. 郭大力,王亚南,译. 商务印书馆,1972:277.
③ 喻文德. 公共健康伦理研究[M]. 湖南大学出版社,2015:117.

果。健康产品制造企业也终将因被市场淘汰而没有光荣的未来。考察中国新兴的健康大市场,对登上"大健康产业"快速列车的企业生产者和经营者而言,最容易产生的问题是可能为了追求利润,不把经营事业的目标放在"永续经营"上,而着眼于"短线操作",以至于存在许多假冒仿制、欺诈行骗、商业贿赂、行业垄断等违背生产与经营行为规范,甚至是违法败德的企业,给公共健康带来直接的或间接的伤害,成为公共健康领域难以承受之重。人们不能忘记三鹿奶粉中毒事件引发的中国乳品全行业危机,那时因为在多个国内知名品牌厂家生产的奶粉和液态奶中均检测出三聚氰胺,从而暴露出中国乳品行业长期以来添加三聚氰胺这一"业内公开的秘密",引发了中国乳品行业极其严重的持续的信誉危机。从那时起,国内相当多消费者对国产乳品失去促成信心,转而开始相信洋品牌。这种负面影响一直延续多年仍未完全消除,以至于最终伤害了全行业的信誉,行业生存和健康成长的危机。

(三) 健康产品制造企业的伦理价值观

企业的本质是兼具经济性与伦理性的协作利益集合体,其发展的战略目标必然是满足消费者对健康的需求和企业获取最大限度的利润的统一。对于健康产品与消费,一方作为健康产品与服务的供给方,必须通过自己向消费者提供健康产品和服务来获取利润。另一方面,健康消费者因为有着对健康产品和服务的需求,才去购买生产者的产品与服务,如果这种产品和服务质量无法满足他们的需求,就会选择竞争市场中的其他供给方,因而,从事健康产品生产和服务的企业必须要有道德观和经营价值观,用高质量的产品和高水平的服务来满足消费者的需求,赢得信誉和美好的发展前景。

那么,健康产品制造企业如何在健康中国建设过程中定位企业发展的价值取向并提升企业的社会影响力呢?

第一,健康产品制造中"企业公民"人格的塑造。

企业是人的组织的集合,企业不是一个人,而是由多人集中在一起的组织体。但是企业无论大与小,都具有人化特征。可以说,企业的实质是人格化的人的集合。正是企业与有血有肉的自然人一样在社会中都具有公民身份,并为此而享有特定的权利和义务或责任,决定了虽然企业是以赢利为目的的生产经营组织,却有承担社会责任的道德义务,尤其是从事健康产品生产和经营活动的企业更应承担做出符合伦理、道德的行动以回报社会的责任,依法从事健康产品的生产经营和服务应是经营者的从业底线。为人民健康负责的道德要求使健康产品生产经营企业始终关注人的价值、重视社会效益,把健康放在第一位,它们身上必须流淌着道德的血液,向社会提供有"良心"的健康产品和服务。

早在 20 世纪 80 年代,国际上盛行的用来表达企业责任的新术语便是"企业公民",最先提出这一术语的美国强生公司在"我们的信条"中说:"我们应做个好公民——支持好的事情和慈善事业,并且依法纳税。我们应促进社会进步和医疗与教育的改良。我们应爱护我们有权使用的财产,保护自然环境和自然资源。"自 2001 年《企业公民》杂志在美国创刊后,对"企业公民"的理论研究开始在世界流行。它让企业作为主体意识到在社会中就是一个集合的公民,它们与其他公民一起组成了社区,因此应像公民一样,按照社会伦理规范要求来做事。

"企业公民"的核心观点是企业的成功与社会的健康发展密切相关,由此决定了在获取经济利益的时候,应承担起对社会各方的责任和义务,通过各种方式来回报社会,如为员工提供更好的工作环境和福利、为社会创造就业机会、为社会发展做贡献、为消费者提供安全可靠的产品、同经营合作伙伴建立良好的关系、关注环境和社会公益事业等。而且"企业公民"还应有做好企业的良心，确保企业遵纪守法，不骗人，不做假账，不生产伪劣产品等。

"企业公民"的本质特征是一个公司将社会基本价值与日常商业实践、动作和政策相整合，在企业按照法律和道德要求享有经营谋利权利的同时，履行对利益相关者的社会责任。能否做一个合格的"企业公民"体现了一个企业的价值理念和长远追求，这是因为企业短期的繁荣可以通过许多方式获得，但是保持持续增长的能量却需要传承人类几千年积累下来的为社会负责的伦理价值观，2005 年，在《财富》全球论坛会上，海尔集团首席执行官张瑞敏曾指出："利润和企业社会责任不是博弈关系。一般情况下，追求利润的最大化是企业的生存之本，也是企业应享有的基本权利。但同时，企业承担着必要的社会义务。这种权利和义务的对等关系构成了企业理念的基础。"青岛海尔从砸不合格冰箱开始，就以强烈的社会责任感创立品牌，建立市场网络，参与国际合作。结果不仅保持了竞争优势和社会形象，而且赢得广泛尊重，企业获得了令人瞩目的成功。

企业为社会承担责任不能是一个虚无的诺言，而是应落实到的实体层面。那么，这一社会的实体是什么呢？我们说，企业公民承担社会责任实际上是针对社会成员（个人或团体）而言，但不是泛泛地针对所有社会成员，只是针对企业的利益相关者（Stakeholder），即那些能够影响企业和受企业影响的个人或团体。对健康产品制造的企业来说，其企业公民行为表现在以下六个方面：(1)公司治理和道德价值，主要包括遵守法律、规则以及国际标准，防范腐败贿赂，以及对公司小股东权益的保护。(2)对员工权益的保护责任，主要包括员工安全计划、就业机会均等、反对歧视、生育期间福利保障、薪酬公平等。(3)环境保护，主要包括减少污染物排放，废物回收再利用，使用清洁能源，减少能源消耗，共同应对气候变化和保护生物多样性等。(4)社会公益事业，主要包括员工志愿者活动、慈善事业捐助、社会灾害事件捐助、奖学金计划、发起设立公益基金会等。(5)供应链伙伴关系，主要包括为供应链中上、下游企业提供公平的交易机会。(6)消费者权益保护，主要包括企业内部执行较外部更为严格的质量控制标准，对顾客满意度的评估和对顾客投诉的积极应对，对有质量缺陷的产品主动召回并给予顾客补偿等。

第二，从健康产品制造企业向健康产品服务型制造企业转型。

现代社会，从产品制造业向服务型制造业转型升级是制造业发展的趋势，服务型制造无论是从提供服务的主体依然是从服务本身都体现出先进制造业与现代服务业深度融合的特征。为什么会有这样的发展趋势？其根本原因还是追求利润的冲动。因为根据一些先进的制造业国家的经验，产品在制造企业的生产过程中停留的时间较短，处在流通领域的时间较长，而其中产品 60% 以上的增值业务发生在服务领域。由此决定企业要获得更多的利润，就必须将产品制造型企业的产业链延伸到服务型制造企业的流通领域，将产品与服务融合形成一个产品服务系统，将一次性的产品销售收入转变为持续性的服务收入，这样，企业就可以通过向产品用户提供服务获得源源不断的现金流。从产品的全生命周期来看，以上所述能够使制造企业获得相比只销售产品更多的收入，而且能够在一定程度上熨平经济周期对收入波动的影响。

从健康产品制造企业向健康产品服务型企业转型，这是资本为增殖而追逐利润的本性所决定的。然而这里所关注的视角,不是从制造企业提高利润率的角度来说明这一转型升级的重要性,而是对健康产品制造企业转型所带来的强化服务机制的期待。

现代社会,随着人们生活环境的改善和生活水平的提高,健康越来越受到重视,人们对健康品需求在质量上有了更高的要求,产品如果不能达到消费者的要求,就会拒绝消费,从而使企业的产品滞消,无法走进消费领域。对于处于生产领域的制造企业来说,主要任务是产品生产而不是跨越流通环节直接服务于消费者,这一制造企业的特性易使其忽略对消费方健康利益的关注。如果健康产品跟用户的健康消费需求紧密结合,为更好地满足用户需求、从卖产品到卖服务,原来制造业的形态可以逐渐转变为产品加服务的服务型制造业新兴产业形态,此时服务型制造业背景下的服务特性进一步加深了顾客与企业之间的关系,顾客由产品的接受者变为了服务的接受者,同时服务型制造企业也在整合各种服务关系的过程中强化了服务于社会的责任和共创价值的能力。重视和提升服务质量,以服务质量作为企业追求的发展目标,就会在增强健康产品制造业服务于社会的动力和社会责任的同时,平衡企业追逐利润与服务社会的关系。

健康产品服务型制造还能够提高健康制造企业的附加价值和利润率。服务型制造所包含的服务不是仅能交付产品、保持产品运行状态和使产品正常运行的一般服务,而是需要高新技术支持、能够为企业带来额外价值的增值服务,比如,通过加强制造环节上游的研发设计服务,可以改进产品的设计、技术和质量,使产品具有更大竞争优势;制造环节下游衍生出的在线监测、全生命周期管理、信息增值等服务活动,也都更具个性化,使制造企业形成差异化优势,增加高附加值服务活动在营收中的比重。

　　健康产品服务型制造意味着在健康制造业部门中有更多服务化内容,会促使健康企业关注于健康制造的环境建设,在同样的产出下资源、能源消耗更少,污染物和温室气体排放更低;健康产品的服务型制造的个性化定制模式会使企业与消费者之间的供需更加匹配,减少因为产品滞销、积压而造成的浪费;通过在线监测、全生命周期管理等,制造企业可以利用自己的专业技能提高设备的运转效率,这些都会促进下游用户生产和使用过程的绿色化,整体推动健康产品制造业的绿色发展,有利于社会责任的承担与为人民群众提供健康服务。

第八章　公共健康政策的伦理分析

　　公共健康伦理学是在公共健康领域探讨控制和支配人群行为对错的道德哲学分支之一，其研究的对象不是个人健康行为，而是有关共同体(如政府)的对错行为。如当我们问一个政府存在理由与合法性，或者问政府应该如何组成或运作时，毫无疑问这是政治问题，但在公共健康领域，我们有时也会在道德上谴责政府不正义、或者批评政府某些具有不民主的父爱主义政策，其实这些都是对政府管理所做的一些道德判断，而进一步反思这些判断背后的原则，则是落实到伦理范畴的历史使命。

　　公共健康的本质体现在政府治理层面上，即公共健康政策的设计与执行。为了改善社会成员的健康状况和维护公民的健康权利，维护政府的权威和社会公共秩序的稳定，任何一国政府都要制定公共卫生政策以维护公共秩序的稳定。为了促进社会健康发展，保障人民健康安全，缩小健康差距，消除健康贫困。表现在公共卫生事业上就是：通过制定和实施旨在投资于人民健康的基本公共卫生服务政策，使有限的卫生资源得到充分利用。

一、公共卫生政策的伦理内涵

在现代,良好的公共健康和社会发展状态是构建和谐社会的重要条件,然而,民众的健康状况如何,社会是否稳定及如何发展,会同一国公共卫生政策及其所追求的道德价值取向发生联系。回顾 1986 年在加拿大召开的第一届健康促进国际大会,重要的成果之一就是各国代表表决通过了《渥太华宪章》。而在宪章中所提到的"五个健康促进行动领域",第一项就是制定健康的公共政策(healthy public policy)。健康大会要求各级政府和社会组织的决策者把公众健康作为政策形成过程中的重要因素来考虑,为改善人群健康和实现健康公平而制定公共政策,内含在其中的基本思想是寻求政府各部门间协作,避免一些政策对民众健康造成不利的影响。按我国著名伦理学者邱仁宗的说法,即是"对有风险的社群和人群进行评估和监测以确定存在何种健康问题及其轻重缓急如何;制定公共政策来解决已确定的当今和全国的健康问题,对这些问题需按照轻重缓急次序加以解决"。[①] 从这一点说,一个国家或地区的公共卫生的特点就体现在需要集体的、合作的、有组织的行动和可持续性上,即需要制定具有可持久性发挥作用的政策,而制定公共卫生政策的目标是为了全人群的健康改善,减少健康的不平等。

那么什么是公共卫生政策? 传统的观点认为,公共卫生政策就是由行政组织为服务于社会的组织、服务和筹资卫生资源而推出的一系列规定和行动的总称。重点体现在国家为改善社会的公

239

---

① 翟晓梅,邱仁宗. 公共卫生伦理学[M]. 中国社会科学出版社,2016:7.

共卫生状况、预防疾病、促进健康、管理医疗卫生事务和保障公民身心健康而提出的行动方针和方法以及制度性安排。基本目标是降低各种疾病的发生和危害，满足社会成员的健康需求，提高全社会的健康水平，进而促进经济发展和社会进步。基本目标是预防疾病，它的意思是指通过政府行动而建立全社会的疾病控制体系，并增强社会成员的健康水平和防病抗病的能力。疾病治疗是通过政府干预而提高全社会医疗技术水平和医疗服务质量，提高医疗服务的可及性，以尽可能公平的方式使尽可能多的人享有基本的医疗服务，降低医疗服务的价格，使有限的公共卫生资源发挥其最大的功用，

对于 public health 一词，世界卫生组织的原意是指公共健康，而公共健康也包括公共卫生在内。世界卫生组织所说的公共健康，或者按我国传统译成的公共卫生及其政策，就是各种社会机构尤其是一国政府针对人们的健康需求、可用的健康资源以及其他政治压力而发表的正式声明或制订的程序，用以规定行动的轻重缓急和行动参数。在这一政府服务内容十分复杂的领域，其所制定的广义上的健康政策不仅包括以医疗、保健中出现的实际问题作为解决对象的政策，还包括与公众健康发生联系的环境等诸多方面。例如一个国家在历史发展的一定时期的教育水平、就业率、收入、住房、工作环境，还有对重大疾病尤其是传染病的预防、监控和医治，对食品、药品、公共环境卫生的监督、管制，以及相关的卫生宣传、健康教育、免疫接种等问题都影响着健康政策的制定和完善。狭义的公共健康政策则主要指政府为了改善本国国民的健康而制定并实施的具体的医疗卫生服务政策。

从伦理的角度认识政府制定公共卫生与健康政策的前提，会发现任何一个社会是否关注健康和公共健康，具体表现在它的每

一项相关的决定上,这些规定都是为了解决在公共卫生问题上的各种伦理价值的选择与冲突,才做出的有利于政府管理的制度性安排。伦理学的重要作用正是作为公共卫生政策和人的价值之间的桥梁,它衡量着公共卫生政策实施方案在道德上的可行性,以期寻求妥善解决选择方案过程中所遇到的价值观念分歧。一定社会里的公民健康与社会经济、政治、文化政策的关系及其公共健康政策体系的完善程度,往往被人们看成社会成员得以健康发展的基础和保障,而公民个人身体、身心健康状况的认知和体验,也会在一定程度上反映一定社会公共健康领域的健康促进与发展水平。由此决定了公共伦理总是政府制定政策时的价值取向选择的理论基础,或者说,每一社会关于健康、公共健康的制度和政策实则都是一定伦理价值评估和道德选择的产物。

总而言之,任何的公共卫生政策都有着伦理的内涵。

第一,政府在制度建设、规划和政策制定及监管等方面有着重要的伦理责任。

把健康融入所有政策,以实现人民共建共享是当下国家制定的健康中国战略中对各级政府的总要求。因为"公共健康的风险是影响全社会的问题,必须运用群体性手段,例如规则、政策和体制解决公共健康问题,建立新的规章制度和体制把公共健康永久性地制度化为各级政府部门,特别是政府和国家的责任",[①]所以制定与实施公共卫生政策的主角一定是代表国家施政的政府。为了改善本国人口的健康状况,维护民众的健康权利,任何一个政府都要制定公共卫生政策。政府通过建立社会组织来改善卫生环境、控制地方性疾病、教育民众掌握卫生知识、组织医护力量对疾病做

241

---

① 肖巍. 烟草危害与公共健康的伦理研究[J]. 中国医学伦理学,2005 (2).

出早期诊断和预防治疗,以保障社会成员能够享有维持身体健康的生活条件。世界卫生事业的发展实践也一再表明,只有当国家和政府介入公共卫生领域之后,诸如疾病预防控制、食品、职业、环境安全及妇幼保健等健康问题才会引起公众的广泛关注,且只有当解决这些问题的手段成为一国的公共卫生政策之后,社会各个阶层围绕该政策的博弈才能够遵循一种更清晰的游戏规则进行,人们也更容易区分围绕某项政策的各个层面的不同观点和真正立场。

第二,公共卫生政策的制定实施会与政府对民生价值的理解发生联系。

通常,能够影响政府制定卫生政策的因素主要取决于两个方面,即一国的经济状况及政府对民众生命价值的理解,前者决定政府当下分配卫生资源的能力,后者决定政府如何选择分配公共卫生资源的价值取向。改革开放以来,我国经济得到了较快发展,但由于对大众卫生健康关心不足,由此产生了卫生事业发展缓慢、投资相对不足、资源分配不公的现象。经过对 2003 年 SARS 疫情的反思,人们认识到一个社会只有经济增长而无社会发展,或者只有收入增长而无健康增进的一条腿长、一条腿短的发展观并不是真正科学的发展观。政府在公共卫生领域内的投资,也不能被简单地认为是社会消费性负担,而应看作国家和社会的战略性投资。因为国家经济增长的最终目的,是以人民为中心的满足人的健康生活需求的经济发展和社会发展,增长显然是在为人服务,而不是人成为服务于经济增长的手段。

第三,公共卫生政策的制定实施需要社会各阶层的共同参与行动。

政府是社会政治与经济生活重要的组织者和协调者,但政府决策的最终结果，政策执行的有效性不单单取决于政府有了政策，而且取决于社会各个阶层对政府政策的理解和反应程度。如果公共卫生政策忽视民众不断变化的对卫生服务的需求，就无法实现社会福利最大化。从政策操作的角度看，单单靠卫生部门也无法做好公共卫生领域内所有的事，因为公共卫生是一个社会问题而非技术问题，这一层面的工作也不允许只靠卫生部门来完成，要靠全社会多个系统，需要政府、社会、公民的有机合作和互动才行。

第四，公共卫生政策的伦理基础是社群主义价值观。

社群主义的基本观点是政府有责任改善其成员的生存状况，以便使社会全体成员共享兼具美德和良好行为的健康社区理念。这种观点即为社群主义或者共同体主义，它既不以权利也不依靠结果或健康福利为基础，而是侧重于灌输美德和以培养良好社区为宗旨。公共卫生政策是维护和促进人群健康的行动方针和方法，充分利用有限的公共卫生资源，使用最有效的公共卫生措施，最大限度地满足人群对健康的需求，是制订公共卫生政策的目的。通常说来，一国政府制定的公共健康政策有别于单纯的公共卫生，它是对健康有重要影响的、涉及多部门的政策。如环境保护、烟酒销售和税收、公共场所禁烟立法、福利基金和住房等政策。健康的公共政策能创造有利于健康的政治环境。由于公共卫生政策对民众健康有重要影响，因此政府各部门在制订公共卫生政策时应把健康作为制订政策考虑的基本要素，卫生部门要积极参与、评估政策可能带来的健康后果。政府对公共卫生政策的制订和实施应投入必要的资金。在实施时应广泛宣传，做好说服教育工作，使受政策影响最大的人群都知道并能自觉地执行政策并履行义务。

基于上述分析，可知一个国家卫生政策的现状如何，集中地反映了这个国家对医疗技术创新、卫生服务投入、医疗卫生资源分配的道德态度和价值指向。这种指向包含了政府、医疗卫生部门对社会和民众健康利益所尽的道德责任和义务,隐含着对人的道德关怀。

二、公共卫生政策的范式转换

一般说来,公共政策关系是一个国家、社会组织和社会群体的统一意志与组织目标系统的表达,是一国政府妥善处置具有冲突性社会利益关系的基本原则与方针的具体规定,是调节个人、社会和国家利益的根本手段。而解决人民大众身心健康问题的公共卫生政策,会影响一个国家或地区卫生机构组织、服务和筹资的作为与不作为的过程,而且具有一定制度安排的强制刚性。良好的公共卫生制度安排或者说公共卫生政策,包括那些能积极促进卫生系统正常运转的政策制定和实施,能使全体人民在健康上获益,公共卫生行动能促进健康和增进民众安全感。

无论何种政策,总是在问题的存在积累到一定程度,以至于政府不能不通过制定政策加以解决时,才成为政府政策的重要内容。在具体的政策情境中,政策问题的构建往往由政策制定者主导,要经过问题感知、问题搜索、问题界定、问题描述四个步骤,这个过程是一个融入政策制定者理念的价值过程。某一社会问题能否上升为政策问题,更多取决于其是否符合政策制定者的价值取向。哈佛大学的政治学家彼得·霍尔在分析社会学习与国家自主性之间的关系时引入了政策范式(Policy Paradigm)这个概念,他指出:"政策制定者习惯于在一个由各种理念和标准组成的固定框架中工作,这个框架不仅指明了政策目标及其实现目标的工具类别,还指明了它们需要解决问题的性质。"①这个问题框架就是政策范式，而政策范式的建构正是政府政策过程的起点。研究公共政策问题的威廉·邓恩指出"政策分析者失败的原因似乎更多是因为他们解决了错误的问题，而不是找到了解决正确问题的错误方法"。政策问题的构建一般是一个"从对客观事实的感性认识到理性认识的过渡"。② 而公共卫生政策范式的形成，会对这一领域的实践和发展造成深远的影响。

在我国，公共卫生政策被认为是国家预防疾病、促进健康、管理医疗卫生事务和保障人民大众身心健康的基本原则和方针，是最大化地消除健康危险因素和最大化地提高人民群众身心健康水平，改善生活质量的重要制度性安排。当然，这种具有强制作用的制度性安排因为是为解决现实存在的各种卫生与健康问题而制定和实施的，所以在历史发展的不同阶段上，作为范式理解的公共卫生政策的内容会因公共卫生实践发生的变化而有所改变。

回顾中国现代社会公共卫生事业的发展历程，大致可以把公共卫生政策范式的演进分为新中国成立以前、建国后到改革开放前、改革开放以后三个历史阶段，在不同的历史发展时期，公共卫生政策范式因面对和需要解决问题的不同而进行不断调整与转换。

早在 1900 年以前，西医公共卫生和西方科学技术就传入我国，并在中国的社会环境中成长。以 1910 年东北和华北地区的鼠疫防治工作为重要起点，中华民国现代西医在医学实践、医学教育

---

① A. Peter. Policy Paradigms, Experts and the State: The Case of Macro-economic Policy-Making in Britain. In Stephen Brooks and Alain G. Gragnon. Social Scientists, Policy and the State. New York: Praeger, 1990: 59.

② [美]威廉·N. 邓恩. 公共政策分析导论[M]. 中国人民大学出版社, 2011: 234.

领域开始萌芽。1940 年的战地救护,医疗救助,儿童福利与儿童健康,全民医保计划和军事医学发展,使当代医学实践、医学教育和公共卫生政策达到战争时期相对较高的水平。

新中国成立后,党和政府特别关注公共卫生与人民大众的健康。早在新中国建立初期,就模仿苏联的模式建立了中国的卫生体系和计划经济体制下的公共卫生制度。面对居民健康水平低下,医疗资源严重匮乏,群众缺医少药的现实,政府在卫生领域承担了主要责任,体现了"平等化""福利化"的卫生发展理念。其公共健康政策也多反映了计划经济的政策思维,具有明显的"福利化"特征。如政府当时通过兴建公立医院和制定医疗保障制度等举措,建立以环境卫生、食品卫生和营养工作、劳动卫生、学校卫生工作、放射卫生保护五大领域为主的公共卫生服务体系。在城市实行医疗保障制度,即对国家机关和企事业单位人员实行公费医疗,在农村则建立县、乡、村三级卫生网,实行合作医疗制度,培养赤脚医生,在短期内取得了明显的成就。在政府管理上开始逐步确立面向工农兵、以预防为主、团结中西医、卫生工作与群众运动相结合的四大方针,在公共卫生服务体系上普遍建立了卫生与医疗机构,大力发展医疗、中医与西医结合,开展地方病与寄生虫病防治,建立了较为完善的药政管理和生物制品产业体系,显著地改善了人民群众的身心健康,摘掉了过去被西方社会所描述的"东亚病夫"的帽子。但是,由于受到经济与社会发展水平制约,卫生资源投入非常有限,卫生服务能力和水平仍然较低。

改革开放后,随着市场经济的发展,卫生领域的发展理念也开始强调"效率优先",出台的政策强调运用经济手段对卫生领域进行管理。政府出台了具有市场价值取向的医疗卫生制度和政策,如1985 年国务院转发卫生部《关于卫生工作若干问题的报告》,就试图调动医院的积极性,解决看病难、看病贵的问题。1989 年国务院颁布《关于扩大医疗服务有关问题的意见》制定了放开搞活医疗服务的具体措施。1997 年中共中央、国务院出台《关于卫生改革与发展的决定》,开始实施医疗保障制度、医院管理体制和药品管理体制改革。2002 年卫生部等部门联合制定《关于城镇医药卫生体制改革的指导意见》。从总体上看,这些措施对于推动我国卫生制度和政策的科学化、合理化做出了一些有益的探索,市场化改革在很大程度上缓解了卫生服务供给不足的问题。

2003 的 SARS 疫情爆发很大程度上暴露出我国医疗卫生制度和政策存在的诸多问题,使得党中央对此前效率和市场导向的发展思路进行了反思,同时政策权威理念的转变也使得包括"病有所医"在内的民生问题再次得到党中央和全社会的重视。2005 年,国务院发展研究中心提出了我国卫生改革基本不成功的观点,社会对卫生改革的争论日趋激烈,促使我国医疗卫生制度与政策的变革进入加速发展的轨道。2006 年,中央成立了由 14 个部委组成的卫生改革协调小组,由此正式启动新一轮医疗卫生改革,对医疗保障制度、合作医疗制度、特困人口医疗救助制度以及商业医疗保险制度等进行了或恢复重建或探索新建的工作,取得了一定成绩。但是,对卫生事业定性不清,健康公平性下降以及市场化导致的政府对健康责任的缺失问题仍然存在。由于公共卫生从国家保护转变为个人负责,政府在公共健康的基本服务方面,在价值基础、性质、目标和服务对象、范围与内容、以信筹资模式与补偿机制等诸多领域积累了较多问题,传统的医疗服务的福利性水平大幅度降低,甚至公共卫生服务领域的"财政全额拨款事业单位"开始转为自收自支、自负盈亏、实行企业化管理,使公立医院的驱利性动机得以强化,最终形成了人民群众看不起病的实际状态。为解决公

247

共卫生领域存在的问题,2009 年,中共中央、国务院联合出台《关于深化医药卫生体制改革的意见》,成为此后我国卫生改革发展的纲领性文件。然而,相关改革举措仍然面临许多新问题和新挑战,其中既有主观方面如卫生行政体制多头管理、政策实施资源不足等问题,也有客观上的人口老龄化、传染病和慢性病等对卫生系统构成等压力增大等问题。

反思我国改革开放以来制定和实施的公共卫生政策,可以看出政策制定者曾在公共卫生政策的范式选择上存在一定的认识误区。

第一,政府在坚持以经济增长为中心的发展战略的同时,对公共卫生往往重视不够,结果出现民众健康质量相对下降的局面。依照行政与公共伦理,政府制定公共卫生政策必然涉及对人民群众健康价值取向的选择,即在维护和增进民众健康利益目标上,应该做些什么。因为卫生健康不仅仅是以物为导向的经济发展的结果,更重要的是作为人的一种基本能力和基本权利,它本身即是社会发展的对象和目标。而且,健康作为人力资本的一个重要方面,对提高个人收入和促进宏观经济增长具有十分重要的意义。健康需要政府对卫生资源进行投资与分配,即人们为了获得良好的健康而需要消费食品、衣物、拥有健身时间和医疗服务等资源。然而,我国在改革开放后相当一个时期内,由于政府把发展的硬道理理解为"经济增长的硬道理","片面强调"以经济建设为中心",关注 GDP 经济指标的增长,忽视甚至牺牲了包括生态环境与公共卫生在内的人民大众的健康,没有把公共卫生事业放在经济发展的整体中来统筹考虑,结果因重经济发展轻人体健康,政府对公共领域的投入与 GDP 增长的比例不协调,尤其对疾病预防的投入严重不足,出现公共卫生环境恶化、流行性疾病增长、民众健康利益受损的局面。

以经济建设为中心不能简单地理解为以 GDP 增长为中心，它的真正含义是尊重人的生存和发展、尊重人的生命和健康、尊重公民的福利和快乐。发展是硬道理，但发展的真正含义是人类健康的发展，即以人为本的发展。增长并不是发展的目的，它是发展的手段。确切地说，增长是指以提高人的生活质量为核心的人类发展水平，而不仅仅是提高人均 GDP 水平。这就是说，不能盲目迷信经济增长的速度和数量，注意在经济增长的同时改善民众的生存状况和生活质量，提高民众在知识、健康方面的能力，减少贫困和不平等，才是社会协调发展的真正要义。

第二，各级政府在发展市场经济的同时，对公共卫生产品的公共性认识不到位，形成了过度市场化的发展态势。一般说来，像预防免疫、妇幼保健、健康环境建设等基本公共卫生服务属于典型的公共产品，且具有供需双方的信息不对称性等外部性特征，这意味着在公共卫生领域，政府应当是公共卫生服务的提供者，公共卫生是面向全民的，而不是面向个别病人的，不能将它交给市场，必须由各级政府部门投资。基于这种考虑，世界上大多数国家也是由政府来承担公共卫生服务的供给责任，即使在医疗保健上，发达国家中公共医疗卫生费用绝大部分也是由政府来承担的，然而我国在计划经济陷入困境时，根本无力关注公共卫生防治，以至于形成全社会的公共卫生服务与卫生资源配置的失衡局面。

一般说来，市场主导型的公共卫生体制多能提升资源配置的效率，但不能解决资源配置的公平性问题，这是因为市场在一定程度上满足了政府缓解经济压力的部分愿望，迫使有医疗需求的人承担更多的医疗保健费用，刺激了技术的革新和满足了高收入群体的需求，但却压制了预防系统的生长与发育，不能保证基本医疗保健,而且,公共卫生机构投入中的分级财政体制所产生的负效应是富裕地区对公共卫生的投入多,而贫困地区的投入少,这又造成医疗卫生服务的不公平。

在新时期,公共卫生的内涵已不仅仅指公共卫生,开始更多地向公共健康方向转化。传统的公共卫生概念主要是指向个人疾病、个人健康和个体医疗实践,是既强调全体人口,又强调个体的生理、心理和社会的整体健康属性的五大公共卫生服务,而新的公共健康内涵已远比过去的公共卫生概念丰富得多,它虽具有原来的公共卫生涵义,但更代表着新型的公共健康政策范式,是涵盖了政府、社会针对个人疾病和个体医疗之外社会政策与指导原则的总和。

由于新的公共健康政策范式的服务范围广泛多样,服务内容增多,服务对象覆盖了全社会所有的公民群体,服务范围包括了个体医疗和个人健康服务以外的所有领域,这意味着宏观领域如社会环境与环境保护、公共健康工程建设,中观领域如学校公共健康教育、社区公共健康服务,微观家庭健康、医疗临床医疗服务和个人健康议题,等等,都可以成为公共健康政策范式的范畴。

长期以来,人们认为疾病与健康是个体的事,因而比较忽视个人应有的健康权利。而现代社会与现代医疗服务体系的健康观认为疾病并不仅仅是个人的事,而是与公共健康政策议题和社会全体成员健康有着重要关联,理应成为公共健康政策中的议题。公共健康政策所确立的范式,需要科学合理地重新界定个人与国家的社会责任,需要科学合理划分政府管理与市场在医疗卫生与健康照顾服务领域的边界,以及它们所需担当的社会角色。而在其中,政府是公共健康领域的主角,对降低社会成员的健康风险,满足公民个人健康需要起更重要的作用。

三、遭遇挑战的公共卫生政策

（一）围绕健康治理创新的主要争议

1. 政府主导与市场主导之争

在健康治理的政策上,政府主导的观点认为医疗体制出现问题的原因在于过度市场化,改革的关键是强化政府责任;市场主导的观点则认为医疗体制出现问题的原因在于市场竞争不足,改革的重点是引入市场竞争机制。政府主导的观点认为应让医疗事业回归公益性和非营利性,保持公立医院占多数的现状,增加国家对公立医院的投入,实现全民医疗保障,使老百姓拥有获得公平的健康服务的社会权利。市场主导的观点认为应把提供医疗服务的任务留给市场,政府应将资金投入到医疗保险补贴或购买服务上,激励公众参加社会医疗保险和商业医疗保险。同时,应推动健康服务市场的发展,鼓励社会资本进入健康领域,增加健康服务供给。

2. 公平优先与效率优先之争

基于健康资源有限性与公众健康需要无限性之间的矛盾,公共卫生领域也存在公平与效率的矛盾。公平问题主要关系到需求者,效率问题则事关供给者。对此,政府主导的观点认为,正所谓"不患寡而患不均",不公平会导致人的基本权利丧失,牺牲健康公平往往就意味着牺牲部分群体的健康利益,容易导致社会不安定。市场主导的观点认为,目前中国的健康服务体系无论从总量上还是结构上,均未能完全满足全体社会成员的服务需要。在有限的卫生资源下,确实需要优先保障效率,以实现卫生服务体系产出的最优化。

3. 补贴供方与补贴需方之争

政府主导的观点认为政府主导就是政府直接提供医疗服务，财政应直接补贴医疗供方，维护其公益性。政府举办医疗机构，免费或部分免费提供公共卫生和基本医疗服务。市场主导的观点认为政府财政应补贴医疗需方。主要加大筹资和医疗服务的购买力度，确保全民享有基本医疗服务和公共健康服务；加大对医疗保险和大病救助的财政补贴，促进医疗供方的竞争；医疗服务价格决定机制和医疗费用支付制度应建立在第三方(购买方)与医疗供方谈判的基础之上。

4. 医疗保险基金管理权之争

全民医疗保险的内涵是社会中每个人在需要时能以支付得起的价格获得各种适宜的卫生保健。"世界卫生组织在 2010 年度报告中正式将建立全民医保制度作为各国政府的一项优先政策目标……我国已跨入拥有全民医保制度的国家行列，但这只是数量目标上的达成，我国现有的全民医保在质量方面依然存在较多问题，距离真正意义上的、健康的全民医保还有较长距离。"[1]如在医保基金管理上，市场主导的观点认为，卫生部门既管医疗机构，又管医保基金支付，相当于既是"裁判员"又是"运动员"，这不利于医保制度建设，因此，全民医保应从去除不必要的行政介入，以降低行政成本入手，鼓励相关行业协会、商会的发展，推进多方综合监管格局的形成。政府主导的观点认为，加强全民医保基金的预算管理，加快推广多种给付制结合的复合型支付方式，实行大部门体制将是中国政府改革的趋向，未来人民的健康问题势必由一个综

---

① 刘芷含,孙志成.健康中国战略规划下全民医保制度创新的逻辑与思路[J].中国行政管理,2018 (7)：153—155.

合部门统一管理,而卫生部门具有监管医疗服务的专业优势,医疗保险归卫生部门管理,有助于实现医保筹资方和服务方的合作。

围绕健康治理,虽然存在政府主导还是市场主导之争,但在治理的目标上是一致的,那就是所有的一切都必须服从于健康,特别是在政策层面,必须重视和强调其健康导向。2016年8月,习近平总书记在全国卫生与健康大会上提出,"没有全民健康,就没有全面小康","将健康融入所有政策,人民共建共享",从战略和全局高度对建设健康中国等重大任务做了深刻阐述,为健康中国建设制订了宏伟蓝图和行动纲领。党的"十九大"报告进一步重申了健康观,勾勒出了健康中国蓝图,为我国健康治理体系创新指明了方向。维护国民的基本权利即维护分配正义。一个分配正义得到充分实现的国家,就是一个能够保证物质财富、思想观念、发展机会、幸福等社会资源在国民中间得到公正分配的国家,就是国民的基本权利能够得到充分维护的国家。

(二) 制定医疗卫生政策的伦理冲突

从伦理角度思考公共卫生与健康政策的价值选择取向,我国的公共健康政策建设不能不直面以下问题的挑战并实行有益于公共健康目标实现的政策。对公共卫生政策的合理性追问,在某种程度上就是对卫生政策关联社会伦理原则的一种反思,对卫生政策进行伦理上的审视和辨析不仅仅是建构理论体系需要,更是基于我国公共卫生政策面临的现实困境。

一般说来,公共卫生政策是一种弥补和调节市场资源不足的政府职能手段,其中体现的是政府确保民生视野下的社会公平和社会责任。卫生资源作为政府确保社会有序运行提供的不可或缺的公共产品和公共服务,需要在正视和解决民生问题中的医疗医疗难题时,从制度层面对相关职能部门、医者和患者的角色权利予以规范,防止在市场经济条件下,医疗卫生部门在追求利益最大化的前提下,造成卫生资源的偏袒性使用或不公正占有,因此,公共卫生政策的公益性质主要体现在社会的公平正义和社会责任上。

1. 审视公共卫生政府的伦理基础

现代医疗技术的迅速发展与进步虽然拓宽了人的生存空间,提升了人的生命质量和个体尊严,但是,不同程度的技术滥用和医疗服务过度消费的现象,使得民众在获得医疗卫生服务的同时也增加了经济上的压力和负担。从健康管理者的角度看,在卫生政策的制定过程中,价值因素往往更容易受到政策制定者的关注和重视,这就容易导致卫生政策在实施过程中出现科学与价值的分离,可能产生因卫生资源配置不当而引发的严重社会后果,因此,我们需要立足理论与实践的多重维度去审视和探究卫生政策的伦理基础,积极回应医疗卫生领域中大众对健康需求的期待和关注,或者将大众对健康领域的现实诉求转化为卫生政策承载的伦理价值目标。可以说,强调卫生政策需要承载一定的伦理价值目标是确保卫生政策发挥实效的关键环节。

2. 认识公共卫生领域存在的困境

公共卫生领域存在的道德困境,即处在具体道德境遇中的人们面对不同道德准则而必须做出合乎一种道德原则而违背另一种道德原则的选择,这里一种似乎无法找到出路的矛盾状态。在政府制定公共卫生政策的过程中,政策制定者常常会面临这样的两难选择:因为卫生资源的稀缺和有限,如果政策要考虑使所有社会成员成为受益者,就有可能会出现卫生资源分数和不足,从而使得某一些急需得到卫生资源,并且能使其利益最大化的部分群体的生存空间和生命质量出现下降。在公共卫生政策制定中,政府常常依据父爱主义的伦理原则对个人的涉己行为进行干预,以维护或增进个人健康利益,例如,因为并不是每个人都知晓过多吸食烟草和食用高能量食物以及滥用抗生素等行为习惯对健康的危害性,对此,政府是否有必要对其进行健康教育、信息告诫和实行强制的弱父爱主义干预;再如出于对汽车驾驶员安全考虑而强制规定必须系安全带。在上述事例中,可以看到公共卫生政策的伦理维度的冲突成为政府制定卫生政策时面临的现实挑战。

3. 缩小公共卫生资源的公平差距

公共卫生事业的投入不足或者公共卫生资源分配的不公正、不平等,是当今我国公共卫生政策面临的主要问题。中国具有广阔的农村医疗市场,虽然政府加大了对农村医疗服务的支持力度,农村的医疗状况有了一定程度的改善,但是,政府在公共卫生支出上的比例落后于经济发展水平,农村医疗卫生事业发展的道路依然任重道远,在现行的医疗制度中,由于个人对于医疗消费费用支配份额较大,这就使得个人对医疗卫生服务的自由选择权限较为宽泛,从而导致卫生资源的配置逐渐偏离普通人群,集中于部分受益者身上。医疗卫生领域的尖端技术、设备以及优秀的医学人才也都集中在大城市的大医院里,这些医院被迫承担本是社区医院和农村基层卫生院承担的基本医疗服务,这样的结果既农村医疗卫生事业的发展。上述这些问题表明,"政策如何做到公平公正,如何建立一种让人们既负担得起又相对有效的卫生保健体系,如何遏制不断攀升的医疗保健费用的同时又保证每个人的基本的医疗保健需要,这是制定卫生政策中需要考虑的重大现实问题"。①

---

① 曾汉君,邵佳妮.卫生政策的伦理维度审视及其伦理价值诉求[J].科学,2015 (5).

四、公共卫生政策的伦理原则

公共卫生政策作为一种弥补市场资源调节不足的制度性安排,更多地体现为追求社会公正和正义承担和履行社会责任等。由于医疗卫生保健服务消费关系到每个人的切身利益,而由重病造成的沉重医疗负担是人们可能遭遇的现实风险,基于此,通过建立一定的医疗保障制度以筹集医疗资金,应对疾病带来的无法预测的见险,就成了维护社会稳定和安全的特殊需要。在制定和执行卫生政策的过程中,应当使卫生政策尽可能兼顾大众对健康利益的公正性诉求,使卫生资源分配、卫生保健服务的复杂的多种利益关系实现合理的调节和平衡。

我国未来发展的主要任务是全面建设惠及十几亿人口的更高水平的小康社会,即十几亿人口应当过上更健康、更长寿、更幸福、更高质量的生活。经验表明,投资于十几亿人民卫生健康的收益远高于在健康不安全条件下的损失,因而是最有效益的,也是最有利于改善公平的政府投资。为此,政府的职能就是制定和实施旨在投资于人民健康的基本公共卫生服务政策,使有限的卫生资源得到充分利用。如果政府只单纯谋求经济发展而忽视公正公平的健康道德目标,就会造成社会的公共卫生服务供给不足,人的生存环境恶化,人的基本健康权利也会受到损害。

由此可知,政府制定和实施公共卫生政策,不能失去对伦理目标的追求。既然公共卫生政策制定的目的是发展公共健康的效益,那么就可以建构公共卫生政策伦理评估体系的框架。

（一）整体功利原则

在建构公共卫生政策伦理评估体系上，中山大学的李迪豪博士曾尝试从道义论和效益论的角度提出"总效、微创、均等、差补"的伦理四原则。他认为，"作为公共卫生政策有明显的为社会公众健康福利服务的特点，公共卫生政策的实施目的就是为了增进和改善大众的健康水平和福利。像公共卫生政策的几个指标：譬如保证健康服务获得与质量；预防流行病并防止疾病的传播；应对灾难访问期间协助社会的恢复等等，这些目标无一不是将增进公众健康福利、提高全社会健康效益水平作为目标来进行。所以可以说公共卫生政策与效益论有着内涵上面的直接联系"。[①]

政府制定和实施公共卫生政策涉及民生的方方面面，它所面对的始终是一个社会各群体之间健康利益的伦理问题，是体现卫生资源如何分配和利用的人类健康追求的系统工程。在高度关联化的信息社会中，任何一项卫生政策都涉及人们利益关系的调整和社会利益的分配，涉及社会各个阶层之间的健康利益关系，涉及人民群众眼前与长远、局部与整体之间的健康利益关系，涉及国家和企业、公共卫生与健康服务提供者和消费者之间的健康权利与义务，而其中任何一个方面、一个环节发生变化，都会直接影响社会公共卫生福利的最大化目标。

公共卫生事业是一项社会受益的福利事业，然而在一定的历史时期内社会可以用于健康的资源总是有限的，因此，政府在公共卫生政策制定中肯定会涉及价值选择问题，既要兼顾个人能够承

[①] 李迪豪. 道义论与效益论域下公共卫生政策伦理评估体系建构[J]. 求索, 2012 (4): 126.

受的经济负担,又要综合考虑卫生资源的使用效率;既要尽可能保证人人平等享有健康服务的权利,又要顾及少数患者对新兴医疗技术的特殊需求;既要依靠市场调节稀缺的卫生资源,又要依靠政府的调控手段对卫生资源予以合理分配。而如何进行价值选择,"因为公共卫生政策是一种集体决策,集体决策的特点是牵涉到社会各阶层各团体的利益,所以集体决策在某种程度上讲是一种多数人的利益博弈格局"。① 但是无论如何,公共卫生政策需要最大限度地满足人们对健康的伦理诉求,并且力求最大限度地接近于使"最大多数人受益"的总目标。当然,这个问题与卫生保健的概念和社会为每个成员提供保健的范围有关。健康权利的范围大小和如何最有效地保证这种权利,会影响卫生事业在国家总财政支出中的百分比。而坚持公共卫生政策总目标原则,会促使各级政府在公共卫生保健上加强以"预防为主"策略的公共卫生体系建设。这是因为现代医疗保健作为一社会性事业,需要政府在制定公共卫生政策的认识上重视"使公共卫生经费分配使大多数人受益"的以"人民健康为中心"的预防疾病战略。

我国公共卫生政策中之所以强调以"预防为主"的方针,可以说就是从根本上体现了公共卫生政策的整体功利原则。这是因为病人总是人口中的相对少数,如果政策选择的重点是"治疗为主",就会出现一方面不能有效防治疾病,另一方面卫生经费受益者可能集中于少数病人的情形;而强调以预防为主,一则使疾病发生下降,有利于人们健康,二则实际上使包括病人在内的人均可受益。史军博士就在他所著的《权利与善:公共健康的伦理研究》一书中

---

① 李迪豪.道义论与效益论域下公共卫生政策伦理评估体系建构[J].求索,2012 (4):127.

发表了这样的见解:"公共健康实践对整体功利确实有一种天然的诉求,大多数公共健康实践在本质上都是功利主义的。公共健康的'预防为主'方针就可以反映公共健康对整体功利的这种诉求,公共健康之所以将有限的医疗资源优先用于整体健康人群的疾病预防,而不是优先用于个体患者的治疗,是因为'预防'的成本在绝大多数情况下都低于治疗。用于整体预防通常可以产生更大健康收益。"①

(二) 最小侵害原则

最小侵害原则主要适用于公共卫生风险和危机方面。从整体功利原则中可以看出它的要求是公共卫生政策的实施要做到社会公共健康福利最大化。这意味着在公共卫生实践中为了整体利益或者防止危害的扩大而不得不采取必要的伤害或牺牲一部分人利益的措施和手段。此时最小伤害原则所要坚持的,就是对受到伤害和做出牺牲的健康利益方的伤害尽可能降到最低程度。最低的要求是对人权的侵害所造成的损失不能大于不实施公共健康政策所造成的损失。可以认为,只有那些公共健康效益越大而侵害人权的"成本"越低的措施,才能得到伦理上的有力支持。例如社会爆发由流行性传染病引起的公共卫生安全危机时,为了防止更多的人受到威胁,出于为大多数人的公共健康利益负责的考虑,就有必要对疾病感染者采取限制自由、强制检查监测等措施,此时对个人隐私权的适当介入、对个人行动自由权利的必要限制,就具有在伦理上可以辩护的合法性。此时,最小伤害原则所反映出来的实质问题是社会发生公共卫生时个人权益与公共权益之间的不可避

259

---

① 史军. 权利与善:公共健康的伦理研究[M]. 北京,中国社会科学出版社,2010:177.

免的冲突,而此时选择"舍小家保大家"的"没有办法"的办法实在是在道德上找不着更好替代方案时的无奈选择,由此也就有了必要性与合理性,"用最小的个人权利侵害换取最大的公共健康收益,这实际上是要求一种功利主义式的成本——收益平衡计算,'两利相权取其重,两害相衡取其轻',在各种方案中选择成本——收益率最高的方案"。①

在公共健康实践中,对个人权益侵害虽然具有不可避免性伦理原则要求的是选择侵害相对较小的政策措施。最小伤害原则的内涵是在公共健康利益与个人权利负担之间取得平衡,尽管在公共健康实践中为公共健康利益而侵害个人权利实属必要,也应将所有非必要的损害降至最低并以保护人的最为基本的生存发展权益作为限度。譬如在传染病大流行的特殊时期,对患者的行动自由可以实行限制,但不能藉此对患者的人格尊严和个人隐私权随意侵害,媒体在公布疫情时应做到隐匿可辩明患者身份的个人信息,而仅报道跟病情、疫情及公共卫生形势有关方面的内容,就是对最小伤害原则的坚持。对个人权利侵害的减少就意味着对人格的尊重程度的增加,很大程度上又能够进一步促进公共健康。

(三) 均等服务原则

公民的健康权是公民生活和生命发展中所需要的基本条件,均等服务原则是公民享有的基本权利平等化思想在公共卫生领域的自然延伸,其所强调的是在基本权利方面不能对社会的弱势群体有任何的歧视政策,让社会所有成员共享健康条件方面的重要成果。如果在现有公共卫生资源不能使全社会成员都受益的情况

---

① 史军. 权利与善:公共健康的伦理研究[M]. 中国社会科学出版社,2010:187.

下,至少在基本的公共卫生服务方面应当实现均等化。因为公共经费不足使得基本公共卫生服务的发展受到限制,无法实现对全体人口的广泛覆盖和改善公平的目标,所以政府应加大对公共卫生的投入,且这种投入不应全部由地方政府来承担,而应由中央财政来统筹考虑,如利用财政转移支付机制来保证无论是贫困地区还是富裕地区,每个人都能享受到基本的公共卫生服务。

由于任何一项卫生政策都涉及人们利益关系的调整和社会利益的分配,而利益的分配和调整客观上是以反映一定价值关系的伦理原则作为指导的,要使这种调整、分配收到最佳效果,政府就必须以公平原则作为制定政策的依据。那么,如何理解人们在享有卫生资源和健康利益上的公平? 均等服务的伦理原则主张人人享有卫生保健的权利,但是不等于搞人人平均。在卫生资源的宏观和微观分配上要做到公平,就应该允许一定的差等分配存在。不过,这种差等分配应当是使那些最需要帮助、最困难的人得到较大的好处和较大的补偿。政府的一个重要职责就是促进社会公平和消除不平等,为保护农民、贫困人口等弱势人群,促进社会公平,政府应当坚持"低收入人口优先受益"原则,实行向贫困人口提供医疗补贴制度,卫生支出的投放应由城市和大医院转向农村和基层卫生组织,重点支持乡、村两级卫生机构。只有这样,才能极大地改善公共卫生服务在欠发达地区和低收入人群之间的可及性,缩小因贫富不均形成健康差距和享受基本公共服务水平的差距,进而提高全体人民的健康水平。"健康中国 2030"国家战略明确提出:"推进基本公共卫生服务均等化。实施基本公共卫生服务和重大公共卫生服务项目,健全项目遴选和动态调整机制,逐步提高人均经费标准。在现有基本公共卫生服务项目的基础上,将一些服务对象广、干预效果好、成本效益高的项目纳入服务范围,提高项

261

目服务水平和质量。推进流动人口基本公共卫生服务均等化,建立流动人口卫生和计划生育基本服务制度。"

为了真正实现政策设计与执行的公平正义,公共卫生政策应当体现"低收入人口优先受益"的基本公共卫生服务均等化原则。政府在公共卫生政策中应体现投资向贫困和弱势群体倾斜的方针,打破城乡二元结构对卫生资源配置的束缚。要使这种调整分配收到最佳效果,政府就必须以公平原则为制定政策的依据,合理分配公共卫生资源:首先,坚持公共卫生资源的受益最大化原则。公共卫生资源的本质特征在于它的公共性,由此决定了政府的政策应当利用有限的卫生资源保护最多数人的生命健康,将民众群体的患病率和死亡率降到最低水平。其次,给予符合优先分配的弱势群体以相同的待遇,以避免他们在分配过程中因处于不利地位而受到歧视。我们主张人人享有卫生保健的权利,但是不等于搞人人平均。在卫生资源的宏观和微观分配上要做到公平,就应该允许一定的差等分配存在。不过,这种差等分配应当是使那些最需要帮助、最困难的人得到较大的好处和较大的补偿。政府的一个重要职责就是促进社会公平和消除不平等,为保护农民、贫困人口等弱势人群,促进社会公平,政府应当坚持"低收入人口优先受益"原则,实行向贫困人口提供医疗补贴的制度,卫生支出的投放应由城市和大医院转向农村和基层卫生组织,重点支持乡、村两级卫生机构。只有这样,才能极大地改善公共卫生服务在欠发达地区和低收入人群之间的可及性,缩小因贫富不均形成健康差距和享受基本公共服务水平的差距,进而提高全体人民的健康水平。

在一个国家和一定时期的公共卫生保健资源分配的问题上如何处理预防和治疗的关系? 对此问题,世界上绝大多数国家走的是一条轻预防重治疗的路。我国的实际情况是,虽然政府早已将"预防为主"的方针列为卫生工作四大方针之一,而且建国初期在公共卫生预防方面也确实取得了很大成就,但是改革开放以来,以预防为主的公共卫生政策在医疗卫生工作中的实际地位却日益下降。应当说,公共卫生是面向全民和全社会的,它不仅有益于广大公众健康,而且在卫生资源的公正分配方面也起着重要作用。人人享有健康保健权利其实就是公正原则在健康道德上的具体体现。它要求政府在卫生资源的分配上,应把重点放在预防及健康教育上,使大多数人因能预防及摆脱疾病的损害而受益。政府对公共卫生领域必须坚持长期投入,将有限的财力和公共卫生资源投入到对传染病、地方病、妇幼疾病等带有明显公益性的基层预防保健体系建设上。政府需要加大对人民群众的医疗卫生知识普及工作的投入,使其懂得医疗卫生保健的知识和行为对其自身所具有的重要意义。基于此,全社会成员都应当积极参与公共卫生事业,认真地探寻和研究公共卫生和健康问题,共同为我国卫生政策把脉、诊治,由此推动公共卫生事业的改革和发展。

(四) 补偿正义原则

在公共健康实践中,政府因为采取某种措施而实施对个人最小侵害的原则,意味着政府在需要这样做时必须明确地要求个人牺牲自己的某些正当利益,以维护和实现整体利益。例如1998年江西九江发生大洪水时,为了能迅速封堵住决堤的大坝,朱镕基总理亲自下令,要一船家将大货船开到决堤处堵坝,船家按要求做了。那么,事后社会如何对待个人的这种牺牲? 作为政府,是否应当制定补偿正义的政策?

在这一问题上,史军博士一再强调:"正义的一个重要作用就是对个体造成的不正义进行矫正，而矫正的一个重要途径就是补偿。在公共健康实践中，当个体的自由，隐私、财产等权利为了公众的健康利益而受到牺牲时，社会就有义务对他们的这种牺牲做出补偿。"①因而政府应当坚持补偿正义的伦理原则并为此制定相应的政策。

补偿正义原则直接诉求的正是体现补偿正义原则的能调整公共利益与个人利益之间关系社会基本制度，当然，它也可以通过政府对政策的制定体现出来。如我国在非典发生后制定的《传染病防治法》中规定（第十一条）：病患者"在隔离期间，实施隔离措施的人民政府应当对被隔离人员提供生活保障；被隔离人员有工作单位的，所在单位不得停止支付其隔离期间的工作报酬"。第四十五条规定："传染病暴发、流行时……紧急调集人员的，应当按照规定给予合理报酬。临时征用房屋，交通工具以及相关设施、设备的，应当依法给予补偿。"

坚持补偿正义原则对于公共卫生政策的制定和实施意义重大，它不仅是保护公众个人权利所必需的，而且也有利于实现健康的公平实现。反之，如果不给予为公共健康做出牺牲的人以适当的利益补偿，就会由此而产生消极的示范效应，造成民公众对政府的不满意和不信任，从而挫伤他们参与公共卫生实践活动的积极性。当然，公共卫生政策中坚持补偿正义原则也是彰显政府对公众的真切关怀，从道义论的视角出发，国家和社会也确实有责任关心社会上的每一位为公共健康社会做出贡献（或牺牲）的个体或处于弱势的社会群体，实行补偿正义的伦理原则。

---

① 史军.权利与善：公共健康的伦理研究[M].中国社会科学出版社,2010：191.

五、共建共享的大健康政策

在大健康时代背景之下，公共健康政策的范式必须建构在全民参与、共同享有的基础之上。对公共健康政策的落实也不能是卫生部门一家之事，必须由政府各机构部门参与其中、协同推进、共建共享。

（一）广泛性，政策制定与落实的公众参与战略

在社会发展的一定时期内，公共卫生资源总是有限的，公共卫生资源的有限性和人们对理想健康状态需求的无限性之间的矛盾，决定了公共卫生政策的制定和落实需要依据社会公正和公众对健康权利的要求进行伦理选择，这是增进和满足人们健康权利公正性诉求的现实基础。

政府所制定的政策必须能反映其他系统的要素，如筹融资、信息、基础设施或人力资源等人、财、物要素，这些也是政策得以贯彻的基础。并且，公共卫生政策的合法性权威还需要获得民意支持和积极参与。因为民众的心理意愿与价值倾向可以从根本上决定社会价值导向与社会真正的需求，唯有追求民众的参与与理解，获得民意支持与社会认同，有广泛的群众基础，才能保障政策实施过程中的有效性，这正是公共卫生政策具有合法性权威的重要表现。反之，失去了公众积极参与，就意味着对公众健康权的不尊重，如果其中涉及利益与安全问题，那么就可能把事情办砸，严重的甚至酿成难以处理的公共卫生事件。如在 2006 年 8 月，广州市规划局拟建垃圾焚烧处理发电厂，没有征求当地居民意见，就将电厂选址确定在约有 30 万人口聚群而居的番禺区大石简易垃圾处理厂旧

址并公布了建厂通告,这一政府行为引起选址附近居民的强烈抗议,他们认为垃圾处理会影响生活质量,更恐惧焚烧塑料制品垃圾会产生致癌物二噁英。于是通过建立 QQ 群、张贴倡议书、收集居民意见与签名,举行声势浩大的游行的活动。为了平息群众的愤怒,当地政府不得不重新审视发电厂项目,最后举行新闻发布会,表示终止原有垃圾焚烧发电厂项目,事件才得以平息。[①] 上述这一事例表明,政府有必要在制定公共健康决策中积极引导公民参与公共健康问题的决策并充分吸纳公众的意见,确保公民的知情权与参与权,使公民在参与公共健康决策制定过程中发挥其主体作用。

公民积极参与公共卫生政策运行活动,对制定符合民意的政策具有重要作用。能够围绕健康的主题调动全社会的力量,公共政策还能够营造一个或多或少有利于人群健康的合法的社会环境。例如,堕胎在什么程度上具有合法性会构成社群不安全堕胎的频率和死亡率的决定因素之一,在南非,一项增加女性对预防和处理意外怀孕选择权的法规变更,曾使当地与堕胎相关的死亡率下降 91%。公共政策还可以影响对未来问题的解决,在全球 85%慢性疾病负担严重的 23 个发展中国家中,若生产商自觉减少加工食品中 15%的含盐量,大众媒介坚持鼓励改变居民饮食结构的宣传,则每年就可以因此挽救 850 万人的生命。推行《控制烟草框架公约》的多项措施提高烟草税收,办公场所禁烟,符合公约规定的烟草包装,吸烟有害健康的提醒标识,禁止烟草商投放广告、促销和赞助活动等每十年可挽救上百万人的生命。如果考虑影响健康

---

① 王笑娴,黄武. 公共决策制定过程中的公民参与制度建设:以广州番禺垃圾焚烧处理发电厂冲突为例[J]. 重庆交通大学学报,2018 (4).

的社会、经济和政治的决定因素，那么情况的改善则有赖于卫生部门和其他各部门富有成效的合作。

当今时代，公共卫生政策范式的设置或制定、执行和评估有效的公共卫生项目，总会事关国民整体的健康与安全大局。由此决定政府在制定政策、做出决策时，关键是明确所要达到的目的，与全社会的基本药物、技术、质量控制，人力资源和认证有关，而且构成初级保健和全民保险改革的基础。

公共政策也包括对威胁公共健康的突发事件的快速反应能力，尤其是对疫病和灾难事件的处理能力以及指挥控制模式。后者尤其具有重要的政治意义，因为事件直接涉及人的身体健康和生命安全，所以处理失败的阴影会严重影响民众对卫生主管部门的信任。所谓"所有政策体现健康"，这一观点认为人群健康的改善需要通过全社会各项域的政策体现出来。例如，学校课程中有关健康的内容，促进性别平等的产业政策，食品与消费品安全法规等，它们能够深刻影响，甚至决定整个社区人群的健康水平，其影响力甚至可以超越国界的藩篱，所以需要各部门的密切合作，使各项政策都凝聚起对人类健康的关切。

（二）全面性：将健康融入所有政策

"将健康融入所有政策"是世界卫生组织举办的第八届国际健康促进大会的主题。大会发表的《赫尔辛基宣言》的"将健康融入所有政策"（简称 HiAP）定义为一种以改善人群健康和健康公平为目标的公共政策制定方法，它系统地考虑这些公共政策可能带来的健康后果，寻求部门间协作，避免政策对健康造成不利影响。HiAP 的思想最早源于世界卫生组织在 1978 年发表的《阿拉木图宣言》，宣言指出健康是世界范围内重要的社会目标，这个目标的实现不仅仅需要卫生部门的努力,也需要其他社会、经济部门参与。1986 年第一届全球健康促进大会通过的《渥太华宪章》提出建立"健康的公共政策",它把健康问题提到了各个部门、各级领导的议事日程上,使它们了解决策对健康后果的影响并承担健康责任。2005 年 WHO 社会决定因素委员会在教育、工业、税收和福利工作中推荐使用健康促进政策,即非卫生部门也要将健康纳入工作考虑范畴。2013 年 6 月的《赫尔辛基宣言》正式提出了 HiAP 并认为它是实现联合国千年发展目标的组成部分,各个国家在起草 2015 年之后的发展计划时应该重点考虑 HiAP。

HiAP 的理论基础是:健康的社会决定因素非常广泛,其他部门(如交通、农业、教育、就业等部门)的政策会对健康产生深刻的影响,要解决健康问题,需要各个部门都来制定有利于健康的政策,而不仅靠卫生部门一家。作为一种公共政策制定方法,HiAP 的关键是卫生部门开展跨部门活动,与其他部门合作,共同制定政策、实施干预,因而是一种跨部门治理。跨部门治理机制是解决跨部门权力不均衡问题的一套制度化策略,包括健康方面政治领导力的建立,将健康融入其中的政府组织结构及决策程序,相应监督与评估机制的完善,政策倡导能力和评估工具应用能力的构建等。

从国际上实行 HAiP 的实践看,一些国家取得了一些成功和经验。如芬兰在 20 世纪 60 年代和 70 年代早期,通过疾病普查发现本国的冠心病和其他心血管疾病的死亡率特别高,其中男性的死亡率全球最高。对此政府决定从创造健康的环境、引导人们建立健康的生活方式和提供优质的卫生服务着手,实施综合干预措施。政府在顶层设计中建立跨部门委员会,这一具有权威的领会与政府部门、非政府组织、大众传媒及食品行业进行沟通,探讨如何才能实现项目目标。在跨部门合作机制下,出台了一系列有利于健康生活方式的政策法规,例如食品生产法规要求牛奶的脂肪含量不能超过 1％;价格法规要求给予低脂奶制品价格补贴;取消面包业的黄油财政补贴;商标法规要求标明食品的含盐量等;大幅提高对酒类、烟草制品的税收;可乐定价高于非碳酸饮料;等等。这些政府部门为了一个健康目标所制定的政策改变了人们的饮食方式,使得心血管疾病的危险因素大为降低。全国的心血管疾病死亡率从 1969 年的 450/10 万下降到 2001 年的 150/10 万,下降了66％。[①]

东南亚国家也有先例,如泰国作为一个发展中国家,针对影响人民健康的危险因素进行干预,运用 HiAP,通过多部门合作开展了 2000 多个项目,重点针对影响人民健康的主要危险因素,包括不安全性行为、吸烟、饮酒、不戴摩托车安全帽、高血压、药物滥用、肥胖、骨质疏松、水果蔬菜消耗不足、职业损害等进行干预。十年时间内成功地降低了泰国吸烟和饮酒的人数,增加了体育锻炼人群比例,实现了其健康促进和增进泰国人民健康的目的。[②]

总结国际社会实行 HiAP 的战略经验,可以归纳以下几个方面:

第一,建立以健康和健康公平为核心的政治领导力。政府有一系列需要优先解决的问题,健康不会自动超越其他政策目标获得优先地位;各个部门也以本部门的职责为重点,不会主动将健康列为其政策制定的重要考虑。这就需要不断倡导政府将健康和健康公平放在优先位置,将其视为对公民的一项核心责任。卫生部

---

① 郇建立.慢性病的社区干预:芬兰北卡项目的经验与启示[J].中国卫生政策研究,2016 (7).
② 刘蒲,徐望红,付朝伟,姜庆五.慢病防控成功案例的剖析与借鉴——泰国健康促进基金会案例分析[J].中国慢性病预防与控制,2013 (3).

门应加强提供关于健康和健康公平影响程度的证据,并有效宣传和传播证据,形成公众舆论,引发社会和政治层面的关注。

第二,建立 HiAP 的领导和组织机构。领导机构负责政策制定、管理、调整和推动。根据所在国家的实际情况,领导机构可以是一个单独机构(如卫生部、总统或总理办公室、其他公共机构),也可以是跨部门机构(如部门间协调委员会)。如泰国的 Thai Health 是独立机构;芬兰的公共卫生咨询委员会则是一个由多部门组成的永久性跨部门委员会,这个委员会不仅包括芬兰社会事务健康部,还包括其他部门成员。有的国家是针对特定健康问题建立跨部门委员会,如印度的国家烟草控制小组,尼泊尔的营养协调委员会,等等。

第三,建立完善的实施、监督与评价机制。依靠与健康相关的政策议程和规范框架来启动 HiAP,立法、规划、强制报告、国际协议和有关健康与发展议程的全球承诺等是比较通行的做法。例如,各国通过制定健康公民计划、实现联合国"千年发展目标"、履行 WHO《烟草控制框架公约》等推动 HiAP 的实施。开展健康影响评估(HIA)是 HiAP 的一种重要工具性机制,一些地区(如加拿大的魁北克省)通过立法要求强制实施健康影响评估,瑞典则委托公共卫生协会专门开展健康影响评估。监督与评价对于 HiAP 的可持续性实施也非常重要。政府需要尽早制订监测和评价计划,将其整合到 HiAP 的整个过程中,如在政府部门设立监督评价机构,负责跟踪后续进程和决议的影响。

第四,加强健康能力建设。健康不仅与体质等个人因素有关,还与教育、环境、就业等多个社会因素相关,是复杂的社会因素和社会政策叠加的结果。因此,只有将大健康理念纳入所有政策中综合考虑,将维护健康确认为政府各部门、社会各界和每个人的共同责任,才能确保健康成果的可持续性及其对经济社会发展的重要保障作用。推广和实施 HiAP,要求不同行业的机构和个人具备新的知识和技巧,特别是对卫生部门来说,HiAP 的推进很大程度上取决于卫生部门主动寻求与其他部门合作并影响其他部门的能力。

根据国际经验,我国应积极探索符合我国国情的 HiAP 运行路径。

第一,要加强领导机构和跨部门协调机制的建立。如中央政府成立高层的跨部门领导机构,可在"国务院医改领导小组"基础上扩大职能,将健康相关职能纳入该领导小组,并加强对相关部门的领导与协调工作。各地区也应建立相应的组织领导机构。通过部门联席会议、建立联合执行机构等机制强化部门协作。引入全民参与模式,可利用电视、报纸等传统媒体和网站、APP、微博、微信公众号等新媒体,向社会各界广泛开展意见征集的工作并及时对外反馈结果,满足社会公众和其他利益相关群体的知情权、参与权和监督权,籍此实现与全社会各部门、各行业、各地区的良性互动。

第二,以现有规划、政策和项目为载体,充分应用 HiAP 的理念,分析本地的健康影响因素,评估健康需求和优先问题,建立系统解决方案以及加强部门合作。充分利用现有的健康城市、卫生城市(镇)创建、慢性病防控综合示范区、全民健康素养促进行动等健康促进项目和行动,在实施中注重加强 HiAP 的机制建设。定期对各地在建立 HiAP 机制方面的最佳实践进行展示和交流,推动全国范围内的组织、机构和政府职能改革。

第三,全面建立健康影响评估评价制度,将其作为 HiAP 的抓手。应指定某一政府部门或第三方社会机构作为健康影响评估评价工作的实施主体。建立国家级健康影响评估评价制度专家委员会,由医疗卫生、环境、市政、交通、民政、教育等相关领域专家共同组成,开发适合我国国情的评估评价指标体系和工具,不断完善评估制度。完善健康影响评估评价制度的立法工作,增强其法律强制性,保证制度的有效实施。提倡全民的共治共享,政府应杜绝被动施政思维,可着重发挥媒体舆论的导向作用,及时对外发布信息和相关数据,全力推动健康促进与健康教育的信息公开,强化公众的健康意识,特别是要注重结合"互联网+"时代特色,利用新媒体向社会群体广泛宣传健康知识,在全社会营造一种全民健康的行动。

第四,建立必要的监测评估和问责机制。公共卫生政策本质上是一种制度化的安排,是一种针对社会性卫生问题的集体行动,正是经过这种制度安排再到集体行动,公共卫生政策才成为促进社会发展的有效工具。基于人口健康方面的证据对 HiAP 的实施效果进行监测和评估,才能够更好地推动政策的实施。因此,应整合各相关部门的人口健康数据,建立统一的基础数据库。充分利用互联网、大数据等信息挖掘手段,建立动态监测评估体系。建立考核问责机制,将各部门、各地方政府对于人民健康的责任,纳入其政绩考核指标体系。

第五,大力加强政府的责任能力建设。尽管政府作为一个整体对其公民健康负有最终责任,各级卫生部门仍是推进 HiAP 的关键。卫生部门在实施中的能力建设,特别是数据收集、政策分析、政策倡导的能力非常关键。应加强对政府卫生管理人员、公共卫生人员、健康促进和教育、卫生政策研究等方面人员的培训,提高其政策分析、研究、倡导等方面的水平和能力。加强对健康评估评价相关工具的研究与开发。注重吸收媒体、社会团体、第三方组织等参与到政策讨论、监测、评估中,提高其政策参与能力。重视非政府部门的民间健康组织功能,政府应杜绝责任全包思维,可积极与民间组织在健康教育、健康监督等方面开展合作,鼓励支持民间组织在法律允许的范围内开展健康活动,同时,政府也应注意通过加大财政补助,完善公益捐赠免税制度,试行政府购买服务等措施支持民间组织的发展。

第九章　健康治理、促进与教育

公共健康的社会治理是需要全民参与的健康促进行动,由此成为政府行政管理中覆盖面广和实践性强的一种公共事务。而且,公共事务的管理需要公共伦理精神的支撑。伦理学界的观点认为,"无论是国外还是在国内,公共健康伦理都是社会健康治理的核心理论。公共健康伦理的研究范围包括健康促进与疾病预防、减少风险、流行病、社会经济的不平等等问题,其功能在于为公共健康研究和实践提供价值规范和伦理辩护"。[1]

如今社会的健康治理范畴已从单一的传染病控制、疾病预防、环境清洁卫生治理等领域向外多元拓展,已经深入到全民的生命成长周期和各个生活领域,健康治理从政府的卫生管理部门逐渐延伸到各级政府的健康管理职能部门、教育机关及企业、医疗服务单位、大众体育活动中心等各类社会组织、城乡家庭及个人。新的变化了的健康环境及健康需求,需要健康治理有新的理念和行动。而健康治理过程中如何开展健康教育和进行健康传播,从而实现健康促进的目标,这些问题都需要公共健康伦理的支持与发挥作用。

---

① 高燕.健康浙江:社会健康治理方法与实践[M].浙江工商大学出版社,2018:118.

一、公共健康的治理机制

（一）从疾病治疗到健康治理

1. 从重在疾病治疗到重在预防保健观念的转变

述及医学发展过程中所存在的问题,不得不提及在观念上的错误认识与医学模式走上歧途对公共健康造成的伤害和影响。"人类在漫长的时间里,为了逃避痛苦而一直选择对抗疾病,并形成了一种固有而权威的医学模式和防病治病的健康观念……认为是疾病的发生而威胁到了健康,以致现代医学的语言也充满了对'疾病'的憎恶,于是,疾病就成了众矢之的。现代生物医学(西医)也就理顺成章地把目标和方向放到解决疾病的问题上。"①因为人们对疾病认识的不正确和医疗技术的匮乏,因为对人自身健康关注程度的缺乏和重点关注罹患疾病后的被动治疗,其结果是问题越来越多,矛盾也越来越突出。随着经济发展和生活水平的迅速提高,人们在尽情享受现代文明成果的同时,文明病,即生活方式病正日益流行,处于亚健康状态的人群越来越多,食品安全和环境卫生问题层出不穷,生活健康的质量有所下降。在社会发展的不同阶段,人们对健康认知、疾病预防重点也有所不同,健康内容需要不断更新,医学模式也应因此而改变。发达国家将重点转移到预防领域,就是为应对生活方式变化带来的挑战而采取的医学战略。脱离温饱,全面向小康社会过渡的中国,也存在同样的健康挑战,亚健康人群增多、慢性病发病率上升、重大公共卫生事件等频

---

① 黄开斌.健康中国:大医改　新思路[M].红旗出版社,2017:10—14.

敲警钟,促使政府提出"预防前移战略",将医疗疾病的主要目标转移到认识健康、保护健康、建设健康和促进健康主体的治理理念上来。

2. 从医疗技术到健康治理的手段变化

基于健康促进的目标定位,公共健康治理的手段正在发生变化。传统社会里,人们治疗疾病的手段主要已经依赖于科学技术并依赖于经验性判断与求救于神灵力量,如中国传统的食物偏方、巫术的治疗方法、西方的宗教疗法等。随着近代医学药物技术的发展,疾病治疗与健康改善更具有了针对性,药物与医疗技术对致病因子的消除成为健康改善的主流。然而进入现代社会,人们逐渐意识到公共健康是一个社会问题而非技术问题,疾病的传染性与健康的外部效应使得个体健康更多受到周围人及所处环境的影响,公共健康的实施涉及社会的方方面面,迫切要求全社会的统一行动以求将健康风险与健康危机降到最低的水平,因此,公共健康作为公众参与的有组织行动,特别强调健康治理作为改善公共健康的重要手段,成为公共健康主体。围绕消除健康风险,政府、市场与社会领域达成合作的健康治理框架。

(二)健康治理的内涵

公共健康是公众的集体行为,决定了公共健康的治理必然是对健康这一公共事务进行多主体、多中心的共治,通过实行全民参与的共建战略来搭建合理的健康治理框架,达成社会公众共享健康促进的结果。形成共生、共识、共建、共享的有效健康治理机制。

什么是公共健康治理?从社会管理的角度,可以把健康治理理解为代表国家的政府在公共卫生领域,为实现公共健康目标所建构的一系列组织结构,并通过健康系统进行管理、教育、指导和控制的过程。从价值实现的角度,可以认为健康治理是政府在一定的伦理原则框架内解决诸如人的生命健康权、健康资源分配的公平、透明等问题,以确保健康系统运行的合理性、有效性和可持续性。也可以理解为以健康的改善、促进与维持为目标的健康能力,或者说是拥有健康完美的生活品质和良好的社会适应能力的主动模式,它涵盖了所有与健康相关的行动与因素,包括远景与方向的确定、健康国策的形成、规则的制定、健康信息的搜集和利用等工具性要素的运用与组合。

国内研究社会健康治理方法的学者高燕认为:"健康治理,是指对健康这一社会公共事务进量的多主体、多中心的共治。其宗旨是整合各种公立与私立机构,社会组织与个人的力量,通过搭建合理的治理框架,形成有效的治理机制,更好地利用有限资源达到最大的健康收益。"[①]她在其所著的《健康浙江:社会健康治理方法与实践》一书中从伦理价值的角度明确健康治理"是指运用系列的政治、法律和制度手段,以正式与非正式的相结合的网络化方式,分配健康治理参与者的权与责,体现公平、尽责、透明、开放、合作等基本价值准则,达到改善健康、促进健康、维持健康的系列过程"。[②]

在公共健康领域,为了增进人体健康,传统上,人们倡导健康管理。健康管理就是以预防和控制疾病发生与发展,降低医疗费用,提高生命质量为目的,针对个体及群体进行健康管理教育、风险评估与预测,提高自我管理意识和水平,并对其与生活方式相关的健康危险因素持续加以改善的过程和方法。如今,健康治理的

① 高燕.健康浙江:社会健康治理方法与实践[M].浙江工商大学出版社.2008:1.
② 高燕.健康浙江:社会健康治理方法与实践[M].浙江工商大学出版社,2018:1—3.

277

新理念已走进公共健康领域。健康管理和健康治理一字之差,却有内涵的变化。健康治理作为一种新型管理范式,要求管理从关注公共项目和政府机构,转向关注政府治理方式的创新。与健康管理不同,健康治理的主体是多元化的存在,意味着治理的职能不仅由政府承担,还包括大量非政府组织;健康治理机制出现复合化的情形,它需要由政府、市场和社会三大治理机制构成,三方面统一互补;健康治理的手段也多样化,除传统上依赖行政的干预手段外,更强调各健康参与主体间的自愿平等合作。

显然,健康治理是健康管理的一种高级形态,更能体现公共健康领域的时代精神,体现人口群体健康事务要求多方参与、共同治理的民主性特征,进而要求治理的长期效率和善治的效果,是建构比较长远的制度化治理的框架。

(三) 健康治理的建设机制

健康治理观念的产生及其伦理实质体现出来的是在全球化时代背景下健康治理问题的重要性,健康治理是公平正义等价值准则的确立与一系列健康治理制度规则的总和。通过此类规则,公共健康参与者的角色得以分配,责任得以确立,从而在健康治理的引导者、参与者之间形成了紧密的联系,也在昭示全球化背景下人类命运共同体所需要的共生、共识、共建、共享的健康治理合作机制将会发挥越来越重要的作用。

第一,共生健康风险的存在使健康治理具有了必然性。

在势不可挡的全球化浪潮中,人类社会正面临着前所未有的健康风险。这些健康风险状态既不是纯粹传统的,又不是现代的,而是一种混合状态。除了前工业社会的传统风险,如自然灾害、流行性传染病等依然对人们的生命健康和社会安全构成威胁外,现代化进程中不断涌现和加剧的两极分化所带来的贫困与失业问题、医疗卫生诚信危机、生产安全事故等工业社会的风险正处于高发势头。不可逆转的全球化浪潮所带来的健康风险和影响已超越国家疆界,如生态环境恶化风险、生物入侵等随时可能对人类生存环境安全造成威胁。这种相互制约又相互挤压的累积,高度的时空压缩和重叠使人类社会生产与生活领域中的风险共生并发,又不断被全球化浪潮的冲击所放大,形成了所谓风险共生现象。所有这些催生了风险识别、归因和治理与价值密切相关的公共健康治理现实问题的需要,产生了健康治理的必然性。

第二,共识健康需求使得健康治理有了实施的可能性。

健康既是一种状态,也是一个过程;既是一份权利,也是一份责任。它覆盖人的身心健康和全生命周期,因此,人人都有健康的需求,然而对健康需求与健康风险的认识需要人们形成共识,还需要通过健康教育和进行社会动员而形成健康集体行动,由此来分散或消除健康风险。所谓健康的基本共识就是现代社会中人类不同群体,需要摒弃意识形态和信仰的差异性存在而形成健康成果共享与健康风险共担的意识,因为"个体健康依托于群体健康,依赖于健康生活环境,个体和社会的改变需要与卫生服务改善和健康促进政策齐头并进",[①] 才能达成"人人享有健康"的基本权利和满足社会成员对健康的需求。健康治理的价值根基在于健康权的凸显,如果人们能在追求人人健康目标时相向而行,就能在最基本的人权保障中普遍地承认、接受并遵守维护人类健康的基本规则。即便意见不一致时,也能够有渠道加以协商沟通,并依照规则达成结果,且对于结果,大家都真正地予以尊重和认可。

---

① 高燕. 健康浙江: 社会健康治理方法与实践[M]. 浙江工商大学出版社,2018: 34.

第三,共建治理体系成为健康治理的行动战略。

公共健康是社群成员的集体行为,需要全社会的动员参与,以保证民众能够拥有获得健康的保障条件。由此决定了国家的公共健康治理体系必然"将健康融入所有政策"的行动战略。这一行动战略因为发源于民众共生的健康风险与共识的健康需求,必然寻求健康风险因素的消除和共享健康成果的共识,并寻求在健康治理行动中建设以公正的公共健康利益为主的公共治理体系,其行动战略是通过跨部门的联合行动来完成人人享受健康的健康促进目标,如卫生部门的医疗与公共卫生服务、民政部门的医疗救助、人力资源部门的医疗保险、财政部门对公共卫生资源的合理评估、投入和监管、教育部门将健康教育纳入国民教育体系等。公共健康的市场治理体系以实现公共卫生资源优化配置的理念为导向来提高健康服务质量,以医疗、医保、医药为基本形式,通过健康资源的市场交换,满足国民的健康消费需求。公共健康的社会治理体系确立公共健康的互惠共享的服务理念,以面向全社会开展健康动员的健康促进形式,关注全体社会成员的健康集体行动。

第四,共享健康福利成为健康治理的目标追求。

共享健康福利的价值理念是社会进行健康治理的重要价值所在。什么是共享健康,共享健康就是解决健康的公平正义问题,健康是公民的一项基本权利,消除健康不平等,实现"人人享有健康"是健康领域的主要议题,达到尽可能高的健康质量和健康水平是世界范围的一项最重要的社会性目标,所有人应当共同享受大家创造出来的健康福利。2017年《中国健康事业的发展与人权进步》白皮书指出,健康是人类生存和社会发展的基本条件,健康权是一项包容广泛的基本人权,是人类有尊严地生活的基本保证,人人有权享有公平可及的最高健康标准。

公共健康需要每个社会成员平等地享有,这是因为公平平等的健康机会构成了其他机会公平平等的基础。健康的社会决定因素和健康不平等的联系程度既紧密又重要,如处于贫穷状态和社会边缘地位的人群就比处于较优社会地位的人群易患病和死亡,而通过制定健康治理的行动战略和改进目标,解决社会健康的不平等因素,能够引导共享的健康政策发挥调节作用而使社会成员公平共享健康福利,促进整体人口健康水平的提升。

(四) 健康治理的体系及其创新

现代社会的健康治理体系主要由健康组织体系、健康制度体系、健康运行体系、健康评价体系和健康保障体系构成。它们既相对独立,又互为一体,从而架构起在社会健康治理中互为前提、互相制约与互相推动的社会联系机制和网络。

因为时代背景和社会行动条件的差异,不同国家、不同地区在健康治理中选择了不同的治理体系。比较有特点的是美国、新加坡、德国等国政府选择的由政府主导、居民响应参与的自上而下的社区治理体系,这种健康治理体系的特点是政府与社区行为紧密结合,对社区干预较为直接和具体,政府在社区中设立各种形式的派出机构,对健康的治理表现出行政干预色彩。如美国政府在健康治理中负责制定全国健康管理计划,由联邦卫生社会服务部牵头,与地方政府、社区和民间组织及专业组织合作,制定每十年一个循环的"健康人民 2010"计划,确定循环期内在生活方式、疾病、灾难性病伤、残疾等各类管理领域所要完成的主要指标,并依此指标考核评估各级政府,旨在不断提高和促进国民的健康水平。日本、香港地区选择的是混合型的社区健康治理体系,这种体系包含政府与居民的健康治理自上而下和自下而上两种实施方式,总体上政府对社区健康治理干预较为宽松,政府的主要职能是规划、指导并提供经费支持,加强治理的过程监管,通过健康教育和健康传播,提高市民的自我保健意识和能力。而基层社区和专业的社会组织及家庭健康促进的工作占很大比重,如香港的健康教育组的服务与工作包括开展健康运动和活动,制作宣传品和视听教材供应及医疗服务咨询等内容。

我国在社会健康治理问题上曾经历了从过去突出疾病治疗到现今突出预防保健的观念转型过程。进入 21 世纪,随着一些突发公共卫生事件的发生、人口老龄化及生活方式的改变所引起的慢性病普遍化发展趋势,污染物的扩散引起人们对公共健康环境的深度忧虑,人们对改善健康环境和提升生命质量有了更多的期待。我国政府致力于健康风险因素的排除,初步建立了寻求以公共利益为主的公共治理体系、体现市场竞争的市场治理体系和多元社会主体共同参与治理的社会健康治理体系。然而,这种不是十分完善的健康治理还存在着许多问题没有得到解决,如政府还存在着没有厘清自身在社会健康治理中的角色和定位的问题,出现越位、错位、缺位的现象,社区健康治理的基本单位混乱,对健康的行政干预和自治的界限不清。社会组织的资源匮乏并缺少制度性保障,很难在没有外力推动的情况下独立发展,缺乏有效参与健康治理的能力。民众参与健康治理仍然存在着参与意识不强、参与渠道不明确、参与能力不足等问题。上述存在的这些问题表明,我国初步建立起来的社会健康治理体制并未成型,尽管在《健康中国2030 规划纲要》中总体上明确了健康治理的方向目标和原则,而具体的"怎么做"和"做什么"并没有明确的标准,依然充满争议。

健康治理实践中存在的问题其实是人们思想认识上存在问题的反映,主要与人们对健康的需求程度,以及政府在健康治理体系问题上不清晰的认识有关。这需要在健康治理体系的创新发展上,形成政府宏观调控、卫生计生机构自主治理、社会大众积极参与的现代健康治理体系。

完善与发展人口健康治理体系,关键是要调整政府的角色定位,改变政府的管理方式,真正吸收社会力量参与人口健康决策和管理,形成一个制度化的人口健康治理架构,包括完整科学的制度安排、协调有效的组织体系和保证制度,及组织体系灵活的运行机制,以有效解决人口健康治理面临的现实矛盾和问题。

健康治理体系的创新,重要的是实行以人民健康为中心的战略,健康治理体系应当从面向疾病转为促进健康,强调预防重于治疗。这是提升国民健康素质、缓解医疗卫生资源短缺状况、大幅度降低医疗卫生支出、建设健康中国的重大发展方向。针对健康的决定因素进行跨界统筹治理,重构被碎片化了的国民健康保障体系,以创造健康价值为核心,以保障生命安全、提高生命质量为目标,将健康融入所有政策,包括生命全过程中从健康风险监测、评估、干预技术,到健康生活方式支持技术、临床疾病诊疗、康复和护理技术,以及老年长期照护所需要的产品和解决方案。

第一,建构政府主导的治理体系。

由于影响人群健康的因素很多、很复杂,加上医疗卫生领域普遍存在的"市场失灵",如果没有政府主导、多部门协同、全社会参与,实现人群健康状况的持续改善是不可能的。因为只有政府拥有某些强制性的力量(如警察力量),决定了政府在健康管理中负有特殊的义务。政府对全社会进行健康管理的宗旨是调动个体和群体及整个社会的积极性,有效地利用有限的公共卫生资源来达到最大的健康效果。健康治理并不是指政府包办,其精髓在于政府充当协调者,促进各部门共同行动,从而推动公共卫生资源的合理配置。

第二，秉持"预防为主"的方针。

如果将健康管理工作局限在健康管理会所或是社区医疗机构、体检部门，会割裂人们追求健康的统一过程，不利于从整体上把握健康管理工作。经营健康是所有医疗机构的工作宗旨，所有的医疗工作都应是健康治理的有效组成部分，比如病人在诊疗过程中产生的检查、诊断、治疗信息，是全面了解健康管理对象的重要内容，其中对诊疗对象进行健康宣传就会起到特殊的健康干预作用。加强预防与临床的融合，推动基层疾病预防控制机构与医疗卫生机构的整合，着力打造疾病防控的坚实基础，实现由"以疾病治疗为中心"向"以健康促进为中心"的转变。应当发挥中医药"治未病"、养生保健的优势，加强中医药防治重大疾病、疑难疾病、新发突发传染性疾病的研究。此外，还要加强健康管理，发展健康教育，提高全社会体成员的健康素养，培养良好的生活习惯。

第三，建立协同型健康服务体系。

实现全面健康服务需要多部门的协同合作，要以提高人民群众健康水平为根本目的，统筹宣传、教育、卫生、体育、食品药品等各方力量，形成合力，把医疗卫生服务与食品安全、环境安全、体育运动以及健康宣传教育与健康促进等各项公共服务结合起来。应整合"医疗""医保""医药"等各方面力量，在医疗保险支付制度、政府财政以及医疗信息系统的支持下，建立医疗联合体，平稳地将首诊服务下沉到基层。加快建成互联互通的健康信息系统，提升群众就医和健康服务体验。促进养老、旅游、互联网、健身休闲、食品五大行业的融合，把健康产业培育成为国民经济增长的新引擎和支柱产业。

第四，以立法形式明确治理主体责任。

解决体制机制创新滞后与健康事业持续发展之间的矛盾，必须以立法形式明确政府、社会以及个人在健康维护上的责任，实现制度的法律化和法律的制度化。在政府方面，要明确政府财政投入到哪些方面、哪些领域，以及保障到什么程度。要建立稳定的财政投入保障机制，明确不同层级政府的责任分担与资金筹集机制。医保机构需要转变为主动的健康服务购买者，具有战略购买者的职能。在社会方面，要从健康影响因素的广泛性、社会性、整体性出发，促使全人民群众共同承担健康责任。在个人方面，要确立"每个人都是自己健康的第一责任人"的责任意识。

第五，建构健康治理的产业链条。

健康管理产业链条的上游主要包括提供信息技术平台的企业，此外还包括生产体检所需要的制剂和设备的企业，设备主要包括血液透析仪、B超设备、X光设备等，制剂则主要包括体检所需要的检验试剂等；健康管理产业链条的中游主要是指健康体检机构；健康管理产业链条的下游则主要包括健康咨询及后续服务企业。

在健康管理产业链条中，主要环节是信息技术平台的开发、健康体检业务的拓展、体检客户数据的深度加工、健康咨询、培训及出版发行市场的扩张、健康维持、促进的产品服务等，它们起着重要的关节点作用。此外，健康管理与休闲度假相结合所形成的旅游休闲产业、健康管理与房地产业相结合开发出来的健康住宅、健康管理与保险业结合而创新出来的保险产品等，都会构成推动健康管理服务产业快速发展的重要内容。

二、健康促进的行动策略

在健康治理过程中，影响健康的可控与不可控因素具有复杂多样性,其中既有自然变化的各种因素,也有社会自身存在的各种问题。基于健康治理的实践需要,为应对时代和环境的变化和解决健康治理问题,人们逐渐意识到有必要在国家和共同体层面运用行政的或组织的手段,广泛协调社会各相关部门以及社区、家庭和个人,使其履行各自对健康的责任,共同维护和促进健康。

(一) 健康促进的诠释

关于健康促进,人们习惯于使用世界卫生组织的定义:"健康促进可使人们加强对自身健康的掌控。它涵盖一系列范围广泛的社会和环境干预方法,这些方法意在通过解决和预防不良健康的根源,而不仅侧重在治疗和治愈方面,从而使每人的健康和生活质量获益并受到保护。"世界卫生组织前总干事布伦特兰对健康促进的定义是:"健康促进就是要使人们尽一切可能让他们的精神和身体保持在最优状态,宗旨是使人们知道如何保持健康,在健康的生活方式下生活,并有能力做出健康的选择。"美国健康教育学家劳伦斯·格林指出:健康促进是指一切能促使行为和生活条件向有益于健康改变的教育与环境支持的综合体。这里的教育指健康教育,环境包括社会的、政治的、经济的和自然的环境,支持是指政策、立法、财政、组织、社会开发等各个系统。综合上述不同说法,比较简捷并能直抒其意的是最先提出健康概念的凯布丝博士(Kickbusch)。她说:"所谓健康促进,就是人们能够控制、改善自己的健康。"①

1986 年,加拿大渥太华召开第一届国际健康促进大会,大会通

---

① [日]岛内宪夫. 世界卫生组织关于"健康促进"的渥太华宪章[J]. 公众卫生情报,1989(1). 张麓曾,译. 中国健康教育,1990 (6).

过的《渥太华宣言》概括了健康促进的行动原则及未来的发展方向,对健康促进的解释是"促使人们提高维护和改善他们自身健康的过程。为达到身体、精神健康和社会良好适应的完美状态,每个人或人群必须有能力去认识和实现这些愿望,满足需求以及改变或处理环境。因此,应将健康仅仅看作是日常生活的资源而不是生活的目的"。美国健康促进杂志对健康促进还有另一种关系性的表述,认为健康促进是帮助人们改变其生活方式以实现最佳健康状况的科学(和艺术)。

研究上述主要是来自世界卫生组织的关于健康促进的不同说法,可以看出它经历了一段不断演化的历史发展过程。然而无论这一过程中具体的定义有何不同,都可以把健康促进看成为了保护和促进人民健康而采取的社会行动,它强调的是政府倡导、跨部门合作和人人参与,并通过健康政策的出台,促进人们控制影响健康因素,维护和提高他们自身健康的能力,是协调人类与环境之间的战略中所规定的个人与社会对健康所负的责任,是通过健康教育、组织、立法、政策和经济等综合手段对有害于健康的行为和生活方式进行干预,创造良好的社会和生态环境,以促进人类的健康。

健康促进的伦理观念付诸于公共卫生实践离不开以下主要内容:(1)健康促进不只针对患病者而是对所有健康的人;(2)健康促进涉及整个人群的健康和人们生活的各个方面,而不仅仅是预防某些疾病或者某些疾病的危险因素;(3)健康促进主要是直接作用于影响健康的病因或制约条件的主要因素,包括社会行为、生态环境、生物因素和卫生服务;(4)健康促进不仅作用于卫生领域,还作用于社会各个领域,健康促进指导下的疾病控制已非单纯的医疗卫生服务,而是通过多部门、多学科、多专业、多手段的广泛合作来增进人们的健康;(5)健康促进的工作主体不仅仅是卫生部门,而且是社会的各个领域和部门,特别是个体、家庭、社区和各种群体有组织地参与;(6)健康促进是建立在大众健康的生态基础上,强调人与环境的协调发展。要使健康促进工作取得进展,必须依靠和发挥初级卫生保健领域里的医疗保健专家的作用。

(二) 世界卫生组织与健康促进行动

世界卫生组织(WHO)是联合国下属的一个专门机构,也是只有主权国家才能参加的国际上最大的政府间卫生组织。它的宗旨是使全世界人民获得尽可能高水平的健康。为了有效实施健康促进行动,WHO 成立了一个专门机构——健康教育和健康促进局。这一机构的重要功能是:激励人民为了健康采取个人的和集体的行动;动员社会力量,吸收社区组织和社会各部门的参与;促进制订有益于健康的公共政策。该局同时也支持世界卫生组织的区域性机构,加强各国的健康教育和健康促进力量,发展和检验新的思想和方法。

健康促进是 WHO 机构专业人员研究健康教育的理论成果。20 世纪 80 年代,欧洲地区事务局在制订新的健康教育计划时,听从健康促进倡导者凯布丝博士的意见,把健康促进作为 WHO 欧洲地区事务局的一项新兴事业加以实施。这个实施计划由健康促进、预防健康教育、互相协作的健康教育三部分构成。从健康促进的起源可以看出,它最初与健康教育有重要关联,只是后来才出现用健康促进包含健康教育的情形。

健康促进为民众获得尽可能高水平的健康提供了新的思路,在渥太华召开的第一届国际健康促进大会通过的《渥太华宣言》明确提出了健康促进的行动领域。

第一，制定健康的公共政策。

健康促进要求政府所有部门的决策者把健康当作政府政策的中心线条。这意味着他们必须将对健康的影响纳入到所做出的所有决定之中，并将那些使人防范疾病并保护人们免遭伤害的政策摆在优先位置。

这些政策必须得到与以公共卫生为目标的私立部门激励措施相匹配的法规支持。比如，将酒精和烟草以及盐、糖和脂肪含量较高的食物制品等不健康或者有害产品的税收政策与在其他方面采取的贸易促进措施保持协调。通过创建方便步行的城市，减少空气和水污染，规定佩戴安全带和头盔等方法制定有益于健康的法规。

健康促进的目的是主动争取和有效促进领导和决策层转变观念，把健康问题提到各个部门、各级领导的议事日程上，使他们了解决策对健康后果的影响并承担健康责任。希望决策者以政府行为和行政干预来支持和推动健康教育工作，从政策上、资源上对健康需求和有利于健康的活动给予支持，并制定各项促进健康的政策包括立法、财政措施、税收和组织建设。开展有效的协调行动，使人的健康、收入和社会政策更趋平等。

第二，建立支持健康的环境。

健康支持环境包括家庭、工作和休闲地、获取健康资源的途径、有关的政策和法规等。健康促进以广泛的联盟和支持系统为基础，主张与相关部门协作，共同努力逐步创造良好的生活环境和工作环境。把社区、学校、企业等建成"健康促进社区""健康促进学校""健康促进工厂"等。为人们提供免受疾病威胁的保护、系统地评估环境对健康的影响，以保护社会和自然环境。

第三，强化社区的参与行动。

社区因素对健康的影响作用很大，健康促进的重点是社区行动。确定需要优先解决的健康问题,做出决策、设计策略及其执行,以达到促进健康的目标。同时促进个人、家庭和社区对预防疾病、促进健康、提高生活质量的责任感。使人们在面临个人或群体健康相关的问题时能明智、有效地进行抉择,积极有效地参与卫生保健计划的制定和执行。健康促进要求努力挖掘社区资源(人、财、物等),帮助社区成员认识自己的健康状态并提出有效地解决问题的办法。

第四,发展个人健康技能。

人们在健康领域的活动主要是通过提供健康信息,帮助人们提高健康选择的技能能够有准备地应对人生各个阶段可能出现的健康问题,正确应对慢性非传染性疾病和意外伤害并做出有利于健康的选择。学校、家庭、工作单位和社区应当积极推动医疗卫生部门观念与职能的转变,使其向着提供健康服务的方向努力。

第五,调整卫生服务模式。

公共卫生服务的责任由个人、社区团体、卫生专业人员、医疗保健部门、工商机构和政府共同分担,须多方共同努力,建立一个有助于健康的卫生保健系统。将健康促进和预防作为提供卫生服务模式的组成部分,让人群受益。要求重视卫生研究及专业教育与培训,并立足于把一个完整的人的总需求作为服务对象。医疗部门的作用必须超过仅能提供治疗服务的职范围,更多地提供健康促进服务。

(三) 促进健康的基本策略

渥太华健康促进大会还提出了世界各国在健康治理促进的倡导、赋权和协调三大基本策略。这由三个基本概念组成的健康策略可说是健康促进的战略要求。

第一，"倡导"，指通过领导人、政策制定者、决策人、大众媒体、专业人员、影视明星等具有社会影响力的个人和机构，对某个健康理念、某种健康信息进行宣传、示范或推荐，争取被大众所接受并达成共识，成为人们共同的价值观，从而凝聚各方力量，形成能被大众共同遵守的社会规范。倡导可以分为三个层面：面向政府各级决策者的倡导是希望政府推出更多有利于健康的政策；面向社会组织的倡导是希望社会组织承担起对社会的健康责任；面向公众的倡导是希望民众自觉保护环境和资源，维护和促进自身和他人的健康。

第二，"赋能"，是指通过开展健康知识的传播和健康技能的培训来提高人们的健康素养。健康促进着眼于促进人们健康公平的获得，使人们具有科学健康的知识和理念、健康技能，具有正确的健康信念，能够有效管理健康，做出有益于健康的决定，以增强其预防疾病和促进健康的能力，更好地维护和促进自身健康和整个社区的健康环境，形成健康氛围。

第三，"协调"，是指通过调整政策、机构、团体和个人的资源，形成跨部门、跨领域、跨地域的联合行动，共同努力，消除有害于健康的社会和环境因素，保护和促进健康。协调的目标是形成和履行高度的政治承诺。因为健康促进远远超过了卫生部门的工作范畴，需要更多的社会部门团结在一起，共同努力来解决健康问题。所以，这里的协调就是社会的相关部门共同参与卫生事业，卫生部门为全国开展健康教育和健康促进工作提供技术支持，以此形成良好的社会环境和氛围，使民众的健康程度越来越高。

（四）健康促进在中国的行动

新中国成立后，卫生健康事业有一个从开展爱国卫生运动到全面推行健康促进行动的过程。

我国最初发动的"爱国卫生运动"虽然不叫健康促进,但是在实质上就是一个典型的"健康促进"工程。抗美援朝时期,美帝国主义对朝鲜和我国发动细菌战争,为了"反细菌战",党和政府选择开展群众性卫生防疫运动的形式来"保家卫国"。人民群众把这项伟大的运动称之为"爱国卫生运动"。后来从卫生部到国家的各级领导机构都成立了统称为"爱国卫生运动委员会"(爱卫会)的组织,专事公共卫生事业建设活动。在社会主义革命和社会主义建设的各个历史时期,"爱委会"坚持"卫生工作与群众性卫生运动相结合"的卫生工作原则,针对城乡多发的传染病、地方病和寄生虫病,以及营养和妇幼保健问题,组织动员群众自觉行动起来,运用医学、自然、社会科学知识同不卫生的环境、不卫生的行为做斗争,在健康教育上开展卫生防病知识宣传,在普及卫生知识、移风易俗、防病除害方面发挥了重要作用,取得了丰硕的成果。

进入 21 世纪,随着健康环境的迅速变化、城市化和人口高度集中带来的健康威胁,人们迫切需要寻求健康治理的新方法和开展健康行动,为了完善公共卫生服务体系,解决人民群众日益增长的美好生活需要和不均衡、不充分的发展之间的矛盾,2016 年 10月,为推进"健康中国"建设,国家颁布《"健康中国 2030"规划纲要》。健康中国规划纲要在定位上,从以"疾病"为中心向以"健康"为中心转变:在策略上,从注重"治已病"向注重"治未病"转变;在主体上,从依靠卫生健康系统向社会整体联动转变。每一项任务举措务求具体明确、责任清晰,提出政府牵头负责、社会积极参与、个人体现健康责任,把健康中国"共建共享"的基本理念落到实处,开始了"把健康融入所有政策"的具体实践。

健康中国行动需要有组织领导才能起到作用,为了改善健康中国建设,保障健康行动有效实施,依托全国爱国卫生运动委员会,国家层面成立健康中国行动推进委员会,统筹推进组织实施、监测和考核相关工作。

2019年,国务院又制定印发《健康中国行动(2019—2030年)》,针对影响人民健康的重大疾病和突出问题,实施疾病预防和健康促进的中长期行动。一是全方位干预健康影响因素的行动:(1)健康知识普及行动(面向家庭和个人普及预防疾病、早期发现、紧急救援、及时就医、合理用药等维护健康的知识与技能);(2)合理膳食行动(鼓励全社会参与减盐、减油、减糖和实施重点人群营养干预);(3)全民健身行动(为不同人群提供针对性的运动健身方案或运动指导服务);(4)实施控烟行动(利用税收、价格调节等综合手段,提高控烟成效、完善卷烟包装烟草危害警示内容和形式等);(5)心理健康促进行动(通过心理健康教育、咨询、治疗、危机干预等方式,引导公众科学缓解压力,正确认识和应对常见精神障碍及心理行为问题);(6)健康环境促进行动(推进健康城市、健康村镇建设。建立环境与健康的调查、监测和风险评估制度。采取有效措施预防控制环境污染相关疾病、道路交通伤害、消费品质量安全事故等)。二是维护全生命周期健康,针对妇幼、中小学生、劳动者、老年人等重点人群特点,实施四项健康促进行动。三是防控重大疾病,针对心脑血管疾病、癌症、慢性呼吸系统疾病、糖尿病四类重大慢性病以及传染病和地方病实行预防控制,实施五项防治(防控)行动。

(五) 健康促进的伦理意义

健康促进的核心价值在于强调"以健康为中心",从而提升了"健康"的道德价值和道德地位。长期以来,医学界和医疗卫生行业建设目的基本是"以疾病为中心",以"防病治病"为主要任务。然而,医学和医疗卫生的终极性目的是健康,健康与幸福相对于医疗与卫生,具有终极性的道德价值,这就决定了不能用医疗卫生体系替代或包办健康保障体系或健康事业。而且,因为健康是促进人的全面发展的必然要求,是经济社会发展的基础条件,是民族昌盛和国家富强的重要标志,是广大民众的共同追求。所有这些决定了维护人民健康也不应仅仅是医疗卫生专业人员的职责,而是政府及社会组织以及每个拥有健康权的生命个体所共同承担的责任。

健康促进的意义主要体现在以下几个方面:

第一,健康促进是实现初级卫生保健的先导。健康促进是能否实现初级卫生保健任务的关键,在维护健康和战胜疾病方面发挥重要作用,在实现健康目标、社会目标和经济目标上具有重要的地位和价值。

第二,健康促进是卫生保健事业发展的必然趋势。当今疾病谱系、死亡谱系都发生了很大变化,人的主要死因不再是传染性疾病和营养不良,冠心病、肿瘤、中风这些慢性非传染性疾病成为主要死因。而产生这些疾病致死因素很大程度上与社会生活方式与生活环境因素有关,不良行为和生活方式才是这些慢性疾病的危险因素,这是医药所不能解决的。健康促进的方式有益于人们减低危险因素,预防各种"生活方式病"。

第三,健康促进是一项低投入、高产出的保健措施。健康的人有助于经济增长,投资健康是加速经济社会发展的重要手段之一。从成本—效益的角度上看,健康促进的成本投入所产生的效益,远远大于医疗费用高昂投入所产生的效益。比如在经合组织成员国内,日益增多的老龄人口正在推升维护健康费用的支出,从而导致公共健康的支出增长率常常超过国民生产总值的增长率,而诸如肥胖、药物滥用和抑郁症等健康问题,又引发了大量的社会问题,这就导致医药开支成为沉重的负担。像美国,用于健康支出的增长率常常超过国民生产总值的增长率,其他发达国家的公共卫生费用支出增长速度也在紧紧追赶 GDP 的增长速度。而健康促进可以起到改善公共健康状况与社会民众的健康水平,控制政府用于公共健康支出的成本的作用。

第四,健康教育和健康促进是提高群众自我保健意识的重要渠道。自我保健是指人们为维护和增进健康,为预防、发现和治疗疾病,自己采取的卫生行为以及做出的与健康有关的决定。只有健康教育和健康促进才能提高人们的自我保健意识和能力,增强其自觉性和主动性,增强人们躯体上的自我保护、心理上的自我调节、行为生活方式上的自我控制、人际关系上的自我调整能力。世界卫生组织的研究报告指出,现代人类三分之一的疾病通过预防保健就可以避免,三分之一的疾病通过早期发现可以得到有效控制,三分之一的疾病通过积极有效的医患沟通能够提高治疗和愈后的效果。

三、健康教育及其功能

(一) 健康教育理念的产生与发生机制

健康教育(Health Education)是旨在帮助个体或群体改善健康相关行为的有计划、有组织、有系统的社会教育活动,如在信息传播和调查研究的基础上采用适当的行为干预,帮助个人和群体掌握卫生保健知识,树立健康观念,合理利用资源,使人们自觉地采纳有益于健康的行为和生活方式,消除或减轻影响健康的危险因素,预防疾病,促进健康,提高生活质量,并对教育效果做出评价,最终实现提高教育对象健康水平的目的。1988 年召开的世界健康教育大会提出的健康教育定义是"研究传播健康知识和技术、影响个体和群体行为、预防疾病、消除危险因素、促进健康的科学"。

健康教育是一种以防病保健知识和技能为主要内容的社会教育活动,只不过其教育对象更广泛,教育形式更复杂,教育内容更丰富。传统教育学的直观性原则、因材施教原则等都需要在健康教育工作中充分运用。健康教育还是一项有计划的社会行为干预和社会治疗行动,是健康治理的重要内容和健康促进的重要组成部分。

健康教育的理念是在 1978 年由世界卫生组织提出来的。《阿拉木图宣言》指出初级卫生保健是对个人、家庭实施的由各国人民积极参与和政府提供资助来进行的保健活动,为此应把初级卫生保健的目标列为国家社会的经济发展的必要内容,于是健康促进行动中提出健康教育理念并开展制定健康教育的规划。

世界卫生组织的凯布丝博士在研究健康促进问题时得出一个重要的认识,就是健康促进成功的关键是个人养成健康的生活方式,而个人的生活方式是通过健康教育和健康传播等社会化过程形成的。"她提出,以往是'社会环境'给'个人价值观和生活方式'及'健康的重要性'以很大影响。但随着社会对'健康重要性'的认识,'健康的重要性'也反过来改变着'社会环境'和'个人的价值观及生活方式'……越是认识'健康'价值的人,越是努力使'生活方式''社会环境'在促进健康方面起到积极作用。"①

---

① [日]岛内宪夫. 世界卫生组织关于"健康促进"的渥太华宪章[J]. 公众卫生情报,1989 (1). 张麓曾,译. 中国健康教育,1990 (6).

预防的健康教育和互相协作的健康教育是健康促进的重要内容。日本的宫本浩治博士在世界经合组织"学习的社会产出"项目的健康报告中指出："在教育与健康之间的关系这一问题上，最为引人注目的是，是否受过更多教育的人活得更长。在美国，25 岁受过高等教育的人群的预期寿命比那些没有受过高等教育的人群大约多 7 年。从比较的结果来看，在丹麦、芬兰和捷克的 30 岁人群中，这一数字分别是 2.5 年、5.3 年和 5.7 年。此外，在所有这些国家中，由于是否受高等教育的差异所造成的预期寿命差距在不断拉大。尤其是在美国，由受教育水平差异所带来的预期寿命差距在 1990 年至 2000 年间提高了 30％。同样，大量实证分析显示，完成正式学校教育的年数是带来良好健康的结果的最重要因素，在不同的人口群体、不同时期和大多数经合组织国家，这一结论都成立。"①

那么，为什么受过高等教育的人群就比没有受过高等教育的人群预期寿命要长呢？宫本浩治通过研究分析得出的结论是教育可以帮助人们提高健康素养，从而形成良好的生活方式，进而提高了人的生命健康质量。他总结说："所受教育不同的群体在是否有健康的生活方式方面存在差异。根据世界卫生组织的相关研究显示，导致死亡的十大高危因素包括吸烟、缺乏运动、水果和蔬菜摄入量低以及酗酒等行为。这些高危因素还包括与行为相关的因素，如超重和肥胖。在大多数国家，这些高危行为因素都有着明显的教育梯度……比如，在美国，多接受一年的教育可以使个体可能成为一名酗酒者的概率降低 1.8％；同样，在英国，获得 A-level 教

297

————————
① OECD 教育研究与创新中心. 教育：促进健康，凝聚社会[M]. 范国睿等，译. 华东师范大学出版社，2016：102.

育证书的人成为一名吸烟者的概率要比那些受教育较少的人低12％。"[1]

健康教育对人的健康与长寿起着重要作用。可是,健康教育是如何通过对人的健康意识增强而实现受教育者的健康和长寿的? 健康教育的教育发生机制是怎样的? 一些专家的观点是教育可以创造改善心理健康水平的条件,从而有助于提高人的心理健康水平。对此,应用于个体行为改变的健康信念理论(知、信、行理论)或许能够给予有说服力的解释。

健康信念理论是用社会心理学方法来解释健康相关行为的一种教育理论或模式,这一健康信念模式的教育理论提出人的健康行为来自于心理社会因素的共同影响,其中知识是人们转变态度、改变价值观、产生行为的前提和基础。认知就是个体对疾病严重性和易感性威胁的认识和对健康状况、自我在健康中的作用的理解。认知系统的核心部分即是一套关于疾病的个人信念,这个信念调节着对疾病威胁的感知,从而影响采用对抗疾病行为的可能性,是人们接受劝导、改变不良行为、采纳健康促进行为的关键。情感是个体对采取健康行为后受益的成就感和获得感,意志则表现为个体在行动中克服和改变行为中存在的困难的决心。社会系统的核心部分是多种形式的健康传播,如大众媒介的影响、他人提出的有关健康的劝告、医生对其提出的维护健康的建议、家人朋友生病的体验交流等。这些影响个体健康信念的提示因素,对改变一个人不健康的生活方式可以起到有益的作用,通过学习这些健康提示因素,具有不健康行为的个人可以获得相关的健康知识和

① OECD教育研究与创新中心. 教育:促进健康,凝聚社会[M]. 范国睿等,译. 华东师范大学出版社,2016,104.

技能,逐步形成健康的信念和态度,从而促成健康行为的产生。

应用于个体水平的健康信念理论对健康治理的最重要启示是:健康信念教育是一种用于健康相关行为改变的有效教育模式。

健康教育的理论还有应用于社区和群体水平的理论,社区组织和社区建设理论重点是从生活方式健康的社区组织角度说明健康教育对于人群健康水平的提升有着重要的作用。如坚持健康价值观教育的观点认为,人类疾病谱系的变化需要人们对健康和疾病的关系有一个新认识,特别是要改变传统的使人们不健康的生活方式,建立健康科学的生活方式,这些正是健康教育关注的重点。医学也不仅仅是被动地救死扶伤,也不是仅仅为治病而存在,而是帮助人们激发起促进健康的意愿,提升健康素养和技能,这个任务当然地落在健康教育的肩上。即许多人所得的"现代生活方式病不是一定非要强制管理或过度干预,医疗卫生方式只能作为防治和控制一些重大疾病或急性的重要手段,且应做到适可而止。病人应懂得一些健康常识,不要盲目地崇拜医疗,享用医疗……也就是说,我们唯有可以避免的是减少不必要的医疗伤害……应该注重增强内功(强建),即不断建设提升自身的健康能力和应对机制"。①

(二)健康教育与健康促进的关系

健康教育与健康促进紧密结合相互作用,在政府的健康治理中发挥着重要的作用。"健康教育是通过健康保健知识的传播、教育与干预,促使人们自觉改善行为,建立有益于健康的行为习惯和生活方式。健康促进通过实施倡导、赋权和社会动员等策略,通过

---

① 黄开斌.健康中国:大医改 新思路[M].红旗出版社,2017:46—47.

有益于健康的政策的出台、环境的改善、健康技能和服务的提供等,促使社会行为和个人行为朝着保护和促进健康的方向发生改变。健康教育与健康促进都需要通过激发人们自身积极性,促使社会和个人为了保护和促进健康而改变自身行为。两者所运用的策略和方法不同,但目标一致,互相联系、密不可分。"①健康促进从健康教育发展而来,两者既有紧密的联系又有所区别:

就相互联系来说,健康促进是健康教育以及能促使行为与环境改变的政策、法规、组织的结合体,是影响、教育人们健康的一切活动的全部过程,是健康教育的发展和高级形式,但它需要与健康教育相结合。没有健康教育这个基础,健康促进难以发挥作用。健康教育作为健康促进的组成要素之一,是健康促进的重要内容和方法,健康教育如果得不到有效的健康促进环境(包括政治、社会、经济、自然环境)的支持,尽管能成功地帮助个体为改变某些行为做出努力,但其自身的教育力量就会削弱,甚至显得软弱无力和失去教育功能。

就相互区别来说,有四个不同。

第一,主体不同。开展健康教育需要的是公共健康与公共卫生专业人员,而健康促进工作是进行社会动员、组织发动和协调管理,所以健康促进的主要开展者多是政府和机构的负责人、决策者或政策制定人。

第二,核心策略和方法不同。健康教育通过健康知识的传播,健康技能的培训以及行为干预的开展,要求人们通过自身认知、态度、价值观和技能的改变而自觉采取有益于健康的行为和生活方

---

① 曾光,黄建始,张胜年.中国公共卫生(理论卷)[M].中国协和医科大学出版社,2013:255.

式。其核心策略是传播、教育和干预,而健康促进是通过社会各系统建设来动员、激发社会各种力量,是在组织、政策、经济、法律上提供支持环境,以对人的行为改变形成支持性或约束性的作用,其核心策略是社会动员。

第三,工作目标不同,健康教育的工作目标不仅涉及整个人群,而且涉及人们社会生活的各个方面。重点是人们行为和生活方式的改善。衡量健康教育工作是否取得有效成果,要靠监测人们的行为是否发生改变的结果来证实。健康促进的工作目标是支持环境的改善,是促进人们控制影响健康的因素,维护和提高他们自身健康能力的过程,是协调人与环境之间的关系,规定个人与社会对健康所负的责任。考查健康促进工作的效果,重点是看有益于健康的政策的出台和落实情况,是否形成创造良好的社会和生态环境,以促进人类的健康。

第四,高度和层次不同,健康促进是健康教育的高级阶段,有赖于政府负责人和决策者承担起对于公共健康所负有的责任,需要有高度的政治承诺。健康教育是促使个人与群体的知识、信念和行为的改变,只是健康促进的基础性的工作,或者说是健康促进的组成部分之一。

(三) 健康教育活动内容

健康教育是世界卫生组织所倡导的初级卫生保健的一项重要工作,要求通过健康教育提高社会公众的健康意识,普及讲究卫生、预防疾病的科学知识,使人们养成讲卫生的习惯,强化人们的健康道德观念。传统的医疗卫生是从健康资源供给的角度,强调国家、政府、机构能为公众提供健康政策、服务和保障,是一种从上到下的模式。人们获得健康知识和形成健康素养的渠道主要通过公共卫生部门所进行的公共卫生知识宣传来实现。健康教育是传统的卫生宣传在功能上的拓展、内容上的深化，它的教育对象明确、针对性强、着眼于教育对象行为改变，促使人们自己主动承担维护和促进健康的责任，采取有益于健康的行动，通过提高个体的知识、基本能力、社会与情感技能、适应力及自我效能，形成抵御风险的态度，帮助个体做出明智有效的决定，使个体选择更为健康的生活方式并能更好地控制疾病。变"要你做"为"我要做"，变"给你健康"为"我要健康"，这是一种自下而上的工作模式。

世界卫生组织把健康教育定义为"一种有组织、有计划的主动学习活动，包括改善素养和健康知识的传播活动，以及有益于个体和社区健康的生命技能的开发"。健康教育是一门多学科交叉的边缘学科，它至少涉及预防医学、卫生学、临床医学以及教育学和体育学等多个学科，其发挥作用的领域广泛：按目标人群或场所分，有学校的健康教育，职业人群的健康教育，医疗卫生部门的健康教育，社会健康教育等。按教育目的和内容分，有防治疾病的健康教育，心理健康教育，智力健康教育，营养健康教育，环境保护健康教育，生殖健康教育等。

以下，我们按人群来列举面向不同对象的健康教育。第一，城镇社区居民的健康教育。社区健康教育是在指定的城区范围内，以家庭为基本单元开展的健康教育。健康教育的目的是为了提高社区居民的卫生知识水平、健康意识、自我和群体保健能力，促进社区对健康的广泛支持，推动社区卫生服务和创造有利于健康的生活条件，以提高社区居民健康水平和生活质量。城镇社区居民的健康教育在内容上主要应选择开展社区环境下的预防常见病的健康知识教育；防止日常生活中意外伤害及安全性行为的教育；家庭环境卫生、合理膳食、常用消毒知识、急救与护理、心理卫生与健身知识与技能的教育;社会卫生公德、垃圾分类等公共卫生知识方面的健康教育。

第二,农村村民的健康教育。在农村开展健康教育的目的是提高农村居民的卫生科学知识水平和自我保健能力,改变不健康的生活方式和不卫生的习惯,提高生命和生活质量。农村村民的健康教育内容主要是防治农村易发的传染病、地方病、慢性病以及季节性多发疾病的教育;防治农业劳动中特有的职业伤害风险的教育;生活环境卫生方面的如饮水卫生、粪便垃圾污物处理管理、防治病媒昆虫及鼠害等方面的健康教育;破除迷信、移风易俗等方面的健康教育。

第三,医疗卫生职业服务群体的健康教育。医疗卫生单位在健康教育中不仅是医疗服务的提供者,也是健康的守护者和健康知识的宣传者。医疗卫生专业人员从事的职业与健康联系紧密,所开展的工作有着治病救人的职业使命,也承担着向患者与民众开展健康教育的义务。教育内容主要是对医护人员医源性感染预防与控制、健康教育基本理论与技巧进行培训;对患者宣传医学科普知识,分析行为危险因素并提出干预方法和措施,培养个人健康技能等;积极参与服务社区和农村的健康工作,为其提供技术援助与指导;利用医院的卫生资源优势,参与社会的卫生宣传等健康教育活动。

第四,特殊人群的健康教育。如对妇女儿童的健康教育,其教育的重点内容应注重保障妇女儿童身心健康和享有基本公共卫生资源的健康教育,特别关注和重视妇女参加生育、医疗、养老、失业、工伤保险的知识教育。对老年人群的健康教育,重点是保障老年人的权益、疾病与药物识别的知识教育,科学养生、养老文化等提高生活质量的教育。对低收入、残障等边缘人群与特殊人群的健康伤害风险健康教育,等等。对这些特殊人群的健康教育,正是基本公共卫生服务均衡化的要求,也是解决健康教育公平问题的重点。

四、健康传播及道德规范

从本质上说,健康教育可以被理解为健康传播活动,因为健康教育和健康促进实际上就是通过健康知识、技能、信息的传播来改变人们行为的过程,其中每个环节都有赖于传播学基本原理和方法的具体应用。

(一) 健康传播的内涵

健康传播(health communication)是一项复杂的人类活动,它既有自然科学的信息传播的数量、能量和技术特征,又有人类从事社会活动的社会科学属性。健康传播的提出和研究始于 20 世纪 70 年代的美国,此后伴随着信息技术创新的日新月异和人们的日常生活迅速为互联网络所覆盖,美国政府开始把大量资本投入到健康传播领域。媒体是健康传播的重要力量之一,人们将"媒体运用于各级公共健康中,希望产生三个方面的效果:学习正确的健康知识、改变健康态度与价值观念、养成新健康的行为"。[1]

健康传播有多种定义。最先使用这一概念的美国学者杰克逊(Jackson)指出健康传播就是以大众传媒渠道来传递与健康相关的资讯以预防疾病、促进健康的过程。在这个过程中,大众传媒在将

---

① Wiliam Griffiths, Andie L. Knutson. The Rore of Mass Media in Public Health [J]. American Journal of Public Health, 1960,50 (4): 315.

医疗成果转化成大众健康知识加以传播,正确构建社会图景以帮助受众增强预防疾病的观念等方面都发挥着重要作用。1994 年,美国学者埃弗雷特·罗杰斯(Everett M. Rogers)提出的健康传播定义是:"一种将医学研究成果转化为大众的健康知识,并通过态度和行为的改变,以降低疾病的患病率和死亡率,有效提高一个地区或国家居民生活质量和健康水准为目的的行为。"[①]在罗杰斯看来,健康传播研究的议题十分重要而且广泛,其中既包括以艾滋病预防为龙头的疾病预防,也包括对药物滥用的预防、医患关系研究、计划生育、癌症的早期发现、戒烟等内容。后来罗杰斯又重新定义健康传播:凡是人类传播的类型涉及健康的内容,就是健康传播。因为这一定义简洁明了、易于理解,所以被大多数人所接受。

由上述内容可知,受众学者虽然对健康传播有各种定义,然而,从本质上把握健康传播这一概念,可以看到,它是指人们通过各种渠道,运用各种传播媒介和方法为维护和促进健康的目的而制作、传递、分享健康信息的过程。健康传播是一般传播行为在医学领域的具体和深化。

(二) 健康传播研究的内容

健康传播本身是一种行为,即传播者向受传者发送健康信息,其目的是给受传者(个体或目标人群)以刺激(即信息),经受传者自行评价并做出选择并发生反应。

健康传播研究重点领域包括:(1)涉及大众媒介健康传播的形式,内容和技巧研究以及受众媒介接触行为研究;(2)企业、社区等

---

① Everett M. Rogers. The Field of Health Communication Today [J]. The America Behavioral Scientist, 1994,38 (2): 208 - 214.

组织对个人健康信念的维持、改变和健康行为促进的组织健康传播;(3)以"医患关系"为核心的人际健康传播研究;(4)社会因素和政治因素,尤其是对健康政策和健康法制的变化等健康传播外部环境的研究;(5)解读、建构文化视野下的健康传播,探讨文化因素对健康传播的影响;(6)对艾滋病、安乐死、同性恋、器官移植等特殊专项议题的研究;(7)健康传播历史的整理与研究;(8)突发公共卫生事件研究(健康危机的传播研究)等。

(三) 健康传播的责任主体

健康传播是借助各种媒介的渠道,结合多种传播的手段,为促进生命安全而制作和分享健康信息的过程。它是在特定的社会和历史情境下以传递信息、普及健康知识为目的的一种社会实践活动,包括人际传播、组织传播,还有大众媒体当中怎么进行健康报道,以及国家关于健康的一些政策的传播。其中,健康传播主体承担着重要责任。

1. 政府有提供和管理健康信息的责任

人的健康权是人的生存之本,是人最重要的生存权利。而政府保障公民的健康权利和维护公共健康安全,不只是一种防御疾病的机制,而且还应是一种公共服务的公平分配机制。政府作为公共健康事业管理的核心与主体,作为社会正义与社会公平的执行者,必须对造成公共健康危机的社会、制度与管理根源进行深刻的反思,并承担起应有的道德责任。

政府有责任针对不同受众采取不同传播方法,确保准确信息及时通达各个层次的社会个体,使整个社会形成坚固的健康防御工程。一些研究表明,在健康传播的四个研究环节(受众、信息、信源、渠道)中,政府的信息透明度也就是信源的有效性和可靠性至关重要。对此政府有责任通过媒体向公众提供旨在保护社会公民健康的各种准确可信的有用信息。

2. 媒体有传播健康信息和展开信息监督的责任

媒体是公共健康知识的传播者、公共健康政策的监督者、公共健康事件的报道者，人们在健康生活的方方面面其实都不同程度受到了媒体的影响，尤其在公共健康领域出现问题发生健康安全危机的时候，媒体传播的影响力会成倍地放大，这时政府和媒介信息的准确性、及时性与公开性，就会直接影响传播效果，关系到社会是否能够进入良性的健康防治状态。在此情境下，如果政府信息透明度不够、媒介监督失职，将大大损伤媒介和政府的公信力，在社会舆论中处于被动。

作为公共健康事件报道者的媒体在重大公共健康事件发生时，从自身的社会责任出发，必须及时、准确、适度地报道突发公共健康事件。这里的及时，就是强调及时公开信息，积极掌握舆论主导权，有效阻断各种传言的散布渠道；准确是指新闻报道必须与客观事实接近或者吻合，应当坚持客观性原则，对发生的事件既不夸大，也不缩小，如此才能使受众获得事件的真实信息；适度是指新闻报道要考虑受众的心理及接受程度。

媒体作为公共健康信息传播的监督者，应当用好信息时代掌握信息的话语权力与舆论监督权力。"舆论监督是媒体运用舆论力量揭露社会上的不良现象、不当行为，并且督促该问题得以解决的社会行为。舆论监督是新闻舆论的重要组成部分，也是媒体的一项基本功能。舆论监督具有事实公开、传播迅速、影响广泛等特点，能快速聚焦公众的注意力，形成巨大的舆论压力，媒体正确地开展舆论监督可以起到扶正祛邪、凝聚人心和维护稳定等作用。"①

媒体作为公共健康知识的传播者和健康理念的倡导者,在预防疾病、健康教育与健康促进方面都发挥着重要作用,承担着提高公民健康素养的责任。这是因为媒体掌握着健康传播的话语权力,相对于有健康需求的受众而言,媒体总是处于强势地位。受众的文化素质是参差不齐的,相对多数受众而言,他们的健康知识十分有限,所以对媒体的健康传播接受和认同度就高。由此也就要求媒体在健康传播中保证健康传播内容的科学性、真实可靠性,必须对受众负责,不能把错误的健康信息和健康知识传播给受众,以维护媒体在公共健康领域的公信力。

3. 民众坚守健康传播与保护隐私权的伦理底线

在当今时代,随着信息传播的速度正在日益加快,不健康的信息和网络谣言的传播也就有了滋生、泛滥的土壤。各种网络谣言如同病毒一般,经常反复发作并危害着人们的健康,许多健康素养不高的人往往不加甄别地在"朋友圈"内点击转发,但由于没有具体探究消息的来源,也没有核实消息的真假,无意中充当了谣言的传播者。这就要求公众应当在健康传播的环境中不断提升自己的健康素养,掌握必要的健康科学知识,以免上当受骗。不能随心所欲地参与不实的健康信息的传播,更不能采用胡编乱造、甚至是恶搞的形式传播虚假的健康信息,危害民众健康和扰乱社会秩序。

面对迅速到来的大数据时代,人们的各种健康数据信息成了一种重要的资源,这种资源与传统资源不同,不会因为使用而被消耗,而是越被使用越发体现出其隐藏价值。可以说,资源共享或分享是信息时代的主旋律。传统资源基本上只能一次性使用,你拥

---

① 喻文德. 公共健康伦理研究[M]. 湖南大学出版社,2015: 125.

有了我就不可能拥有,因此具有独占性,然而数据资源不管怎么分享,其使用价值都不会递减,而是保持永久存在甚至会价值递增。

　　大数据带来的最大伦理危机是个人隐私权问题。大数据时代随时随地都在产生、传输、存储和使用各种数据,"在信息世界里,我们所有自然人的个人数据,包括姓名、身份证编号……病历、基因、生理、心理、性取向、犯罪前科、联络方式、活动情况我、在线标示、地理位置、社会身份等数字化信息的精细组合、通守清晰地将我们每个人的人际关系、消费习惯、性向嗜好以及观念立场再现出来"。[①] 而当事人不愿他人对自己的信息进行打探、窥视、侵入和干扰,这都可以看作个人隐私权,而隐私权的本质特征在于每位当事人均拥有精神自主,以及内心安宁、拒绝透明的权利。因此,任何社会成员和组织团体在对与个体相涉的有关数据进行搜集、加工和公布活动时,就必须遵循一定的伦理规范,确保他人的隐私权和人权不受侵犯。

---

① 甘绍平. 信息自决权的两个维度[J]. 哲学研究,2019 (3): 117—126.

第十章　全球健康与命运共同体

　　"公共健康不仅是国家或一个地区的人口健康,而且包括不同国家和不同地区的人口健康——全球公共健康。全球公共健康关系到整个人类的永续发展。"①一个国家和一个地区的公共健康问题何以成为一个全球公共健康问题? 从根本上说,这是全球化发展过程的必然产物。

　　全球化与公共健康之间的关系极其错综复杂,全球化过程就像一把双刃剑,一方面,它为人类建设新的健康文化提供了新知识和新技术,带来了疾病监测、预防和治疗的新希望。另一方面,对人类健康具有毁灭性影响的新型疾病,如艾滋病也以前所未有的速度蔓延,并且跨越国境在全球范围内传播,公共卫生风险与公共健康安全问题越来越成为全人类共同面对的难题。全球化增加了世界各国公共健康的脆弱性和相互依赖性,这种共同命运意识产生了全球集体防御和共担责任的强烈需求,呼唤世界各国遵循公共卫生干预行动的全球化伦理。

　　全球健康问题牵涉到人群的健康,处理这些问题的主要力量和行动者是社会组织。面对不可避免的全球化汹涌浪潮,联合国

---

① 喻文德. 公共健康伦理研究[M]. 湖南大学出版社,2015:180.

2030 年可持续发展议程把健康放在了更加突出的位置。世界各国都在积极推进卫生与健康改革,不少国家都制定了健康规划,确保国民健康水平与经济发展同步提高。在全球化发展浪潮中,人类能走向全球健康伦理,实现共同体健康和文明不间断、生态化、可持续的发展梦想吗? 对此,公共健康伦理有必要进行深入的讨论。

一、全球健康问题与合作意识

(一) 全球健康的定义与特征

"全球健康"(global health)这一概念在 20 世纪 40 年代的一篇研究热带病的文献中第一次出现。从那以来,[1]理论研究者对它进行了多种解释。在全球健康领域较有影响的美国科学院医学协会对全球健康的定义是:"超越国界的或者可能受到某些国家本身条件和遭遇影响的健康问题与重大争议,而联合行动是解决这些问题的最佳办法。"WHO 健康促进部前主任凯奇布什(Kickbush)认为全球健康其实是"跨越国界和政府的卫生问题,并针对各种影响健康的因素采取全球性的行动。也代表着一种新环境、新的认知和新国际卫生的战略方法"。[2] 她特别指出,全球健康应当关注三个方面:健康和疾病及其决定因素的全球分布;全球化对健康的影响;全球健康治理的特征。其目标是"让全球所有地区的每个人能获得其健康的公平可及性"。而埃默里大学的卡普兰(Koplan)

[1] Thomas Parran. Public Health Implications of Tropical and Imported Diseases: Strategy against the Global Spread of Disease [J]. American Journal of Public Health and the Nation's Health, 1944,34 (1): 1 - 6.

[2] I. Kickbusch. Global Health: A Definition(EB/OL). (2015 - 01 - 10). http//www. ilonakickbusch. com/kickbusch-wAssets/docs/global-health, pdf.

从学科问题研究的角度对全球健康做出如下理解："全球健康可以被认为是一个观念(全球健康的当下状态),或者是一个目标(健康人的世界,全球健康的条件),或者是学术研究和实践的混合……"[1]认为全球应重视跨越国界的健康问题,了解健康决定因素及其解决途径。这种理念和行动超越了生物医学的范畴,促进了学科间的合作。将全球健康作为公共物品来对待,决定了全球健康是基于人群预防的个体层次上临床保健的集合,是公共卫生向全球范围的扩大和延伸。我国学者任苒对"全球健康"的定义是:"基于对健康不公平和全球健康决定因素以及全球化对人类健康影响的认知,以改善全球健康公平性为主要目标;采用多学科和跨部门的理论和方法,以全球卫生外交作为实施载体;运用全球性健康社会决定因素的理念和全球健康治理的方式,关注跨越国界的全球性健康问题及健康决定因素;通过全球范围的共同行动,最终实现改善健康公平性和维护全球健康的目的。"[2]

根据上述国内外学者对全球健康所做的解释,可以将全球健康理解为:在建构人类命运共同体的背景下,以促进全人类健康、保障健康公平为宗旨,关注跨越国界和地域的健康问题,促进健康科学领域内部和外部的多学科合作,将群体预防和个体诊疗有机整合起来,重点侧重国家与地区之间的合作,通过世界卫生组织和利用公共卫生的原则以解决人类面临的如流行病和地方病等问题,使世界人民获得尽可能高水平的健康,实现医疗关怀。

全球健康的基本特征可以概括为以下几个方面:一是在目标上,主要为国家之间和所有人群寻求可及性,而不仅仅是关注一个

---

[1] J. P. Koplan, M. H. Merson, et al. Towards A Common Definition of Global Health[J]. Lancet, 2009,373(9679):1993.

[2] 任苒. 全球健康的内涵与特征[J]. 医学与哲学,2015,36(8A).

特定的国家或地区人群的健康状况及影响健康的因素；二是需要针对全球性健康决定因素采取全球性的共同行动；三是在理论研究与解决全球健康实践问题上需要多学科、跨部门的国际合作；四是全球健康问题的实施方式和工具性支持需要全球健康治理，其关键要素是效果、反应性、开放度和透明性、应对腐败、公正及其法律规则、决策的参与以及防范跨国犯罪等。

（二）全球健康意识与全球化浪潮

全球公共健康问题主要因全球化浪潮而引发。全球化是一种在人类社会发展过程中出现的技术、观念、文化和信息等跨越国界在全球流动的现象和过程。通常意义上的全球化是指全球联系不断增强和经济贸易在全球规模基础上互相依存融合而形成的一体化，以至于全球被压缩为一个共存共生的整体的发展趋势。

全球化浪潮给人类社会带来的影响是巨大的。除了推动全世界经济发展与技术进步等积极影响，全球化还带来了迫切需要全球共同面对的健康风险和环境危机。当今世界，经济的、政治的、文化的等不同表现形式的全球化为改进人类总体福利提供了机遇，特别是自由贸易的全球化拓展了人类攫取资源的能力，同时也加剧了全球资源消耗，加深了全球范围内的环境和生态危机。环境污染的危害具有全球性，如 1986 年发生的切尔诺贝利核电站泄露事故不仅造成当地在长达几十年的时间里成为人类望而却步的禁区，而且核反应堆泄露出的大量锶、铯、钚等放射性物质漂到乌克兰、白俄罗斯，最远达到北欧的斯堪的纳维亚半岛和爱尔兰。20世纪，沿非洲尼罗河相互毗邻而居、处于河道上游的国家为了治理本国河流污染，将大量的污染物质排向河道，结果给下游国家带来了污染。发达的工业国为了处理工业废料，将其倾入公海或者运送到其他发展中国家,造成了海洋污染和对发展中国家的生态环境伤害。经济全球化在推动资本、技术、劳务和商品全球化的同时,也会为新发和再发传染病的大流行提供条件,出现某一地域爆发瘟疫需要全球范围内人群承担风险的现象。随着飞机、火车、汽车等运输工具的出现,如今一种传染病的病原微生物可以在几天甚至几十小时内传播到世界各地,甚至危及全人类的健康。例如艾滋病是 1981 年在美国洛杉矶首先发现的一种烈性传染病,不到 40 年时间,已经在全球蔓延,如今全球 200 多个国家都有发现艾滋病的病例报告,几千万人死于病毒之手。

全球化浪潮也带来贫富差距不断扩大,致使处于贫弱处境的人群健康状况急剧恶化。由于全球经济发展不平衡,全球范围的贫富差距十分悬殊,世界上 20% 的人拥有 80% 的财富,他们可以过着优裕而极尽奢华的生活,也具有极大的力量逃避灾疫并可以预知风险,这使富人群体的整体寿命大大延长并享受高质量的生活。然而世界上还有众多的穷人生活在不堪的境地中,例如世界上最穷的国家塞拉利昂的人均 GDP 是最富国家挪威人均 GDP 的 1/63,处于与他们同样境地的世界贫困人口还有近 10 亿,这一贫弱族群的成员每天收入不到 1 美元,地震、海啸、空难等天灾人祸还时常发生,他们更是无力防御。这一切说明,这个世界存在着严重的两极分化,潜伏着不可预测的灾难和风险,需要人类以自己的怜悯同情心和道德责任感、互助互爱、帮贫扶弱、济难救危,各国应共同参与,一起作为。

(三)全球健康合作伦理与实践行动

跨越国界的健康问题的出现使健康的社会决定因素越来越全球化。一个国家居民的健康发展和安全不仅取决于本国社会和卫生发展状况,还取决于全球社会经济、环境及卫生发展状况,依存于其他国家的健康安全状况。全球化的不断深入推动了各国经济贸易往来的迅速发展,加之人口流动的加快和交通运输的便利,一些传染性疾病跨越国界在全球范围内迅速蔓延,影响健康的因素出现全球化分布的趋势。"对于整个人类,整个'地球村'而言,只要灾疫的威胁还在相当的范围内长期存在,无论其现在居于何国、何地域、何时代,都是人类之'祸',且此种祸患隐藏愈久,积蓄爆发的危害就愈大!从人类性生存的眼光出发,对灾疫的抗击乃是一种'国际减灾策略',不仅致力于消灭各个国家内部的灾害,更欲在全球彻底根除灾疫的隐患,为人类的'生命福宁'与'和谐生存'提供可跨越时代的栖居环境。"①靠一两个大国主宰国际事务的时代已经过去,全人类的事只有全球人民一起努力,世界各国一齐参与,才有可能办好。为此成立国际组织,制定国际规则,做到有组织、有规则地促进健康便成为全人类健康道德责任的首要任务。

为应对人类共同面对的健康挑战,各国迫切需要展开跨国合作。国际上最好的合作范例是联合国在 20 世纪末开展的有 140 多个国家参与的"国际减灾十年"行动,这一行动形成了一种国际合作、共享集约、全民参与、全流程控制的救灾体系,取得了极大的成功。进入 21 世纪,为了将"国际减灾十年"的开创性工作薪火相传,迎接新的千年,联合国还成立了专门的减灾特别工作组及秘书机构,进一步强化"国际减灾十年"期间成立的各国国内委员会的领导控制力。在"国际减灾战略"精神的指引下,国际间的区域合作组织,如亚洲减灾中心(ADPC)、北欧减灾合作组织、中美洲自然灾害预防和反应体系等相继成立。中国参加的区域间国际合作战

---

① 王军. 灾疫生命伦理研究[M]. 人民出版社,2017:247.

略有《上海合作组织成员国政府间紧急救灾互助协定》、中国与东南亚国家联盟关于非传统安全领域的合作等。

2000 年以来，国际健康组织异常活跃，健康相关议题已超越了传统的公共卫生范畴，被纳入各国政府高层的议事日程，全球健康安全问题已上升为国家"非传统安全威胁"讨论议题，日益成为国家与国家、国家与地区、地区与地区之间的重要联系纽带。全球健康安全的实现，也为国家安全提供了重要的战略性保障。2005 年，世界卫生组织建立了健康社会决定因素委员会，呼吁各国和全球健康合作者采取全球性行动共同应对导致不良健康和健康不公平的社会因素，希望用一代人时间来弥合健康差距。

国际社会的世界卫生组，如联合国教育科学文化组织、联合国艾滋病规划署、联合国开发计划署等与人类健康有关、防御灾疫风险的组织在制定国际规划、促进人类健康方面发挥了重要作用。根据人类健康面临的严峻挑战，国际社会还成立了一些环境组织、生态组织等，进一步完善与人类健康相关的组织体系，并制定相应的规则、准则，沟通协调与人类健康相关的事宜。

二、人类健康与命运共同体

全球健康是以人类群体为中心的地球生态系统的共生平衡与可持续发展的理想状态诉求，人类生活中以经济的、政治的、文化的等各类形态存在的共同体构成共建全球健康的基础，各国人民参与其中共建共享健康福利。否则，确立全球健康的目标既无意义，也无法实现。

如何认识人类共同体？在全球健康的追求上又需要什么样的共同体意识呢？人类共同体（human community）其实是一个含义

广泛、指向松散且历史悠久的概念。早在西方文明萌芽的古希腊时期,亚里士多德就提出"共同体"这一概念,认为在人类共同生活的理想社会里,个人的善不能和共同体的善分离开来,这是因为人们总是处于一定的共同体之中,是人们对共同善的追求使每位个体获得了相应的利益或善,而因公民联为一体而形成的国家本身就是一个具有道德性的共同体,这是人类社会存在的"必要之善"。分析亚里士多德最先提出的这一概念及其背景,可以看出共同体是指进行一定的社会活动、具有某种互动关系和共同文化维系的人类群体及其活动区域。

1887 年,德国社会学家滕尼斯在《共同体与社会》一书中,在社会学理论框架中重新定义"共同体",认为共同体早于社会而产生,是人类历史上形成的由共同生活中某种纽带联结起来的稳定的人群集合体,即人群共同体,包括以血缘关系为纽带形成的氏族和部落,以婚姻关系和血缘关系为纽带形成的家庭,以共同的经济生活、居住地域、语言、共同历史和文化心理素质为纽带形成的民族等。滕尼斯认为共同体不是各个部分机械相加的总和,而是有机地浑然生长在一起的整体,是利益相关、精神联结的组织体系。英国社会学者鲍曼在总结滕尼斯的观点后指出:"共同体是社会中存在的、基于主观上或客观上的共同特征或相似性而组成的各种层次的团体、组织,它是一个温馨而舒适的'家',在这个家中,我们彼此信任、互相依赖,失去了共同体,就意味着失去了确定性和安全感。"[①]依照国内学者王军的观点,从伦理的共同体角度说,"共同体是这样一种人与人结合的群体,它以共同的目标、共同的精神特质、身份认同和归属感为基本要素,这同时也构成共同体赖以生成

---

① [美]安德森. 想象的共同体[M]. 吴叡人,译. 上海人民出版社,2005:198.

和发展的伦理基石"。① 然而,传统意义的以经济与政治利益等因素而组成的社会共同体在现代社会存在的生态危机和道德多元化诉求过程中已被消解,因为当今全球生态问题的存在和灾疫的扩散与关联性给各国带来的前所未有的生存危机和挑战,迫使世界各国需要合作建设共同应对困境和承担风险的命运共同体。显然,这个关乎人类命运的"共同体并不是一个严格的社会政治共同体,也不是一个严密的经济共同体(尽管现代世界经济一体化往往给人以错觉),当然更不可能是一个完整的文化共同体,任何时候,'道德异乡人'的文化差异都是深刻和复杂的,但它又的确是一个共同体,一个真实的共同体,一个生存和命运的共同体! 各国、各民族的人们都可在其中寻到共同的目标,求得共同的精神,并在颠沛流离中找到归属感,获得深切渴盼的身份认同"。②

(一) 人类命运共同体的中国关切

进入 21 世纪,"人类命运共同体"这一概念已,成为中国政府向国际社会反复强调的关于人类社会生存发展与文明进步的新理念。早在 2011 年《中国的和平发展》白皮书中,中国政府就提出要以"命运共同体"的新视角来寻求人类共同利益和共同价值的新内涵。2012 年 11 月,时任总书记胡锦涛在中共"十八大"报告中首次提出"要倡导人类命运共同体意识,在追求本国利益时兼顾他国合理关切"。2013 年,习近平担任国家主席后首次出访,在莫斯科国际关系学院发表重要演讲,第一次向世界提出"命运共同体"的理念:"这个世界,各国相互联系、相互依存的程度空前加深,人类生

---

① 王军.灾疫生命伦理研究[M]. 人民出版社,2017:274.
② 王军.灾疫生命伦理研究[M]. 人民出版社,2017:275.

活在同一个地球村里,生活在历史和现实交汇的同一个时空里,越来越成为你中有我、我中有你的命运共同体。面对世界经济的复杂形势和全球性问题,任何国家都不可能独善其身。"①自此以后,他在国际社会的不同场合反复提及这一理念。特别是 2015 年,他在第七十届联合国大会一般性辩论时发表了《携手构建合作共赢新伙伴,同心打造人类命运共同体》的讲话,提出:"当今世界,各国相互依存、休戚与共。我们要继承和弘扬联合国宪章的宗旨和原则,构建以合作共赢为核心的新兴国际关系,打造人类命运共同体。"②因为对人类命运的关切和构建共同体的呼声,2017 年 2 月,"构建人类命运共同体"的理念被写入联合国决议。当年 12 月,以"构建人类命运共同体、共同建设美好世界:政党的责任"为主题的世界政党大会在中国召开,习近平总书记在主旨讲话中明确了"人类命运共同体"这一概念:"人类命运共同体,顾名思义,就是每个民族、每个国家的前途命运都紧紧联系在一起,应该风雨同舟,荣辱与共,努力把我们生于斯、长于斯的这个星球建成一个和睦的大家庭,把世界各国人民对美好生活的向往变成现实。"③

习近平总书记一再倡导建构人类命运共同体,其实还隐含着针对作为社会共同体因素的人类健康安全问题的重点关注。现代社会,人们对于疾病的理解,已不再只是考量具体致病因子对人的健康伤害,而是从更为广泛的社会决定因素去考察人类健康与生存状态,如现代欧美等发达富裕国家的人均寿命普遍高于亚非拉

---

① 习近平. 习近平谈治国理政(第 2 卷)[M]. 外文出版社,2017:522.
② 习近平. 习近平在联合国成立 70 周年系列峰会上的讲话[M]. 人民出版社,2015:15.
③ 刘少华,吴宇轩. 中国共产党与世界政党高层对话引热议[N]. 人民日报(海外版),2017 - 12 - 08.

发展中国家,特别是撒哈拉以南的非洲国家,人民因为贫弱而营养不良,饮用肮脏的水和处于拥挤肮脏的生活环境之中,因此更容易受到传染病的侵袭,使不健康的生活状态进一步恶化而无力改善。亚非拉发展中国家而言,对于纵使一国国民的生活状态有所改善,也不能使共同体实现改善,最终使局部的改善归零。而"在一个不平等的国际体系中,占据优势地位的国家试图通过等级性的国际体系来保障自身的安全。这种隔离主义的安全观显然已经过时了。恐怖主义、难民危机、重大传染性疾病、气候变化、核控制、食品安全、网络安全、跨国犯罪等全球非传统安全问题,已证明安全已经从一个单一阶级议题、单一集团议题、单一族群议题、单一国家议题演化为一个包容所有群体,涵盖所有空间的公共议题、国际议题了"。①

基于此,习近平总书记在"十九大"报告中提出了构建人类命运共同体的现实性与必要性:"当今世界处于大发展、大变革与大调整的时期,但和平与发展仍是时代的主题。虽然全球的治理体系与国际秩序的变革正加速推进,世界各国相互联系与依存也日益加深,但是,国际力量更趋平衡,并且和平与发展的大势仍不可逆转。与此同时,世界面临的不稳定性与不确定性非常突出,全球增长动力不足,贫富分化严重,恐怖主义问题、网络安全问题、传染性疾病问题等威胁蔓延,当今人类面临着许多共同的挑战。这是倡导人类命运共同体的全球现实依据,全球的问题需要人类共同面对、共同应对,没有哪个国家能够单独应对面临的各种挑战。"②

① 刘建军,夏蒙."阶级利益联合体"与"人类命运共同体"[J].学术月刊,2018 (9): 81—91.
② 习近平.决胜全面建成小康社会 夺取新时代中国特色社会主义伟大胜利——在中国共产党第十九次全国代表大会上的报告[M].人民出版社,2017.

　　习近平总书记向世界提出来的构建人类命运共同体的倡议在全球政治、安全、经济、文化和生态等领域蕴含深刻的伦理内涵,其思想启发、影响和推动了国际社会对中国作为当代大国形象的认知、国际关系理论嬗变和全球化持续发展进程,逐渐为国际社会所认同并获得强大支持,成为推动全球健康治理体系变革、构建新型国际关系和国际新秩序的共同价值规范。

　　习近平总书记关于"打造人类命运共同体"的这一核心理念,其所表达的内涵是基于对当今世界格局的深刻认识而产生的。他在中央政治局第二十七次集体学习时指出:"现在,世界上的事情越来越需要各国共同商量着办,建立国际机制、遵守国际规则、追求国际正义成为多数国家的共识。"当今世界存在着大量的全球性问题,如气候变暖、环境污染、资源浪费、生态失衡、跨国犯罪、毒品走私、难民大潮、国际恐怖主义等,不仅会产生"城门失火殃及池鱼"的波及效应,而且由于人们共处于"地球村"这个共同体中,在全球化和互联网时代背景下,如果出现公共健康安全危机事件,还会产生"蝴蝶效应",原来不大的事件可能通过互联网等现代通讯技术迅速传播和扩大,从而造成社会动荡甚至是更大范围的公共危机与社会恐慌。由于环境危机是世界性的,影响人的健康的问题也遍及全球,气候变化不会只影响中国而不影响美国,海洋中北极冰的融化、空气中二氧化碳含量的增加,将使所有国家受到影响而无一能够幸免,靠任何一个国家和社会组织都没有能力解决这些全球性的健康和安全问题。各国人民只有相互依存、团结起来,共同解决公共健康问题才能克服那些损人利己的行为。这种全球主义的利益观应当成为世界各国解决全球问题的价值共识。而现代社会形成的"人类命运共同体"理念,正是对这一基本事实的如实反映。

人类所面临的一系列生存健康的困境,决定了生活在地球上的任何成员都增加了健康风险,从而决定了生活在现实世界的富人,可以对处于苦难中的穷人视而不见,但不能不对他们中存在的与流行性传染病有关的健康问题漠不关心。"因为尽管富人能够有钱看得起最好的医生,但他们却不能杜绝患传染病的穷人的传染。面对疾病,所有人都是同样的脆弱,在昨天还是一个遥远地方的病毒在今天就可能来到你的身边,而明天就可能会在全球流行。"①正是从这个意义上说,生活在"地球村"中的任何成员,因为共同的健康利益而不得不面对共同的困境,使得"疾病和健康已经以前所未有的意义把人类社会整合起来"。②

(二) 构建人类命运共同体的大国智慧

习近平总书记向世界介绍的构建人类命运共同体思想,是对中国优秀传统文化的创造性转化和创新性发展,是对马克思主义的继承、创新和发展,是对新中国成立以来我国外交经验的科学总结和理论提升,蕴含着深厚的维护人类共同体利益的伦理智慧。联合国社会发展委员会第 55 届会议主席菲利普·查沃斯在主持会议时说:"当前世界各国之间相互依存程度日益提高,人类面临各种各样的严峻挑战。在这样的形势下,'构建人类命运共同体'理念体现了中国人着眼于维护人类长远利益的远见卓识。这一理念已经得到广大联合国会员国的普遍认同,彰显了中国对全球治理的巨大贡献,正在以稳健步伐迈向世界舞台中央的中国向联合国提供了可以惠及全人类的公共产品,这是中国在联合国这个世

---

① 史军. 权利与善: 公共健康的伦理研究[M]. 中国社会科学出版社,2010: 13.
② 肖巍. 关于流行病的道德分析[J]. 河北学刊,2005 (1).

界最重要的多边外交舞台上有效争得话语权的成功例证。"

相互依存的共同利益观、可持续发展观和全球治理观，是构建人类命运共同体的伦理价值观基础。

1. 共商共建共享的利益观

人类只有一个地球，各国共处一个世界，意味着人类命运共同体即是人类生命存在于共同的生活环境之中，全球性相互依赖促使人类命运紧密相连，彰显出当今时代的明显特征：一是发展的高度依赖性，环顾世界，任何一个国家要想获得发展，就必须融入全球大的发展体系之中，奉行开放发展的理念与政策，同时将本国的发展战略与他国的发展战略很好地对接，这样才能实现共同的、可持续性的发展。二是风险与挑战的相互依存性。全球气候变化、生态环境恶化、恐怖主义、粮食安全、核危机、难民潮等一系列问题成为世界各国共同面临的挑战，需要全人类共同应对。风险与挑战的跨国性、联动性特点决定了没有哪个国家能够独自应对人类面临的各种挑战，也没有哪个国家能够退回到自我封闭的孤岛，在风险与挑战面前不允许有"旁观者""退缩者"，更不能有"转嫁责任者""损公肥私者"。世界各国需要以负责任的精神同舟共济，共同面对挑战，合力应对危机，维护和促进世界和平与发展。三是议题的相互交融性。当今世界的政治、经济、安全、社会、文化、科技等不同议题领域的边界已经远不如之前那样清晰可见，并且其相互交融性明显增强，从而极易引发"共振效应"。而且这种议题领域的交融性特征使得国家间关系变得更为复杂，从而要求各国必须以一种整体的、系统的视角与方法来应对与处理。

当今"地球村"上存在的日益严重的气候变暖和环境污染等生态危机问题在提醒现代人类，地球已难以承载人类的过度消费、无度浪费和恣意破坏，生态环境一旦崩溃，世界上的任何国家都不能幸免。随着经济全球化进程的加快和资本、技术、信息、人员等资源的跨国流动,各个国家之间处于一种你中有我、我中有你的相互依存的状态,形成了一根无法隔开的利益纽带,以至于国家之间的资源占有和分配方式已无法像过去那样通过战争等弱肉强食的极端手段来实现,人类再也承受不起世界大战的伤害。即使是面对全球化背景下发生的相互传导的经济社会危机,如能源短缺、环境污染多发并跨境流行等越来越多的全球性问题,处在同一个世界的各国都不可能独善其身。既然人类已经处在"地球村"中,那么各国公民也就是地球公民,全球的利益同时也就是自己的利益,一个国家采取有利于全球利益的举措,也就同时服务了自身的利益。要想自己发展,也意味着必须让别人发展;要想自己安全,必须让别人安全;要想自己活得好,必须让别人活得好。唯有选择"同舟共济"、"共克时艰",才能创造出更多的发展机遇,增进人类共同利益。

2. 实现可持续性的发展观

自工业革命以后,人类开发和利用自然资源的能力得到了极大提高,然而对资源的过度消耗所造成的资源减少甚至枯竭,接踵而至的环境污染和极端事故也给人类造成了巨大灾难。以至于1972年,以研究环境和发展问题著称的"罗马俱乐部"发表了《增长的极限》报告,提出由于地球承载的能源、资源和容积有限,人类社会的发展和增长必然有一定的限度,倘若按照现在的人口和经济增长模式以及资源消耗、环境污染趋势继续发展下去,那么这个星球迟早会达到极限进而崩溃,给人类带来毁灭性灾难。这一报告引起国际社会极大争论。也正是基于这种危机意识,联合国成立的"世界环境与发展委员会"在1987年发表了《我们共同的未来》报告,强调人类可持续发展的重要意义和所面临的危机处境。

世界各国应通过深化合作促进世界经济可持续、平衡地增长，以解决人类社会的可持续发展问题。在这种可持续性发展还要保持平衡，以逐步缩小世界各国发展中形成的差距，共同分享发展成果，实现世界大同，真正走向人类命运共同体。平衡发展不是转移增长的零和游戏，而是各国福祉共享的增长。世界各国要共同维护多边贸易体制，构建开放型经济，反对贸易保护主义；发达国家应致力于增强发展中国家自主发展能力的建设，从而为实现全球经济均衡、普惠、可持续增长提供不竭动力。

3. "包容发展"的全球治理观

如何处理全球治理与主权独立的关系？如何实现全球治理朝着"包容发展，权责共担"的方向发展？对此，全球治理理论的核心观点是，由于全球化导致国际行为主体多元化，全球性问题的解决成为一个由政府、政府间组织、非政府组织、跨国公司等共同参与和互动的过程，这一过程的重要途径是强化国际规范和国际机制，以形成一个具有机制约束力和道德规范力的、能够解决全球问题的"全球机制"。

构建人类命运共同体要促进和而不同、兼收并蓄的各国治理的文明交流，这就必须要尊重世界文明的多样性，促进不同文明之间的共存共荣。尊重文明的多样性，最重要的体现是尊重各国对于社会制度和发展道路的选择权。世界上没有万能的、一成不变的、千篇一律的发展模式，只有最适合本国国情的发展道路。构建人类命运共同体应当坚持国家不分大小、强弱、贫富一律平等，尊重各国独立、主权、领土完整，尊重和保障每一个国家的安全，反对把自己的意志强加于人，反对干涉别国内政，反对以强凌弱，维护和弘扬国际公平正义，积极推动国际关系民主化，从而实现具有可操作性的全球治理。

三、全球健康的共同体伦理

（一）全球健康命运共同体的伦理共识

在经济全球化的背景下，世界各大经济体、各民族国家意识到一损俱损、一荣俱荣的关乎人类健康的命运共同体的重要价值。

由对全球健康的诉求而形成的共同体伦理共识，主要是指人类各种文化传统中存在的关于人类生存与健康问题的伦理原则和行为规范。全球健康问题所以被引入共同体伦理领域，不仅因为现代社会中存在着各种疾病的风险与公共健康危机，也关系到这一状况的改善。除了通过引入科学技术达成工具性的目的之外，也涉及人类整体性的健康目标实现，从中表达了全球化时代人类在健康领域的精诚团结以及面对死亡和疾病的承诺。综合全球健康与全球伦理而成的全球健康伦理，即是关于全球范围内的公共健康领域问题的伦理学研究，旨在解决全球健康问题并寻求建构一种世界各国成员都认同并奉行的伦理原则和道德规范。

全球健康的共同体伦理作为一种新的伦理价值观是伴随全球化进程而产生的公共健康问题，特别是公共健康危机的不断暴发和公共健康国际合作的不断开展，推动人们在关于全球生命伦理的讨论中不断提出来新的共识。

在 1990 年 10 月于日本东京召开的第四届国际生命伦理学大会上，关于建立全球生命伦理是否有可能的问题，有人提出用"爱"或"人权"来论证全球生命伦理学的"普遍基础"或"基本道德价值"，并使之成为人类跨越国界共同维护公共健康的普遍基础和伦理原则。此后，全球公共健康伦理成了历届国际生命伦理学大会关注的热点。2002 年 11 月在巴西利亚召开的第六届国际生命伦理学大会上,全球公共健康伦理成为大会主席拜纳特关注的首要问题,他强调"在国内与国家间,有必要发展一致的公共健康伦理学话语"。2005 年,联合国科教文组织大会第 33 届会议通过了《世界生命伦理与人权宣言》,《宣言》的一个重要宗旨就是要"提供一个普遍适用的原则和程序框架"来指导各国维护和增进公共健康的实践。

(二) 解决全球健康伦理冲突的争论

全球健康伦理有无存在的可能? 人类面对健康困境,能否形成适用全球各民族国家的共同伦理和方向一致的价值观? 对此问题,历史上就有持久的争论,而且形成完全对立的两大阵营。特别是进入 20 世纪末,伴随着全球化的进程,神学家孔汉斯等学者在国际生命伦理学会议上,从宗教角度提出全球公共健康伦理的建议,又把建构全球公共健康伦理的可能性问题凸显出来,再度引爆了长期以来的伦理之争。

1. 坚持不同的利益主体和道德多元论: 否定全球健康伦理的可能性

坚持自由主义观点的思想家们认为全球健康伦理没有存在的可能,理由是社会存在着不同的利益主体和道德多元化的现实,决定了思想一致的伦理规范无法形成。历史上,西方伦理文化就常常用道德多元主义的观点来反对道德普适主义的思想,比如英国政治哲学家洛克就认为社会与国家是可区别的,社会先于并独立于国家而存在,国家只是处于社会中的个人为达到某种目的而形成契约的结果。社会是一个自组织的、不受国家干预的独立经济体系,也自然会有独立的道德价值目标追求,因为这一原因,社会不会形成统一意志的道德。功利主义的鼻祖边沁也持这种观点，他认为："共同体是个虚构体，由那些被认为可以说构成其成员的个人组成……不理解什么是个人利益，谈论共同体的利益就毫无意义。"[①]19世纪的哲学家黑格尔在他的《法哲学原理》一书中坚持将国与国之间的关系完全归结为一种相互排斥、相互否定、相互冲突的关系。他在著作中写道："国家作为一个独立性的实体，它与其他国家发生的关系是一种否定的关系，并且这种否定关系通过各种形式的摩擦而表现出来。"[②]

美国生态学家加勒特·哈丁(Garretl Hardin)于20世纪60年代提出全球环境恶化背景下的"救生艇"伦理观：他把世界上的南北国家(穷国和富国)隐喻为漂流在大海上的救生艇，占世界国家总数1/3的富国处于救生艇上，而且这一救生艇足以容纳得下它的所有成员，2/3的穷国则挤在另一艘就要沉没的救生艇上。由于即便如此也仍然会有一部分人跌落水中，靠游泳寻求活路。如果在水里游泳的人向发达国家的救生艇寻求援助。而发达国家的救生艇承载力有限，会因为救更多的人导致超载而倾覆。这时候发达国家救生艇上的人应当如何应付这种局面才是合乎正义的呢？哈丁认为：由于发达国家救生艇的承载力有限，为了避免生活在救生艇上的人出现灾难，较富裕的国家没有必要以食物、货币和技术方式帮助穷国反饥饿和反贫困，可以拒绝与那些对生活计划不负责任的国家分享各种利益。[③] 比方说，穷人渐渐地从他们的救生艇上掉了下去，在水中游了一会，希望被允许进入富人的救生艇。或者希望以某种方式得到一点船上的"好处"。在富人救生艇上的乘

---

① [英]边沁. 道德与立法原理导论[M]. 时殷弘，译. 商务印书馆，2000：58.
② [德]黑格尔. 法哲学原理[M]. 杨东柱等，译. 北京出版社，2007：152.
③ [美]加勒特·哈丁. 救生艇上的生活[z]. 新一代人的宗教，第二版，1997：241.

客应当怎样做？这是"救生艇伦理观"的中心问题。哈丁的观点是反对任何不在船上的人得到救生艇上的"好处"。因为每个出生在穷国的人都是对环境各个方面的一种消耗，多一个人就会多占富人救生艇上一块有价值的地方。就会使其安全系数缩小，因此也就多一份危险，同时也影响了船上原住民可以得到的利益。

哈丁的救生艇理论无疑在表明他的主张具有自由主义倾向，一个国家的自我救赎以及保护富国的人群，虽然看起来是不平等，但总比那种因救济穷人而导致"彻底的正义换来了彻底的灾难"的结果更加符合道义。在共同体中的公平正义，应是每个人都应根据自己的负担分配相应的利益，对弱势群体（穷人）给予特殊的关注，就会将相应的负担转嫁他人（富人），这对他人（富人）是不公平、不正义的。而且，这一隐喻实际上否认了人类有共同命运和存在着共同困境的判断，认为并不存在共同的利益，因此也就不可能有价值观一致的全球公共健康伦理。"哈丁所提出的救生艇伦理学的正义原则实际上也就是西方国家环境问题上的代内正义立场。或许有人以为这是西方人的新观念，但实际上这不过是西方正义传统的一次简单的包装，实质内涵并没有改变，他所强调的仍然是西方人的利益的神圣不可侵犯。"[1]

在公共健康伦理中，由于"人就是人的世界，就是国家、社会"，[2]国家利益和个人利益之间必定具有内在相通性和一致性，国家公共权力与国民私人权利之间的关系不可能完全是对立冲突的关系。国家的公共健康对外关系则会存在着国家利益与共同体利益的伦理选择问题，此时国与国之间在公共健康领域的伦理关系

---

① 李培超. 伦理拓展主义的颠覆[M]. 湖南师范大学出版社,2004：175.
② 马克思恩格斯文集,第 1 卷[M]. 人民出版社,2009：3.

不可避免地具有一定的相互排斥性和相互否定性。因而,道德权利和义务"在一个国家的内部和外部是有差异的。我们认为,在国内我们得为他人支付医疗保健费用,但针对同样发展水平的国家,我们却没有类似的道德义务去为他人支付这些费用。例如,英国人不必考虑加拿大人的医疗保健需要,因为那是呆在家里的加拿大人自己的事。从这一观点看来,一眼就明白,政治边界具有道德意义:国内国外的相应责任和权利不仅是得有变化的问题,而且是有无的问题"。①

如果用这一观点寻找西方国家在现实世界中所发生的事实,我们看到国家利益与全球公共健康利益的冲突有多方面的表现,在认识和处理这一冲突的过程中,国家利益至上成为各国普遍奉行的原则。所以一当疫情来袭,一些国家主体必然从自己的国家民族利益出发,采取有利于自己健康管理的应对策略,如因为担心社会对疫情的恐惧影响经济发展而采取不公开疫情的策略。如在1918 年爆发的西班牙大流感的初起阶段,由于当时欧洲大陆正陷在如火如荼的"一战"泥潭中,为了避免因流感而造成国内恐慌,参战的主要国家如德国、奥地利、法国、英国和美国对于当地的疫情,都采取了尽量封锁消息的姿态。再如全球变暖是当今人类最关心的全球性环境问题,为了控制全球变暖给人类社会生活与健康带来的不利影响,以联合国为主导的《联合国气候变化框架公约》(主要为控制各国二氧化碳排放量)签署国商讨对策,并取得了签署《京都议定书》《巴黎气候协定》等成果。然而世界头号强国美国是一个国家利益至上的国家,在签协议的问题上做与不做,就是看对

---

① [英]乔纳森·沃尔夫.全球正义与健康——全球健康责任的基础论[J].易小明,译.吉首大学学报(社会科学版),2016 (6).

美国是否有利和利益多大。所以尽管在《京都议定书》和《巴黎气候协定》上签了字,却又选择退出而破坏了维护全球共同利益的规约。

显而易见,坚持全球健康伦理不可能的道德多元论认为人类历史上各个国家社会道德的形成、变化和发展总是与特定地域国家或民族的政治、经济、文化密不可分,特定的社会条件和传统会造就不同的甚至是完全迥异的道德境况,从而造成全球范围内健康道德意识事实上的相对性和多元性,意味着在实践中强行推广统一的道德规范不仅是困难的,而且可能因为伦理文化的强制霸权而导致伦理规范的落实失效,最终因无法发挥伦理作用而被唾弃。在道德理论者看来,当人们在强调将全球视为一个命运共同体的时候,人类面对所遭遇的共同困境,也可能做出符合社群主义的维护共同体的"善"是最高价值的善的判断,从而选择全球公共健康的伦理,但是,这不过是人们道德价值观的一种选项,而且并不是唯一的选项。

对全球伦理持怀疑和否定观点的麦金太尔由此断言:一当我们进入千姿百态的各个特殊文化领域的差异视景,就会产生不可避免的"无公度性"和"不相容性"。因此他的结论是自"启蒙运动以来的现代性道德谋划业已失败"。

2. 全球化和人类命运共同体的共识,肯定了全球健康伦理的可能性

坚持全球健康伦理存在可能性的观点认为,出于公共健康风险与环境危机给人类共同体所带来灾难的忧虑,即使在发达国家生活的人也会意识到,如果没有健康与环境上的全球性正义,"没有一种超越于民族忠诚的人类一体性的认识,没有一种把地球上的其他人认作自己的邻里乡亲的感情,没有一种把世界看作一个人类大家庭的思想,我们就无法把我们的意志,共同采取行动来拯救我们自己。如果不用生存的道德伦理来指导我们,一旦我们遇到灾难,我们可能往往就会只考虑拯救自己而不拯救他人的命运。这样,我们就会忽视这样一个事实:即,他们的命运也是我们自己的命运。共同的命运已经把我们联系在一起。我们将忘掉这样一条重要真理:我们不能只救自己"。① 从这一角度说,解决健康危机的需要决定了人类全球健康伦理存在的可能,特别是在全球化背景下,不同国家、地区、民族的共同体已日益成为一个相互影响、相互制约的整体,迫使登上同一"飞船"的不同利益主体认同统一的道德规范,形成命运共体认识。

在人类思想史上,对包括健康问题在内的全球伦理思想的认同从来是存在的,例如著名的德国古典哲学家康德认为国与国之间可能通过缔结杜绝战争的和平条约来实现"永久和平"。② 当代美国哲学家罗尔斯在其晚年著作《万民法》中,将他在《正义论》和《政治自由主义》二书中的社会正义观延伸到国际关系领域,希望借此推动国际社会形成尊重人权、文化差异性以及维护国际和平的国际正义秩序,认为不同民族之间应该"有相互援助的条款,以便可以共同应对饥荒和干旱;而且如果可行的话,也应该包括一些条款去确保所有已获得合理发展的自由社会里人们的基本需求得到满足"。③

当今时代,扑面而来的全球化浪潮是促成全球健康伦理的社会背景和重要基础力量。全球化,特别是经济全球化是世界经济

---

① [圭亚那]施里达斯·拉尔夫. 我们的家园:地球[M]. 夏堃堡等,译. 中国环境科学出版社,1993:192.
② [德]康德. 永久和平论[M]. 何兆武,译. 上海人民出版社,2005.
③ 罗尔斯. 万民法[M]. 陈肖生,译. 吉林出版集团有限责任公司,2013:18.

活动超越国界形成的全球范围的有机经济整体的过程,是商品、技术、信息、等生产要素跨国跨地区的流动,客观上使世界各国经济联系加强、相互依赖程度日益提高的过程。经济全球化是当代世界经济的重要特征之一,也是世界经济发展的重要趋势和不可阻挡的时代潮流。在公共健康领域,各国需要解决的问题是适应经济全球化的发展潮流,消解经济全球化的负面影响,让它更好惠及各国人民,满足其对健康与幸福的美好追求。推动全球化的健康发展,既需要建立健全有效全球治理机制,也需要树立合作共赢的健康发展理念。各个国家需要出台更具包容、普惠、平衡性的经济和社会政策,尤其是完善社会保障政策,以更好融入经济全球化。

经济全球化不仅是经济利益的全球化,也是人类在整体利益上共同面对和努力解决健康问题的全球化。当今世界面临着百年未有之大变局,政治多极化、经济全球化、文化多样化和社会信息化潮流不可逆转,同时人类社会也面临诸多共同挑战。公共健康同样受到全球化的影响,流行性传染病肆虐、非传染性疾病发病率攀升、甚至现代医疗领域难以对付的超级细菌可能出现,以及人类活动所造成的全球性公共健康危机和灾难事件,使得人类整体都面临着严重的公共健康问题困扰并使全球健康问题越来越复杂化。失去边界的全球化发展模糊了国家与国家之间、卫生与非卫生之间、医学与健康的界限,不论人们身处何国、信仰如何、是否愿意,实际上已经处在一个命运共同体中。与此同时,一种以应对人类共同挑战为目的的全球价值观已开始形成,并逐步在国际层面形成共识。可以说,正是人类跨越国界共同维护和增进公共健康的决心和努力日益加强,才为全球公共健康伦理摧生了必要性,也为它的建立提供了可能性,正如政治哲学家德雷克·雅琪(Derek Yach)所指出的:"在一个以公共健康全球化为特征的世界中,在应对与解释下所发生的共同问题上,所有的国家和社群应该超越他们狭隘的自我利益。那种将国家利益置于全球公共健康利益之上的做法,不仅严重损害全球公共健康,而且最终势必会不利于国家健康的维护。"①

在经济全球化的背景下,承载着人类的地球,如果借用哈丁的救生艇伦理观来比喻全球的共生共存人类,莫不如同肯尼斯·鲍尔丁所描述的"像不可逆转地飞向未来的一艘宇宙飞船"的处境。②世界各国和各利益主体出于生存与发展需要几乎都不可逃避地挤进一艘冲向宇宙的飞艇,独立存在的利益主体也在被强大的共同体规则所控制甚至被消解,唯有维护共同体的整体利益与长远利益,才是最大的"善"的价值选择。

对于经济全球化所带来的人类命运共同体的道德价值选择,比较鲍尔丁的"宇宙飞船"和哈丁的"救生艇"假设,其区别在于穷国与富国并不在一艘救生艇上,因而面对大海,最终的命运会因处于艇上的富国的选择而可以不同。然而对于一艘宇宙飞船来说,便是没有任何选择的命运与共,多元的道德价值取向自然被共生共存的共同体命运观所取代。应当说,当今全球化浪潮汹涌的时代,更为相似的情形和比喻并不是哈丁的救生艇伦理学,而是鲍尔

---

① Derck Yach, Douglas Bettcher. The Globalization of Public Health, II: The Convergence of Self-Interest and Altrutism. American Journal of Public Health. Vol. 88, No. 5, 1998.

② 肯尼尔·鲍尔丁(Kenneth Boulding)《人的智慧与上帝的智慧》,载《人类对宇宙飞船地球的评价》,第5—7页。鲍尔丁在说明人类的处境时,提出一种"宇宙飞船"人类生存模式的假设,他认为:"我们必须把地球当作一个小小的、相当拥挤的宇宙飞船,目标不明,人们不得不在不断重复的物质转换循环中寻找某种生活方式的蛛丝马迹。在宇宙飞船内,不可能有任何输入或输出。即使必须有能量输入,水也必须通过肾和小藻进行循环,食物、空气都同样如此……这意味着必须节省一切要经过不可逆转变化的东西。"

丁的宇宙飞船价值观。

(三) 形成全球健康伦理的道德基础

全球公共健康伦理是可能的,因为它有现实需要、历史依据和健康的人类命运共同体存在的道德基础。

第一,人类必须共同应对全球性公共健康危机,由此有了形成共同体合作机制的需要。

由于全球化进程的加速,极大地促进了资金、货物和人员的自由流动,促进了全球信息网络的形成,这一方面给世界各国维护和增进公共健康,改善生存健康状况提供了重要条件,另一方面也给人类健康带来了不容忽视的负面影响。如人员的自由流动,为流行病的跨国传播和公共健康危机的跨国蔓延提供了便利,从而使艾滋病、禽流感、甲型 H1N1 流感、麻疹等各种流行性传染病问题变得趋于严重,甚至一国出现的健康问题演变成全球性的公共健康危机。这在客观上要求世界各国站在全人类整体的高度来共同应对。正是全球性的公共健康危机促成了公共健康国际合作机制的形成,也为全球健康伦理提供了现实基础。

第二,基于人类与疾病斗争的历史反思,需要共建全球健康的共同体伦理。

人类社会发展演变的自然史,也是一部抵御各种疾病的威胁和应对各种公共健康危机的历史。在人类历史上爆发的各种公共健康危机中,对人类健康威胁最为严重的是传染病流行,如瘟疫、麻疹、霍乱、天花、黑死病、艾滋病等。每一次传染病的大流行,都会引发公共健康危机甚至是社会动荡。如公元前 430 年雅典瘟疫的大流行直接导致雅典军队中四分之一士兵的死亡,最终成为帝国垮台的致命杀手。14 世纪欧洲黑死病流行以前,人类对传染病几乎没有招架之策,对公共健康危机只能是被动应对甚至是听天由命。而黑死病的大流行,促成了传染病防治的检疫和隔离制度。这一过程既得益于人类医疗科技的进步和抗击各种流行病的经验积累,也得益于人类对于公共健康伦理的反思。

进入 21 世纪,随着世界医疗科技迅速发展和医疗技术水平的提高以及新药特药的研究与应用,使得公共健康状况有了很大改善,但是传染病的世界范围流行和新传染病的不断爆发仍在伤害人类。如在艾滋病流行最为严重的南部非洲,因其病死率特高而导致全国人口死亡率上升,大量青壮年因病早逝,人均期望寿命下降。

从人类的疾病史可以看出,各种传染病的流行和公共健康危机的爆发不仅仅是一国的问题,而是涉及多国,甚至是全球性的问题。在认识和处理这些问题的过程中,世界各国都会对公共健康状况和政策、各国之间的公共健康利益关系等进行反思,从而在客观上呼唤形成共同理念、原则或普遍价值观,来指导世界各国应对公共健康危机。而这一切本身都是全球公共健康伦理的题中应有之义。可见,全球公共健康问题的提出是历史的必然,它从历史的角度昭示建构全球公共健康伦理的可能性。

第三,人类的道德与伦理文化资源,也可以为全球健康的共同体伦理提供实现的依据。

道德是人类存在的一种基本方式,道德的发展是人类社会发展的一种内在需求,当前世界各国在面临公共健康利益冲突,各种公共健康的伦理原则和价值观相互争论的同时,也拥有许多共同的健康利益。在共同应对公共健康危机的过程中,认识和处理公共健康的价值观日益趋同,对一些能够增进人类健康的基本价值赋予越来越多的理解和认同,人类不仅可能且必须在关乎人的生命和人类健康的法律、政策及具体行动方面取得道德共识,这是维护和增进人类健康的一种内在道德需要,也是全球公共健康伦理的内在根据,即人性基础和文化依据。

全球健康伦理与人类思想文化史有着不可分割的渊源关系,人类历史文化中就存在着某些共同的、共享的普遍伦理理念和原则。比如,孔子所提出的"己所不欲,勿施于人"的主张,可以成为现代人类建立全球公共健康伦理的共同道德资源,西方社会的基督教文化和康德的哲学思想中也都提出过类似的普遍道德律令,从而证实了不同国家、不同民族伦理文化所具有的共性。这也就是说,人所具有的共同本性决定了人类在社会生活的各个方面都可以而且应该有一些共同的道德和原则。在西方,公元前 5 世纪的《希波克拉底誓词》要求医生对病人尽力施治、公正、不伤害,中国孙思邈的《大医精诚》要求医生"无欲无求"、"不得问其贵贱贫富,长幼妍媸,怨亲善友,华夷愚智,普同一等"等。事实上,作为人类理想道德追求的一个重要方面,尊重生命、人道主义、不伤害等早已成为国际社会认识和处理健康问题的基本道德原则,这些都可以成为全球健康伦理所需要的道德资源。

四、全球健康正义与全球健康责任

解决全球健康的困境以及与公共健康环境相关的国际政治矛盾与冲突问题,是需要一定的正义伦理基础或前提的。健康正义,就是对人的健康权的尊重和平等地予以满足。人类维护和增进健康的各种努力,离不开伦理支撑,它在内容上表现为一些普适性的道德法则。正是从这个意义上说,公共健康问题本身不仅是医学问题、社会问题,还是伦理问题。随着各国积累了应对公共健康危机的丰富经验和注重对公共健康问题的伦理反思,以及注重对公共健康政策科学合理性和道德合理性两个维度的全面考量,人类应对各种公共健康危机的能力得以增强。

公平正义也是社会成员应得的重要资源。在公共健康危机治理过程中,每个公民都希望自己的合法权利得到公正对待,如合理配置医疗资源,公正分配医师、器具和设备,保障自己病有所医的基本权利。

全球化时代全球健康发展的不平衡、不平等问题需要人们进行伦理反思,面对全球性传染病疫情、生物恐怖安全、抗生素耐药等跨国播散等公共健康安全威胁日益严峻的现实。国际社会愈来愈意识到在责任正义伦理上协调冲突,达成全球范围内的伦理共识,以积极主动地推进全球卫生与健康治理改革,促进建立更加公正合理的国际健康新秩序的重要意义。

(一) 健康利益上的国家主义与全球主义伦理冲突

在公共健康领域,全球主义与国家主义在健康利益上的冲突表现在许多方面,如保护药品专利与维护人类公共健康的冲突,国家维护稳定局面以寻求发展经济与向外公布疫情会造成社会恐慌的冲突,维护国家主权与国际人道主义援助之间的冲突,应对全球气候变暖的减排废气与维护本国经济利益的冲突,等等。

全球主义的前身是世界主义,世界主义有着古老的渊源,是一种为了追求人类公平正义,主张倡导包容世界各民族国家之间的差异性,并试图建立人类社区(共同体)的观念。如起源于古希腊的斯多噶派主张以世界理性为主宰的世界一体说,认为既然人类是一个整体,就应当只有一个国家,即世界国家。近代德国的伦理学家康德也认为以道德法则为依据的实现世界永久和平的世界主义联盟应当存在且必然会形成。第一次世界大战时期，美国总统威尔逊提出的具有理想主义的"十四点原则"应是全球主义的直接思想来源，而冷战结束后的全球治理浪潮更是前所未有，推出了全球主义（globalism）的冲击波。

全球主义利益观的主要思想是将人类看作地球上迄今为止最大的社群或共同体，为此有着共同体特殊的利益关切和价值。特殊的利益关切就是人类的整体利益，特殊的价值就是人类生死与共的命运共同体价值或全球价值。作为类主体的人类命运共同体在关切个人的同时，更强调集体主义、普遍主义的价值与理念。在全球化背景下，这一包括世界主义在内的全球主义已完全超越了传统的社群、民族和国家的集体主义、社群主义，把"人类命运共同体"的利益看得高于一切，成为一种以维护人类整体利益为目标追求的整体功利价值观，在处理国家利益与全球利益的关系上，要求世界各国超越狭隘的国家利益而服从人类的共同利益。如德雷克·雅琪等一些学者提出："在一个以公共健康全球化为特征的世界中，在面对与解释正在发生的共同问题上，所有的国家和社群应该超越他们狭隘的自我利益"，[①]以实现利他主义与自我利益的结合。在1987年世界环境与发展委员会的报告《我们共同的未来》中，人们已经达成共识：我们生活在地球这个"太空船"上，并且只拥有一个"共同的未来"。在发展全球化的进程中，世界各国人民的健康是一个不容分割的整体，因此，各国政府有责任和义务团结起来，共同应对全球范围内存在的公共健康难题。

全球主义的价值观反映了当今世界存在的多元化、或者走向

---

① Derck Yach, Douglas Bettcher. The Globalization of Public Health, Ⅱ: The Convergence of Self-Interest and Altrutism. American Journal of Public Health. Vol. 88, No. 5, 1998.

一体化的在矛盾冲突中发展的趋势。进入 21 世纪,全球化发展出现了越来越严重的失衡现象,比如全球产能过剩基础上的贫富分化,发达国家与发展中国家的差距拉大以及信息鸿沟,跨境人口流动加速造成的难民危机和族群冲突,全球气候变化和生态破坏,大规模传染病肆虐等,从根本上反映出全球化存在弊端,凡此种种,也把全球主义带入新的困境。由于欧美主导的全球主义过于偏重维护资本自由化的利益,忽略劳工的合法权益;过于偏重维护欧美发达国家的利益,忽略广大发展中国家的正当权益;过于偏重西方文化价值观的要求,忽略非西方价值观的尊重包容。凡此种种扭曲了全球主义的价值内涵,更是造成世界经济发展不平衡等问题的深层根源。以至于全球主义与反全球主义的国家主义之间的对峙,成为当今时代的一个重要特征。

在反全球主义的理论研究者阵营中,特别关注从国家主义的角度研究全球健康责任问题的英国伦敦大学哲学教授乔纳森·沃尔夫(Jonathan Wolff)并不认同全球主义的利益观,他的观点是这种认识"是过于理想了,也许就是乌托邦,只有观念性而没有什么现实性。我们生活在一个非世界性的世界里,在这里国家主义立场的方式是理所当然的。国家主义⋯⋯立场不大关心遥远的外国人。或者更确切地说,他们没有我们非得为其提供帮助的权利,除非我们签了约要这样做,或以前、目前从事的行为,违犯了他们那不应被干涉权利"。① 沃尔夫也不认同全球主义是全球健康责任的理论基础,"全球健康责任是一种正义这一主张,并不一定必然地建立在全球主义的基础之上"。美国著名的国际政治学家亨廷顿

---

① [英]乔纳森·沃尔夫. 全球正义与健康——全球健康责任的基础论[M]. 易小明,译. 吉首大学学报(社会科学版),2016 :(6).

则认为由于人类存在文化与文明的隔离地带的冲突,以至于国际间的合作难以实现,他在《文明的冲突》中提出:当今人类世界的文明形态可以分为八种类型,即(1)西方基督文明;(2)中国儒教文明;(3)相对独立的日本文明;(4)印度文明;(5)伊斯兰文明;(6)斯拉夫文明或东正教文明;(7)拉丁美洲文明;(8)有可能出现的非洲文明。各文明或者代表该文明的核心国家之间的冲突将构成未来世界的主要冲突,成为新世纪人类难以跨越的鸿沟。① 亨廷顿的观点强调了文明冲突对国际间合作的深刻影响,甚至构成了人类国际合作的巨大障碍。然而,亨廷顿似乎忘记了这其中的一个道理,即各种文化或文明的多元化差异之所以存在,恰恰是"需要以一种普遍性或比较性的文明立场或文化价值判断标准作为认知的前提……没有这种普遍性的前提预制,所谓特殊性既不可能显示,也毫无意义"。② "事实上,'道德异乡人'固然在政治、经济、文化、历史、人种、民族、地缘、信仰和心理结构等方面存在各种不可消弥的差异性,但并不等于他们在这些方面完全无法沟通和分享。恰恰相反,人类不同文明、不同民族文化传统在上述各个方面的交流、分享甚至某种程度的认同都已成为不可否认的事实,而且随着全球一体化进程加快,这种交流、分享愈来愈呈现相互渗透、相互交叠、相互接纳乃至相互融合的趋势。"③

341

在全球化景下的国家治理领域,自 2008 年金融危机以来,经济长期低迷,复苏动力不足,收入差距拉大,导致总需求吸纳不了总供给,引发产能过剩。各种现实消极因素的发酵,促成了一些国家"反全球化"和反全球主义的国家主义现象,美国总统特朗普就

---

① [美]亨廷顿. 文明的传统与世界秩序的重建[M]. 周琪等,译. 新华出版社,1998:1.
② 万俊人. 寻找普世伦理[M]. 新华出版社,2009:14—15.
③ 王军. 灾疫生命伦理研究[M]. 人民出版社,2017:250.

是一个反全球主义的典型代表，2018年，他在第73届联大一般性辩论上发言，宣称美国由美国人自己管理，反对全球主义理念。他认为，美国的财富流失和工人失业等问题是不公平贸易导致的贸易逆差引发的，需要通过"公平贸易"予以扭转。而"贸易强国"思路表现出贸易保护主义和反全球主义的特征。

全球主义是与国家主义相对的全球主义。那么如何认识国家主义的利益观？国家的不可或缺性不仅表现于国内事务领域，而且表现于国际事务领域。一些坚持国家主义观点的伦理根据是在人类各种共同体和各种利益需要中，国家利益需要是对人类影响最大的利益需要。而且国家还是行为能力最强的国际关系行为体，能独立开展各种对外活动。这就合逻辑地决定了国家维护国家主权与争取民族独立的重要作用和历史地位以及对全球化背景下凸显的全球主义做出种种强烈反应，以致产生国家主义倾向。

（二）健康差异与矫正正义

全球主义与国家主义的伦理冲突，其实是国家与民族之间的贫富差异促成的道德多元倾向的反映。引起这些冲突的原因，一是全球贫富差距的严重程度和由此造成的社会不公平程度日趋严重。二是人类生存资源的急剧消耗，人类群体分享资源的状况也越来越显示出影响人类的健康环境不正义。在一个公平失衡的世界里，各种冲突是难以平息的，特别是随着经济全球化和一体化的进一步深化，发展中国家同发达国家之间的差距不断扩大，发展国家内部各地区也出现了发展不平衡的现象，产生较为显著的地区性差异。因为社会分配不公、失业等诸多因素的存在，使贫困问题十分严峻，已成为制约发展中国家经济发展和国家稳定的最大问题。因此,许多发展中国家不仅没有从经济全球化中获得好处,反而遭受了贫困、社会动荡和经济金融危机等带来的伤害。

是谁造成了发达国家的富有和发展中国家的贫困,原因是多方面的,既有自然的、历史的、社会的、政治的原因,又有传统文化等方面的负面影响,这其中,发达国家对贫弱国家侵略和资源掠夺,甚至发动战争去劫掠资源起到了很大作用。比如,第一次世界大战就是由资本主义国家发动的为重新瓜分世界和争夺全球霸权的一场世界级帝国主义战争,这一战争造成了严重的经济损失并给人类带来了深重灾难,而美国在战争结束后成了最大的赢家和"暴发户"。再以"二战"为例,是人类历史上规模最大的世界战争。据不完全统计,战争中军民共伤亡9000余万人,5万多亿美元的财富付诸东流。"二战"的发生,极大地改变了世界范围的力量对比,出现了美苏两极格局的时代,大批国家被迫处于不平等的依附地位。"二战"后,许多处于贫弱状态的发展中国家在健康问题上继续受到发达国家不公正的对待,发达国家拥有高科技,于是以其具有高附加值的高科技工业与欠发达国家进行贸易,从而加速了贫困者的贫困。"目前的游戏规则,通过允许富裕国家继续用配额、关税、反倾销责任、出口信誉和补助国内厂家等方式(这些方式是贫困国家不被允许具有或无法具有的)来保护他们的市场,因而有利于富裕国家……这种不对称的规则提高了流向富人的全球经济增长的份额,降低了流向穷人的全球经济增长的份额。"①还有一些发达国家采取转嫁生态危机的做法把能耗大、污染严重的企业以转让技术、扩大投资和提供援助的方式转移到发展中国家,或者直

_____

① [美]涛幕思·博格. 康德、罗尔斯与全球正义[M]. 刘莘,徐向东,译. 上海译文出版社,2010:151.

接把有毒的工业和生活垃圾甚至核废料输送到发展中国家来处理,从而污染了发展中国家的环境并带来伤害。

国际社会健康领域的贫富巨大差异背后,其实是健康正义出了问题。在伦理学领域,健康正义是社会正义的一个重要方面,即正义的价值理念在健康领域的现实关照。它以对健康问题的正义追问和价值反思为主题,是对健康实现方式正义与否形而下的现实追求,也包含对人类健康问题形而上的正义价值的终极追问。我们还可以在健康伦理领域这样理解健康正义:现实生活中人们占有的各种财富,包括物质财富和精神财富、有形财富和无形财富,或者是从分配而来,或者是从交换而来。在符合分配正义和交换正义的前提下获得的财富自然是合乎健康正义的价值判断,成为个人有正当的权利拥有这些健康财富。如果有人违反了分配的健康正义和交换的健康正义,不正当地获取了本来不应该获取的健康财富,就会造成对健康正义伦理的侵害。

如果对健康正义存在的问题进行反思并意识到健康的不正义,那么就需要选择一定的手段来予以矫正。并且保证这种矫正本身也必须符合健康正义要求。于是,这些符合正义要求的矫正规则和原则,又构成了对健康不正义事后追加的具有补偿性质的正义。

将矫正正义用于全球健康伦理领域,意味着全球健康正义的实现,这其中也离不开发达国家对健康的矫正正义伦理原则的承诺。健康正义的相关语是健康均衡,而健康的逆位代表着彼此在健康关系上所处的不正义地位。既然世界贫富国之间的差异和不公平是由发达的富国的不正义占有或交易所造成的,那么已经处于发达富裕地位的国家就应当为过去自己的所作所为买单,即使是这种结果与矫正补偿并不是发达国家想要的,但是也应接受全球正义道德律令的要求。"如果我们的行为侵犯了他们的权利,或是以其他方式伤害了他们,那么我们也许就欠下了需要矫正的责任。时常出现这样的观点,那就是发达国家对其以前的殖民地有赔偿的义务。这观点虽然有些问题,但也有一定道理……可以作为道德讨论和责任承担的单元,目前殖民列强仍然对殖民地人民欠有赔偿义务。"①当今世界需要,也应当有全球矫正正义的全球健康伦理。这是因为"健康正义"即"国际正义是人类维护国际秩序的伦理基础,它通过国际分配正义、国际矫正正义、国际环境正义等多种形式表现出来。国际分配正义要求世界各国在分配财富、政治权利、发展机会等社会资源方面最大限度地体现公正性,这是世界各国和平相处和共同发展的伦理前提;国际矫正正义要求对社会资源的国际分配不公进行有效的矫正,这是世界各国减少对立冲突的必要伦理途径"。②

(三) 全球健康伦理的实现

建构全球公共健康伦理是在承认和尊重差异性和多样性的基础上寻求普遍价值和道德共识的过程,既要以一定程度的道德共识为前提,也要以寻求一定的普遍价值和道德共识为目标。在公共健康领域,既然人类面临着共同的公共健康危机及其伦理问题,就需要各国共同应对、协调解决,在此基础上寻求的全球公共健康伦理就应当是人类在公共健康领域的普遍价值和道德共识。

1. 共识而非体系

全球健康伦理其实是一种形成共识的价值取向选择而非一个

① [英]乔纳森·沃尔夫. 全球正义与健康——全球健康责任的基础论[M]. 易小明,译. 吉首大学学报(社会科学版),2016 (6).
② 向玉乔. 国家治理的伦理意蕴[J]. 中国社会科学,2016 (5): 120—135.

全球不同国家共同遵守而不可逾越的道德规范体系。1993年世界宗教大会通过的《全球伦理宣言》中曾对全球伦理这一概念进行过有益的解释："我们所说的全球伦理，并不是指一种全球的意识形态，也不是指超越一切现存宗教的一种单一的统一的宗教，更不是指用一种宗教来支配所有别的宗教。我们所说的全球伦理，指的是对一些有约束性的价值观、一些不可取消的标准和人格态度的一种基本共识。"如果将全球伦理用于全球健康伦理建设上，可以认为维护全球健康关系到所有的国家和民族的共生共存，客观的现实要求全球范围内的各国达成应对健康风险的道德共识。美国前总统卡特的国家安全事务助理布热津斯基就坚持这种观点："在一个狂热自信的世界里，可以把道德规范看成是多余的；但是在一个无确定性的世界里，履行道德义务则是使人们生活得踏实而充满信心的最重要的——甚至是唯一的支柱。在21世纪更加拥挤和亲密的世界上建立共同的道德共识乃是一种政治需要，认识到人类状况的复杂性和无确定性则进一步突出和强化了这种需要。"①这种伦理目标的要求并不是要构建一种全球意识形态的伦理体系，而是要寻求一种人类在公共健康伦理学领域的基本道德共识，它不是一种世界性道德意识形态，或者说，它并不追求一种全球意识形态的价值权威地位，而是接近于某种交互的道德文化的对话和协调，是一种人类性的道德共识、道德态度和道德关切。

这即是说"必须首先承认我们所在的世界是一个由不同种族、肤色、语言、文化和信仰体系的人组成的生活世界，故在多种文明

---

① ［美］兹比格涅夫·布热津斯基. 大失控与大混乱［M］. 潘嘉玢，刘瑞，译. 中国社会科
出版社，1995：245.

或文化、多种价值观念林立的背景下,寻求道德合作的唯一可行的探究之路,只能在多样性中寻求认同,在多重道德文化的相互对话中追求理解和文化共享,在理性多元论的前提下寻求'和而不同'的公共理性"。[①] 面对全球公共健康中的伦理冲突,不同的国家、不同的地区和不同的民族在交往中进行沟通、理解,形成共识。搭建多层次、宽领域、机制化的对话合作平台,支持世界卫生组织提升在全球健康方面的领导力、协调力和执行力,推动各成员国完善健康立法,加大对危及健康的投资、贸易等行为的监管力度,发挥好财税、金融等政策工具的作用。要坚持共同但有区别的责任等原则,提高发展中国家参与的代表性和发言权,发达国家对此应承担更多责任、为发展中国家提供支持,推动全球健康治理更加公正合理。

2. 对话而不对抗

全球健康伦理的建立以人类健康的公共理性为基础,在包括国家在内的各种道德共同体之间展开充分的对话和交流,正如强调对话协商的哲学家哈贝马斯所认为的,全球伦理的建立需要以人类公共理性为基础,而这种公共理性只能通过理想语言和语境基础上的道德对话或道德商谈而形成,在公共健康伦理学领域也是如此,商谈和对话是建立全球公共伦理的基本方式,这也是当代美国著名的生命伦理学家恩格尔哈特所坚持的观点,即正视道德的多元化是对具体的道德共同体的尊重,"通过全球社会民主的扩展,可以达到世界安全,普遍的道德权威仅仅留在寻找不完全相容的道德共同体的集体空间。通过互相尊重,互相允许,在人类合作

---

① 王军. 灾疫生命伦理研究[M]. 人民出版社,2017:252.

的意愿下,和平的追求属于自己的特殊善"。① "道德商谈将出现在两种层面上:道德朋友之间的充满内容的道德商谈与道德异乡人之间的程序性道德商谈。其结果是:在一个大规模的俗世国家内,许多事情都会得到允许,而这些事情在许多人看来是令人痛心地错误的和在道德上紊乱的。"全球公共健康伦理的建立,意味着在商谈、对话而不是对抗的基础上寻求道德共识,同时,也允许各道德共同体之间的差异存在。

3. 倡导而不强推

全球健康伦理作为一种道德共识,决定了其推行和发挥作用的方式只能是倡导而不是强制推行,对人类在公共健康伦理理念、价值原则和道德标准等各方面的差异,必须予以承认和正视。大规模的国家包含着众多和平的道德共同体,国家没有道德权利禁止这种多样性。21 世纪一些国家专制的政治领袖都试图用强制手段使国家成为单一的道德共同体,然而现实是尽管经过了野蛮的镇压,多样性依然如故,一国的情形是这样,全球更是如此。如果采取强制手段甚至野蛮镇压的方式,则可能导致全球公共健康伦理的意识形态化,造成有的国家以一定的公共健康伦理模式强加给他国或世界,从而导致伦理霸权主义,这其实也是有些学者担心全球公共健康伦理的一大理由,更是处在多元化状态的社会所不愿看到的。

为实现全球健康的伦理价值观,必须倡导共生、共在、共建、共享的人类命运共同体的生态伦理思维。全球健康伦理立足于人类生存的长远利益和人类社会的可持续发展需要,提倡在"世界公

---

① 郭玉宇. 道德异乡人的最小伦理学:恩格尔哈特的俗世生命伦理思想研究[M]. 科学出版社,2014:68.

民"的意义上建立一种保健、救生和济世的共同体伦理精神,以此引导人们共同去遵循一种于危难时同舟共济、共生共存的"太空船道德",而摒弃那种遇难时顾己不顾人甚至是害人保己的"救生艇道德",在道德差异性和文化多样性中互相尊重、沟通、商谈和理解,面对人类命运共同体所遭遇的共同困境与生态危机而加强合作和互济共生,最终使人类共同体形成为一种和平的、合作的、普世共享的全球健康的人类命运共同体。

参考文献

著作(译著)类

[1] 习近平.决胜全面建成小康社会　夺取新时代中国特色社会主义伟大胜利——在中国共产党第十九次全国代表大会上的报告[M].北京:人民出版社,2017.

[2] 习近平.习近平谈治国理政[M].北京:外文出版社,2014.

[3] 习近平.习近平在联合国成立 70 周年系列峰会上的讲话[M].北京:人民出版社,2015.

[4] 国家卫生计生委宣传司.健康强国 2030 热点专家谈[M].北京:中国人口出版社,2016.

[5] "健康中国 2020"战略研究报告编委会."健康中国 2020"战略研究报告[M].北京:人民卫生出版社,2011.

[6] 国务院新闻办公室.中国健康事业的发展与人权的进步[M].北京:人民出版社,2017.

[7] 何传启.中国现代化报告:健康现代化研究[M].北京:北京大学出版社,2017.

[8] 田艳芳.健康对中国经济不平等的影响[M]北京:中央编译出版社,2015.

[9] 梁君林.人口健康与中国健康保障制度研究[M].北京:群言出版社,2006.

[10] 高燕.健康浙江:社会健康治理方法与实践[M].杭州:浙江工商大学出版社,2018.

[11] 马祖琦.健康城市与城市健康:国际视野下的公共政策研究[M].南京:东南大学出版社,2015.

［12］翟晓梅,邱仁宗.公共卫生伦理学［M］.北京：中国社会科学出版社,2016.

［13］邱仁宗.生命伦理学［M］.上海：上海人民出版社,1987.

［14］曾光.中国公共卫生与健康新思维［M］.北京：人民出版社,2006.

［15］史军.权利与善：公共健康的伦理研究［M］.北京：中国社会科学出版社,2010.

［16］喻文德.公共健康伦理研究［M］.长沙：湖南大学出版社,2015.

［17］侯连远,李恩昌.健康道德［M］.北京：科技文献出版社,2010.

［18］白丽萍.卫生政策伦理研究［M］.北京：中国广播电视出版社,2009.

［19］张鹭鹭.卫生资源配置论：基于二类卫生资源配置的实证研究［M］.北京：科学出版社,2014.

［20］李斌."健康中国2030"规划纲要(辅导读本)［M］.北京：人民卫生出版社,2017.

［21］李玲.健康强国：李玲话医改［M］.北京：北京大学出版社,2010.

［22］黄开斌.健康中国：大医改 新思路［M］.北京：红旗出版社,2017.

［23］王宇,杨功焕.中国公共卫生：理论卷［M］.北京：中国协和医科大学出版社,2013.

［24］韩德强.论人的尊严——法学视角下人的尊严理论的诠释［M］.北京：法律出版社,2009.

［25］王海明.新伦理学［M］.北京：商务印书馆,2008.

［26］孙慕义.后现代卫生经济伦理学［M］.北京：人民出版社,1999.

［27］王军.灾疫生命伦理研究［M］.北京：人民出版社,2017.

［28］余涌.道德权利研究［M］.北京：中央编译出版社 2001.

［29］李培超.伦理拓展主义的颠覆［M］.长沙：湖南师范大学出版社,2004.

［30］万俊人.寻求普世伦理［M］.北京：新华出版社,2009.

［31］万俊人.现代性的伦理话语［M］.哈尔滨：黑龙江人民出版社,2002.

［32］卢风.应用伦理学：现代生活方式的哲学反思［M］.北京：中央编译出版社,2004.

［33］张康之.寻找公共行政的伦理视角［M］.北京：中国人民大学出版社,2002.

［34］林志强.健康权研究［M］.北京：中国法制出版社,2010.

［35］张亮,张研,唐文熙.健康整合：引领卫生系统变革［M］.北京：科学出版社,2014.

［36］刘海年.《经济、社会和文化权利国际公约》研究［M］.北京：法律出版

社,2010.

[37] 甘绍平.应用伦理学前沿问题研究[M].南昌:江西人民出版社,2002.

[38] 钱国玲.艾滋病人群的健康权保护研究[M].杭州:浙江大学出版社,2016.

[39] 俞可平.社群主义[M].北京:中国社会科学出版社,1998,

[40] 刘远立,李慰东.构建全民健康社会[M].北京:中国协和医科大学出版社,2008.

[41] 王亚峰.医学人文学导论[M].郑州:郑州大学出版社,2008.

[42] 王文科.公共行政的伦理精神[M].哈尔滨:黑龙江人民出版社,2005.

[43] 马骁.健康教育学[M].北京:人民卫生出版社,2012.

[44] 赵淑英.社区健康教育与健康促进学[M].北京:北京大学医学出版社,2011.

[45] 那力,何志鹏,王彦志.WTO 与公共健康[M].北京:清华大学出版社,2005.

[46] 北京大学法学院人权研究中心.国际人权文化选编[C].北京:北京大学出版社,2002.

[47] 鲍宗豪.2015 健康中国研究报告[M].北京:中国社会科学出版社,2016.

[48] [美]詹姆斯·郝圣格.当代美国公共卫生:原理、实践与政策[M].赵莉,石超明,译.北京:社会科学文献出版社,2015.

[49] [美]斯帝文.S.库格林.公共健康伦理学案例研究[M].北京:肖巍,译.人民出版社,2008.

[50] [美]菲利普·希尔茨.保护公众健康[M].姚明威,译.北京:中国水利水电出版社,2006.

[51] [美]雷蒙德·埃居,约翰·兰德尔·格罗夫斯.卫生保健伦理学:临床实践指南[M].应向华,译.北京:北京大学医学出版社,2005.

[52] OECD 教育研究与创新中心.教育:促进健康,凝聚社会[M].范国睿,译.上海:华东师范大学出版社,2016.

[53] [美]阿克顿.自由与权力[M].侯健,范亚峰,译.南京:译林出版社,2014.

[54] [美]玛莎·C·纳斯鲍姆.寻求有尊严的生活:正义的能力理论[M].田雷,译.北京:中国人民大学出版社,2016.

[55] [古希腊]亚里士多德.尼各马可伦理学[M].廖申白,译.北京:商务印书馆,2003.

[56] [英]亚当·斯密. 国民财富的性质和原因的研究,上卷[M]. 郭大力,王亚南,译. 北京:商务印书馆,2009.

[57] [英]亚当·斯密. 道德情操论[M]. 蒋自强,钦北愚,朱钟棣,译. 北京:商务印书馆,1972.

[58] [德]康德. 道德形而上学原理[M]. 苗力田译,上海:上海人民出版社,2005.

[59] [德]康德. 永久和平论[M]. 何兆武,译. 上海:上海人民出版社,2005.

[60] [美]约翰·罗尔斯. 正义论(修订版)[M]. 何怀宏等,译. 北京:中国社会科学出版社,2009.

[61] [美]约翰·罗尔斯. 万民法:公共理性观念新论[M]. 张晓辉,译. 长春:吉林人民出版社,2001.

[62] [法]莱昂·狄骥. 公法的变迁:法律与国家[M]. 郑戈,冷静,译. 沈阳.辽海出版社,春风文艺出版社,1999.

[63] [美]鲍曼. 个体化社会[M]. 范祥涛,译. 上海:上海三联书店,2002.

[64] [美]鲍曼. 共同体[M]. 欧阳景根,译. 南京:江苏人民山版社,2005.

[65] [美]鲍桑葵. 关于国家的哲学理论[M]. 汪淑钧,译. 北京:商务印书馆,1995.

[66] [美]贝尔. 社群主义及其批评者[M]. 李琨,译. 北京:生活·读书·新知三联书店,2002.

[67] [美]彼彻姆. 哲学的伦理学[M]. 雷克勒,译. 北京:中国社会科学出版社,1990.

[68] [英]边沁. 道德与立法原理导论[M]. 时殷弘,译. 北京:商务印书馆,2000.

[69] [德]黑格尔. 法哲学原理[M]. 杨东柱等,译. 北京:北京出版社,2007.

[70] [德]马克斯·韦伯. 新教伦理与资本主义精神[M]. 康乐,简惠美,译. 南宁:广西师范大学出版社.

[71] [圭亚那]施里达斯·拉尔夫. 我们的家园:地球[M]. 夏堃堡,译. 北京:中国环境科学出版社,1993.

[72] [美]亨廷顿. 文明的传统与世界秩序的重建[M]. 周琪,译. 北京:新华出版社,1998.

[73] [美]兹比格涅夫·布热津斯基. 大失控与大混乱[M]. 潘嘉玢,刘瑞,译. 北京:中国社会科出版社,1995.

[74] [德]哈贝马斯. 公共领域的结构转型[M]. 曹卫东,译. 北京:学林出版社,1999.

[75] [德]哈贝马斯. 交往行为理论: 第1卷[M]. 曹卫东, 译. 上海: 上海人民出版社, 2004..

[76] [英]以赛亚·伯林. 自由论[M]. 胡传胜, 译. 南京译林出版社, 2003.

[77] [英]波普尔. 开放社会及其敌人[M]. 陆衡, 郑一明, 译. 北京: 中国社会科学出版社, 1999.

[78] [美]马斯洛. 人的动机理论[M]. 陈炳权, 高文浩, 译. 北京: 华夏出版社, 1987.

[79] [美]罗伯特·诺齐克. 无政府、国家与乌托邦[M]. 王建凯, 译. 北京: 中国社会科学出版社, 1991.

[80] [美]弗朗西斯·福山. 信任: 社会美德与创造经济繁荣[M]. 彭志华, 译. 海口: 海南出版社, 2001.

[81] [美]卡尔·米切姆. 技术哲学概论[M]. 殷登祥, 曹南燕, 译. 天津: 天津科学技术出版社, 1990.

[82] [美]埃·弗罗姆. 自为的人: 伦理学的心理研究[M]. 万俊人, 译. 北京: 国际文化出版公司, 1988.

[83] [美]埃·弗罗姆. 爱的艺术[M]. 李建鸣, 译. 北京: 商务印书馆, 1987.

[84] [美]恩格尔哈特. 生命伦理学基础[M]. 范瑞平, 译. 北京: 北京大学出版社, 2006.

[85] [美]德沃金. 认真对待权利[M]. 信春鹰, 吴玉章, 译. 北京: 中国大百科全书出版社, 1998.

[86] [美]德沃金. 至上的美德: 平等的理论与实践[M]. 冯克利, 译. 南京: 江苏人民出版社, 2003.

[87] [德]斐迪南·滕尼斯. 共同体与社会[M]. 林荣远, 译. 北京: 商务印书馆, 1999.

[88] [美]迈克尔·J. 桑德尔. 自由主义与正义的局限[M]. 万俊人, 译. 南京: 译林出版社, 2001.

[89] [英]弗里德利希·冯·哈耶克. 自由秩序原理[M]. 邓正来, 译. 北京: 三联书店, 1997.

[90] [英]卡尔·波普尔. 客观知识[M]. 舒伟光, 卓如飞, 周柏乔, 译. 上海: 上海译文出版社, 1987.

[91] [美]西季威克. 伦理学方法[M]. 廖申白, 译. 北京: 中国社会科学出版社, 1993.

[92] [英]布莱恩·巴利. 社会正义论[M]. 曹海军, 译. 南京: 江苏人民出版社, 2008.

[93] [美]沃林斯基. 健康社会学[M]. 孙牧虹,周敏珠,译. 北京:社会科学文献出版社,1999.

论文类

[1] 李斌. 全面实施健康中国战略[J]. 求是杂志,2018 (6).

[2] 华颖. 健康中国建设:战略意义,当前形势与推进关健[J]. 国家行政学院学报,2017 (6).

[3] 戴秀英. 以五大发展理念指引健康中国建设:学习中共十八届五中全会精神体会[J]. 前进论坛,2016 (3).

[4] 肖巍. 论公共健康的伦理本质[J]. 中国人民大学学报,2004 (3).

[5] 肖巍. 公共健康伦理:概念、使命与目标[J]. 湘潭大学学报,2006 (3).

[6] 肖巍. 关于公共健康伦理的思考[J]. 清华大学学报,2004 (5).

[7] 肖巍. 从非典看公共健康的意义——访丹尼尔·维克勒教授[J]. 哲学动态,2003 (7).

[8] 史军. 公共健康实践的伦理原则探析[J]. 科学技术与辩证法,2007 (2).

[9] 史军. 以个人权利看公共健康[J]. 四川大学学报,2008 (3).

[10] 史军. 生命伦理与公共健康伦理的冲突[J]. 湖北大学学报,2007 (7).

[11] 史军,肖巍. 权利优先还是公共善优先[J]. 中州学刊,2006 (2).

[12] 喻文德,李伦. 国外的公共健康伦理研究[J]. 河北学刊,2010 (1).

[13] 喻文德,李伦. 论公共健康伦理的理论实质[J]. 社会科学辑刊,2008 (6).

[14] 张福如. 关于建立公共健康伦理的思考[J]. 江西社会科学,2004 (12).

[15] 邱仁宗. 21 世纪生命伦理学展望[J]. 哲学研究,2000 (1).

[16] 高湘泽. 责任伦理:现代社会伦理精神的必然诉求[J]. 长沙理工大学学报,2007 (1).

[17] 朱海林. 公共健康伦理:关于公共健康问题的伦理解读[J]. 河南师范大学学报,2012 (1).

[18] 陈元伦. 从健康道德到健康工程与健康伦理学[J]. 中国社会医学,1990 (2).

[19] 方鹏骞,闵锐. 新常态下的健康中国建设[J]. 中国卫生,2016 (3).

[20] 薛健. "健康中国"引领经济发展新浪潮[J]. 中国战略新兴产业,2015 (24).

[21] 黄开斌. 健康产业及健康服务的发展未来[J]. 前进论坛,2013 (11).

[22] 韩启德. 医学史对我们的拷问[N]. 健康报,2009 - 07 - 31(003).

[23] 徐蔚冰. 重塑健康观念　建设健康中国——北京百川健康科学研究院院长黄开斌访谈录[N]. 中国经济时报,2015 - 12 - 09.

[24] 陈元伦. 一个亟待确立的新概念——健康道德[J]. 中国社会医学,1987 (5)：14—16.

[25] 王东营,高万祥. 建立以健康道德为核心的健康伦理学刍议[J]. 中国医学伦理学,1990 (4)：19—22,33.

[26] 仲凤行. 健康中国规划健康幸福[J]. 中国卫生,2016 (3).

[27] 李滔,王秀峰. 健康中国的内涵与实现路径[J]. 卫生经济研究,2016 (1).

[28] 韩启德. 健康中国 2020——基于中国国情的卫生经济学战略思考[J]. 卫生经济研究,2009 (9).

[29] 王文娟,付敏. "健康中国"战略下医疗服务供给方式研究[J]. 中国行政管理,2016 (6).

[30] 田娜,付朝伟,徐望红,姜庆五. 芬兰慢性病防控成功案例分析及启示[J]. 中国初级卫生保健,2013 (2).

[31] 刘丽杭. 国际社会健康治理的理念与实践[J]. 中国卫生政策研究,2015 (8).

[32] 田海平. 环境伦理与 21 世纪人类文明[J]. 东南大学学报,2004 (6).

[33] 田海平. "环境进入伦理"的两种道德哲学方案——人类中心论与非人类中心论之争的实践哲学解读[J]. 学习与探索,2008 (6).

[34] 余涌. 道德权利和道德义务的相关性问题[J]. 哲学研究,2000 (10).

[35] 曹永福. 公立医院回归公益性的体制难题及政策建议[J]. 山东大学学报(哲学社会科学版),2011 (1).

[36] 曹永福. 深化医改政策中有关"政府主导"几个需要澄清的误区[J]. 山东大学学报,2013 (1).

[37] 曹永福. "健康中国"国家战略的伦理意蕴——生命伦理学的视角[J]. 中国医学伦理学,2017 (2).

[38] 曹永福. 医药卫生体制改革中的伦理难题[J]. 山东社会科学,2010 (7).

[39] 甘绍平. 信息自决权的两个维度[J]. 哲学研究,2019 (3).

[40] 肖月,赵琨,薛明. "健康中国 2030"综合目标及指标体系研究[J]. 卫生经济研究,2017 (4).

[41] 龚群. 公共健康领域里的几个相关伦理问题[J]. 伦理学研究,2008 (2).

[42] 刘继同. 从公共卫生到大众健康：中国公共卫生政策的范式转变与政策挑战[J]. 湖南社会科学,2007 (2).

[43] 刘继同.个人疾病痛苦与公共政策议题：重塑公共卫生政策角色[J].卫生经济研究,2005 (10).

[44] 王玉明.论政府的责任伦理[J].岭南学刊,2005 (3).

[45] 孙慕义.论医学宽容：兼全球生命伦理是否可能[J].医学与哲学,2002 (6).

[46] 陈婷,方鹏骞.健康中国建设需要评价指标[J].中国卫生,2016 (8).

[47] 李滔,王秀峰.健康中国的内涵与实现路径[J].卫生经济研究,2016 (1).

[48] 陈俊.论公共医疗资源的分配正义[J].自然辩证法研究,2013 (2).

[49] 饶克勤.健康中国的美丽愿景[J].中国卫生,2016 (9).

[50] 刘远立.健康中国深入人心[J].中国卫生,2016 (2).

[51] 王文科.公共卫生资源配置与政府决策公平[J].中国医学伦理学,2007 (7).

[52] 王文科.公共健康问题与政府的治理责任[J].医学与哲学,2006 (9).

[53] 王文科.公共卫生政策与健康利益选择[J].理论探讨,2005 (2).

[54] 李迪豪.道义论与效益论域下公共卫生政策伦理评估体系建构[J].求索,2013 (4).

[55] 翟绍果,王昭茜.公共健康治理的历史逻辑、机制框架与实现策略[J].山东社会科学,2018 (7).

[56] 袁雁飞,王林,夏宏伟,郭浩岩.将健康融入所有政策理论与国际经验[J].中国健康教育,2015 (1).

[57] 曹琦,崔兆涵.我国卫生政策范式演变和新趋势：基于政策文本的分析[J].中国行政管理,2018 (9).

[58] 联合国开发计划署.2003人类发展报告——千年发展目标：消除人类贫困的全球公约[R].中国财政经济出版社,2003.

[59] 联合国开发计划署.2002年人类发展报告——在破裂的世界中深化民主[R].中国财政经济出版社,2003.

[60] [英]乔纳森·沃尔夫.全球正义与健康——全球健康责任的基础论[J].易小明,译.吉首大学学报(社会科学版),2016 (6).

[61] [日]岛内宪夫.世界卫生组织关于"健康促进"的渥太华宪章[J].公众卫生情报,1989 (1).张麓曾,译,中国健康教育,1990 (6).

图书在版编目(CIP)数据

健康中国战略背景下公共健康伦理研究/王文科,叶姬著.—
上海:上海三联书店,2020.12
ISBN 978-7-5426-7205-6

Ⅰ.①健… Ⅱ.①王……②叶… Ⅲ.①公共卫生-伦理学-
研究 Ⅳ.①R1-05

中国版本图书馆 CIP 数据核字(2020)第 181734 号

健康中国战略背景下公共健康伦理研究

著　　者 / 王文科　叶　姬

责任编辑 / 殷亚平
装帧设计 / 一本好书
监　　制 / 姚　军
责任校对 / 张大伟　王凌霄

出版发行 / 上海三联书店
　　　　　(200030)中国上海市漕溪北路 331 号 A 座 6 楼
邮购电话 / 021-22895540
印　　刷 / 上海惠敦印务科技有限公司

版　　次 / 2020 年 12 月第 1 版
印　　次 / 2020 年 12 月第 1 次印刷
开　　本 / 890×1240　1/32
字　　数 / 250 千字
印　　张 / 11.625
书　　号 / ISBN 978-7-5426-7205-6/R·119
定　　价 / 55.00 元

敬启读者,如发现本书有印装质量问题,请与印刷厂联系 021-63779028